36

新世纪心理与心理健康教育文库
Xinshiji Xinli Yu Xinlijiankangjiaoyu Wenku

心理咨询与治疗

Xinli Zixun Yu Zhiliao

郑日昌 傅纳 ◆ 主编
Zheng Richang　Fu Na

开明出版社

新世纪心理与心理健康教育文库

编 委 会

总 主 编 郑日昌
副总主编 沈 政 郭德俊 桑 标 王希永
编 委 会 （按姓氏笔画排列）

王 昕	王小明	王成彪	王建平
牛 勇	邓丽芳	叶浩生	田万生
朱新秤	任 苇	任 俊	刘视湘
刘翔平	刘惠军	许 燕	孙大强
杜毓贞	杨 波	杨忠健	汪凤炎
沈 政	张 驰	张大均	张志杰
陈永胜	陈安涛	邵志芳	庞爱莲
郑日昌	郑晓江	孟沛欣	赵世明
赵军燕	俞国良	殷恒婵	郭秀艳
郭德俊	桑 标	黄 蓓	崔丽娟
梁宁建	梁执群	董 妍	程正方
雷 雳	燕国材	魏义梅	

总 序
Sequence

早在上个世纪70年代就有专家预言：21世纪是心理学的世纪。21世纪人类所面临的最大挑战，不是其他，而是心理困惑和心理问题。

进入新世纪，我国社会主义物质文明、政治文明、精神文明建设不断加强，综合国力大幅度提高，人民生活显著改善。同时，我们也要看到，我国已进入改革发展的关键时期，经济体制深刻变革，社会结构深刻变动，利益格局深刻调整，思想观念深刻变化。这种空前的社会变革，给我国发展进步带来巨大活力，也必然带来这样那样的矛盾和问题。如：城乡、区域、经济社会发展很不平衡；就业、收入分配、社会保障、教育、医疗、住房等方面关系群众切身利益的问题比较突出；一些社会成员诚信缺失、道德失范；一些领域的腐败现象比较严重等。这些矛盾和问题让人们感到心理困惑，时刻冲击着人们的心理承受能力。

2006年，中共中央《关于构建社会主义和谐社会若干重大问题的决定》明确指出：我们必须坚持以人为本。要注重促进人的心理和谐，加强人文关怀和心理疏导，引导人们正确对待自己、他人和社会，正确对待困难、挫折和荣誉。要加强心理健康教育和保健，塑造自尊自信、理性平和、积极向上的社会心态。心理和谐是构建和谐社会的心理基础和重要标志。胡锦涛同志指出："科学发展观，第一要义是发展，核心是以人为本"。以人为本就必须重视人、尊重人、关心人、爱护人，就必须重视人的心理发展。加强心理健康教育和心理保健，不断提高人们的心理素质，帮助人们形成积极心理品质，为和谐社会建设奠定和谐的心理基础已经成为举国上下的共识。

促进人的心理和谐需要有科学心理学指引，加强心理健康教育需要有合适的教材。近年来，国内虽然也陆续出版了一些心理学或心理健康教育方面的图书，但不够系统，缺乏总体规划。正因为如此，我们组织了一批心理学专家、学者，编写了这套反映我国心理学发展及心理健康教育理论成果的"新世纪心理与心理健康教育文库"。

"新世纪心理与心理健康教育文库"具有系统性。文库参照心理学学科体系和我国现实需要，分为基础理论、应用理论和技术与实践三个系列。

"新世纪心理与心理健康教育文库"具有权威性。文库是国家出版基金资助项目；文库撰稿人的选择面向全国，每一本图书都由该领域的专家学者撰稿；文库的统稿工作由国内权威心理学家和心理健康教育专家负责完成。

"新世纪心理与心理健康教育文库"具有前沿性。文库在全国范围选聘心理学和心理健康教育领域的专家学者撰稿，既可以吸收心理学与心理健康教育的权威理论和最新研究成果，也可以保证所选内容资料贴近时代、贴近生活、贴近实际。

"新世纪心理与心理健康教育文库"具有实用性。文库在强调系统性、理论性、科学性的同时，更加强调实用性。力求做到理论联系实际，给出的理论实用，给出的技术可行，给出的方法可操作。

"新世纪心理与心理健康教育文库"理论性、实用性、资料性、工具性兼备，是心理学与心理健康教育的"百科全书"。可以做从事心理与心理健康教育工作的管理者和研究者的参考书、工具书；可以做心理健康教育教师继续学习、自我提高的自修图书；可以做心理健康教育教师培训用书；可以做师范院校心理与心理健康教育专业的教材或参考书。

我们相信，"新世纪心理与心理健康教育文库"对于从事心理与心理健康教育工作的人士会有所帮助；对于我国的心理与心理健康教育工作会起到推动促进作用；对于促进人的心理和谐、促进社会心理和谐会发挥一定作用。

我们希望，这套文库能够得到广大心理与心理健康教育工作者的认可、接纳。

郑日昌
于京师园

前 言
Preface

　　现代心理咨询与治疗从产生到发展已有百年历史,经过无数临床心理学家的努力,建立起系统、完善的理论体系和咨询治疗方法。在西方发达国家,心理咨询与治疗已经得到人们的普遍接受和认可,人们对于心理问题已经形成了去看心理医生的意识,如同身体有问题要去看医生一样。心理学在西方之所以能有如此重要的地位,与人们物质生活水平较高,社会竞争压力越来越大有着密切关系。随着我国社会的飞速发展,人民生活水平日益提高,人们对于增进心理健康产生了越来越强烈的需求。人们越来越深刻地认识到提高全民族心理素质的重要性,同时我国政府也已经明确地强调注重提高人民的心理素质,心理咨询与心理治疗正是人们开始普遍重视精神生活的产物。

　　当前,心理咨询与治疗在我国蓬勃兴起,然而如何使其得到健康发展,保持良好的发展势头,确实是值得我们进一步思考的。为了使人们更好地了解和认识心理咨询与心理治疗的发展历程和理论流派,我们编写了《现代心理咨询与治疗》一书。本书依照国际通行的心理学流派结构,结合我国心理学工作者在心理学研究与应用工作中的实际需要,选取了在心理咨询与治疗过程中最具代表意义和临床效果的方法和技术。

　　在全书的编写过程中,编者全面梳理了心理咨询与治疗领域的重要流派与脉络,例如精神分析治疗、认知—行为治疗、人本主义治疗等;明确阐述了国内外流行的心理咨询与治疗理论原理,系统介绍了国际通用的心理咨询与治疗方法,精要分析了各种技术的操作步骤与实施要领,例如格式塔治疗、交互分析治疗、现实治疗、家庭治疗等;注意吸收了国内外有关的最新研究成果,特别是代表了心理治疗新发展的理论,例如后现代主义心理咨询等。众所周知,心理治疗的理论都是理论创立者在大量临床实践中总结和提升出来的,案例是对理论、概念最好的诠释,有助于读者真正地学习和深入地理解。为此,编者无论是在概论部分,还是在各流派的介绍部分,都引入了大量的案例。在介绍单独的心理治疗流派时,均按照先介绍该流派的发展历史、再介绍主要理论、最后介绍具体治疗方法的方式撰写,以便于读者由浅入深、循序渐进地学习,更好地掌握各治疗流派,从而对心理治疗有更深入的理解。

本书是集体智慧的结晶，由郑日昌、傅纳主编，并确定编写原则、结构、内容、体例和样张，以及最后的修改和定稿，参与编写的作者都是长期从事心理咨询、心理治疗教学和实践工作的专业人员。各章编者按序如下：第一章郑日昌（北京师范大学），田宝伟（北京交通大学）；第二章王丽颖（北京安定医院）；第三章曾海波（中国传媒大学）；第四章高翔（中国民航管理干部学院）；第五章袁辛（南开大学）；第六章彭永新（北京师范大学）；第七章邓丽芳（北京航空航天大学）；第八章傅纳（北京师范大学）；第九章蔺秀云（北京师范大学）；第十章郑日昌，戴艳（四川师范大学）。

本书是作者依据"新世纪心理与心理健康教育文库"的读者对象精心选编而成，并引入了一些心理咨询与治疗领域的最新研究成果，以满足更多读者的需要。由于水平所限，错谬之处在所难免，欢迎各位同行和广大读者批评指正。

郑日昌　傅　纳

目录

Contents

第一章　心理咨询与治疗概论 ················· 1
　第一节　什么是心理咨询与治疗 ················· 1
　第二节　心理咨询与治疗的原则、过程和类型 ············ 4
　第三节　心理咨询与治疗的特点和咨询师的职业素养 ········· 9

第二章　精神分析疗法 ····················· 15
　第一节　精神分析的发展史 ···················· 15
　第二节　精神分析理论 ······················ 18
　第三节　精神分析的常用技术与方法 ················ 24

第三章　以人为中心疗法 ···················· 33
　第一节　以人为中心疗法的发展 ·················· 33
　第二节　以人为中心疗法的基本思想 ················ 36
　第三节　以人为中心咨询的方法 ·················· 43

第四章　格式塔疗法 ······················ 51
　第一节　格式塔疗法的发展历史 ·················· 51
　第二节　格式塔疗法的基本概念 ·················· 54
　第三节　格式塔疗法的基本技术及应用 ··············· 57

第五章　交互分析疗法 ····················· 71
　第一节　交互分析的创立与发展 ·················· 71
　第二节　交互分析理论 ······················ 73
　第三节　交互分析的常见技术、过程及应用 ············· 86

第六章　现实疗法 ······················· 98
　第一节　现实疗法的历史与发展 ·················· 98
　第二节　现实疗法的基本理念 ··················· 101

第三节　现实疗法的咨询过程与技术 …………………… 107

第七章　行为疗法 ……………………………………………… 115
　　第一节　行为疗法的历史与发展 ………………………… 115
　　第二节　行为疗法的理论基础 …………………………… 118
　　第三节　行为疗法的特征和过程 ………………………… 122
　　第四节　行为疗法的常用技术和应用 …………………… 127

第八章　认知疗法 ……………………………………………… 136
　　第一节　认知疗法的兴起与发展 ………………………… 136
　　第二节　理性情绪行为疗法 ……………………………… 138
　　第三节　贝克的认知疗法 ………………………………… 148

第九章　家庭治疗 ……………………………………………… 159
　　第一节　家庭治疗的兴起与发展 ………………………… 159
　　第二节　家庭治疗的重要概念、理论和流派 …………… 163
　　第三节　家庭治疗常用技术 ……………………………… 177

第十章　心理咨询与治疗的新进展 …………………………… 185
　　第一节　心理咨询与治疗的发展趋势 …………………… 185
　　第二节　焦点解决短期治疗 ……………………………… 188
　　第三节　叙事疗法 ………………………………………… 197
　　第四节　阴阳辩证疗法 …………………………………… 205

第一章　心理咨询与治疗概论

【本章提要】

　　心理咨询（psychology counseling）是在良好的咨询关系基础上，由经过专业训练的咨询师（counselor）运用心理咨询的有关理论和技术，对来访者（client）进行帮助的过程。心理咨询与心理治疗既有联系也有区别。心理咨询有其独特的工作原则、过程和类型。不同的咨询流派在理论基础、咨询技术和咨询目标上各有侧重。心理咨询师职业素养包括必须具备一定的专业知识、专业技能和相应的个性特质，同时应遵循一定的职业道德和职业规范。

【学习重点】

　　1. 心理咨询与治疗的内涵
　　2. 心理咨询的原则、心理咨询的过程和种类
　　3. 心理咨询师的要求和职业素养

【重要术语】

　　心理咨询　心理治疗

第一节　什么是心理咨询与治疗

　　心理咨询与治疗既是一门科学、一种技术，也是一门艺术。可以说它的诞生和发展是与人类对自身认识的不断深化联系在一起的。随着人类对自身越来越关注，心理咨询与治疗将越来越普及，越来越发挥出辅导人生的作用。

一、什么是心理咨询

　　中国古代就有"咨"、"询"二字，前者是商量之意，后者是询问之意，与现代咨询的含义接近。

　　现代咨询一词来源于拉丁语的 consulatio，其含义为商讨、协商。在现代英文中，表达这一意思的词有两个，一个是 consultation，另一个是 counseling。据《牛津英汉双解词典》的解释，前者指解答疑难，回答问题；而后者多指通过心理学的方法，启发当事人的潜力，从而度过困境，有所进步。

　　由于研究者、咨询专家对心理咨询的机能、性质、内容及方法的认识、看法

不同，对心理咨询的含义、定义及其规定性也存在着很多不同的观点。以人为中心治疗的创始人罗杰斯认为，心理咨询是一个过程，其间咨询师与来访者的关系能给予后者一种安全感，使其可以从容地开放自己，甚至可以正视自己过去曾经否定的经验，然后把那些经验融合于已经转变了的自己，作出统合。帕特森（C. H. Patterson，1967）将咨询理解为一种人际关系，在这种关系中，咨询人员提供一定的心理气氛或条件，使咨询对象发生变化，作出选择，解决自己的问题，并且形成一个有责任感的独立个性，从而成为更好的人和更好的社会成员。《美国精神病学词汇表》视心理咨询为一种谈话和讨论的治疗方法，其中咨询员向来访者就一般或特定的个人问题提供建议或辅导。

本书中，我们把心理咨询定义为运用心理学理论与方法，通过语言帮助人们解决心理问题，促进其适应和发展的过程。具体说来就是，在相关心理学理论指导下，采用不同方法技术，通过口头、书面及体态语言的互动过程，助人自助解决发展性和障碍性问题，促进个体与环境的动态平衡和不断成长完善。

二、心理咨询与心理治疗的关系

（一）什么是心理治疗

要了解和认识心理咨询，就不得不认识她的孪生姊妹心理治疗（psychotherapy）。治疗一词源于希腊语 therapeia，意为治愈。从字面上讲，心理治疗有治愈心灵或灵魂的意思。现在，心理治疗的意思变得更加宽泛。

《美国精神病学词汇表》将心理治疗定义为：在过程中，一个人希望消除症状，或解决生活中出现的问题，或因寻求个人发展而进入一种含蓄的或明确的契约关系，以一种规定的方式与心理治疗家相互作用。

沃尔伯格（L. R. Wolberger）认为：心理治疗是针对情绪问题的一种治疗方法，由一位经过专门训练的人员以缜密的思考、慎重的态度与来访者建立起一种业务性的联系，用以消除、矫正或缓和现有的症状，调解异常行为方式，促进积极人格成长和发展。

我们认为，心理治疗是在良好的治疗关系基础上，由经过专业训练的治疗师运用心理治疗的有关理论和技术，对来访者进行帮助的过程，以消除或缓解来访者的症状或障碍，促进其人格向健康、协调的方向发展。

（二）心理咨询与心理治疗的异同

1953 年，哈恩（M. E. Hahn）有一段非常经典的话，阐述了心理咨询与心理治疗的关系。他说："就我所知，极少有咨询工作者和心理治疗家对于已有的在咨询与心理治疗之间的明确的区分感到满意的……意见最一致的几点可能是：（1）咨询与心理治疗是不能完全区别开的；（2）咨询师的实践在心理治疗家看来是心理治疗；（3）心理治疗家的实践又被咨询师看做是心理咨询；（4）尽管如此，咨询和心理治疗还是不同的。"

1. 心理咨询与心理治疗之间的相似之处

（1）二者所遵循的理论和方法是一致的。心理咨询师和心理治疗师在实际工作中所采用的理论和方法是一致的，如精神分析、行为治疗、人本主义、理性情绪治疗、家庭系统治疗等。

（2）二者所遵循的原则是一致的。二者都必须遵循理解、尊重、保密、促进成长等基本原则；在从业者的工作态度、职业道德上也有相同的要求。

（3）二者的工作对象和工作内容常常是相似的。心理咨询师与心理治疗师可能都会面对来访者的婚姻问题、负面情绪、人格问题和个人成长等。

（4）二者都注重建立帮助者与求助者之间的良好人际关系，认为这是帮助求助者改变和成长的必要条件。

（5）二者追求的目标是一致的。咨询与心理治疗都希望通过助人者和求助者之间的互动，达到使求助者改变和成长的目的。

2. 心理咨询与心理治疗之间的区别

（1）工作对象各有侧重。心理咨询主要面对的是正常人、正在恢复或已复原的患者，来咨询的人常常被称为来访者或来询者。心理治疗则主要是针对有心理障碍的人进行工作，被帮助对象可以被称为患者或病人，但在本书中统一称为来访者。

（2）工作内容有所差别。心理咨询着重处理的是正常人所遇到的各种问题，如日常生活中人际关系的问题，职业选择方面的问题，教育过程中的问题，婚姻家庭中的问题，等等。心理治疗的适应范围则主要为神经症、性变态、心理障碍、行为障碍、心身疾病、康复中的精神病人等。

（3）专业人员的称谓和接受的训练不同。提供心理咨询的助人者往往被称为咨询师或咨询心理学家，接受咨询心理学、学校心理学或职业心理学的专业训练；心理治疗提供者往往被称为治疗师或心理医生，接受精神医学或临床心理学训练。

（4）干预重点和干预策略有所差异。心理咨询重视支持性、发展性，强调对来访者潜能和资源的开发利用，助人自助，耗时相对较短。心理治疗则重视行为的矫正、训练，重视人格的重建，耗时相对较长，从几周到几个月甚至几年。

（5）工作场所不同。心理咨询多在学校、社区等非医疗机构中开展。心理治疗则多在医院进行。

三、心理咨询与治疗简史

心理咨询与治疗有一个漫长的过去和短暂的历史（W. G. Eliasberg，1959）。早在古希腊时期，人们就常从哲人以及巫医那里得到劝告和帮助。我国古代医学文献中也有许多相关记载，阴阳五行相克和情态相胜理论即是典型的一例。然而，心理咨询和治疗作为一种比较成型的理论和方法，却只有近百年的历史。

心理咨询的发展是与职业指导、心理测量技术的开展和心理治疗的发展乃至整个社会的变化、科技的进步联系在一起的。1953年，美国心理学会把咨询心理学作为其第17个分支，1963年，美国心理学会成立心理治疗分会，列为其第29个分支。近几十年来，心理咨询和治疗在世界各地得到了迅速发展，理论和方法不断改进，服务领域日益扩大。许多国家的心理咨询工作已经渗透到人们生活的各个方面，发挥着越来越重要的作用。

我国的心理咨询与治疗起步较晚。1958年，少数心理学者曾开展过快速综合心理治疗工作。1980年前后，在一些大中城市的精神病防治机构内设立了精神科咨询，一些综合性医院也开展了心理咨询服务。目前，国内许多医院相继开设了心理咨询门诊，并收到了良好的效果。尤其引人注目的是高校心理咨询活动的蓬勃开展，许多院校相继建立了心理咨询机构，对广大青年学生的心身健康、全面发展产生了积极的影响。此外，全国不少城市开展的热线电话心理咨询也受到了欢迎。各地还举办了各种类型的心理咨询培训班、研讨会，出版了一部分心理咨询的专业或普及书籍。1990年，我国先后成立了中国心理卫生协会所属的心理治疗与咨询专业委员会、大学生心理咨询专业委员会，有些省市也建立了类似的研究机构。2001年，劳动和社会保障部颁发了心理咨询师国家职业标准，对心理咨询从业人员的学历、应接受的培训和实操训练作了明确规定；2002年，卫生部开始设立"心理治疗师"职称系列，并拟订了心理治疗师国家职业标准。2005年，全国高等教育自学考试指导委员会开始设立《高等教育自学考试心理健康教育专业考试计划》。可以说心理咨询事业在中国的发展是迅速的、喜人的，其天地是非常广阔的。伴随着四川汶川强烈地震、青海玉树地震、舟曲特大泥石流等自然灾害的发生，"心理咨询"的知名度越来越高，成为了家喻户晓的一个词，公众对心理咨询的接纳程度也越来越高，不再谈"心理咨询"色变，也不再把"心理治疗"当成看精神病、"不正常"的代名词，而把它看做是养护心灵的重要手段，是构建和谐社会的必备良方，心理咨询迎来了最佳的发展时机。

第二节　心理咨询与治疗的原则、过程和类型

心理咨询与治疗的原则主要包括保密原则、主体原则、转介原则、时间限定原则、态度中立原则、心理咨询与心理治疗、预防相结合的原则。咨询与治疗活动是由一连串的有序的步骤所组成的，是一个互动过程。根据所依据的理论和视角不同，可把心理咨询与治疗分为不同的类型。本节主要从宏观角度概括介绍心理咨询与治疗在具体实践中应遵循的原则以及内容和类型。

一、心理咨询与治疗的原则

心理咨询与治疗的原则是对咨询治疗工作的基本要求，具有非常重要的意义，是顺利开展咨询治疗工作的保障。

一般来说，心理咨询师或治疗师应遵守以下一些重要原则。

(一) 保密原则

保密是心理咨询与治疗中最重要的一条原则。

其基本含义包括：除可能有自伤、自杀或危害他人与社会的情况外，咨询师必须严格地为来访者的谈话内容保守秘密，在未得到来访者允许的情况下，不得将来访者的基本情况，如姓名和主要问题等泄露给任何人或机关，拒绝任何关于来访者情况的调查，保护来访者的利益和隐私。

保密原则是咨询师必须始终坚持的一项重要原则，它是心理咨询顺利开展的重要保证，是对来访者个人权利的尊重，同时也反映了咨询师最基本的职业道德素养和个人品质。不仅如此，我国宪法规定，公民有保护自己隐私的权利，若咨询师随意将来访者的隐私泄露出去，不仅违背了职业道德，而且还可能触犯法律。因此，为来访者保密具有道德和法律的双重意义。

(二) 主体原则

在心理咨询治疗中，来访者既是咨询的对象，又是咨询活动的主体。咨询过程要以调动来访者的积极主动性为主要目标，使他们能积极地发现自己存在的问题，并努力地配合咨询师寻求解决问题的方法，积极地改变自己，而不仅仅只是被动地接受咨询师的指导和安排。这是保证咨询和治疗效果的非常重要的一条原则。

(三) 转介原则

转介原则是指当咨询师认为某个来访者的问题超出自己能力范围或时间不够，使自己不能很好地解决问题时，将这个来访者转介给其他的专业人士或机构。在心理咨询治疗中，来访者的转介很常见，其根本目的在于保证来访者的最大利益得以实现。

转介体现了咨询师对来访者利益和治疗本质的深刻认识。来访者咨询的目的在于解决自己的问题，但当来访者的问题超出咨询师的能力范围时，理智的咨询师会在充分分析来访者和自身能力的基础上提出合理、恰当的转介要求，以使来访者能在更适合的地方接受咨询。

(四) 时间限定原则

时间限定的原则是指心理咨询治疗必须遵守一定的时间限制。一般来讲，一次谈话的时间最好控制在 50—60 分钟。

咨询过程中控制时间具有非常重要的作用，它可以推动咨询过程的顺利开展，对来访者的成长具有积极意义。

第一，限制时间可以使来访者对何时结束谈话有心理准备，提高咨询效率。

第二，限制时间是促进来访者成长的需要。一般来讲，一次长达2—3个小时的咨询，其效果不如两次时间分别为1—1.5小时的咨询好。因为一次长时间的咨询看似讨论了很多问题，但来访者并没有时间去体味咨询中所发现的问题，他只是一味地讲述或接受咨询师的观点。这样的咨询并不能达到解决来访者问题的目的。

第三，限制时间充分反映了咨询师对咨询过程的监控和调节，是咨询师治疗技能的体现。有经验的咨询师清楚地知道每一次咨询的目的和重点，能很好地监控整个咨询的过程，并避免整个咨询过程为来访者所左右。

（五）态度中立原则

态度中立原则指咨询师在心理咨询治疗过程中应保持中立的立场，不将自己的私人情感搀杂到咨询中，始终保持冷静、清醒的头脑，不过度卷入。

中立的态度有助于咨询师客观地分析和判断来访者的问题，对解决来访者的问题具有重要的积极作用。

要保持中立态度咨询师应坚持做到以下几点：

第一，咨询师在面对来访者时，要采取通情（empathy）、尊重（respect）和真诚（genuineness）的态度。站在来访者的角度考虑问题，理解、尊重来访者的感受，并作出积极的反馈，有助于来访者对治疗师产生信任感和安全感，这是顺利开展咨询的必要前提和重要保证。

第二，咨询师要处理和调节好个人的情绪和态度，摆正自己在治疗中的位置和角色。真诚、通情并不意味着咨询师要完全站在来访者的立场，处处维护来访者的情感和个人观点，甚至将咨询师自己的情感倾向也带入到治疗中来，这种做法只能使咨询师失去客观性和中立性，给来访者的利益带来损害。

第三，咨询师在治疗中应尽量避免任何缺乏根据的主观判断，或对与来访者有关的人作出简单的评价。应努力帮助来访者客观、冷静地分析当前的问题。同时，当来访者的问题与咨询师的自身经历有相似之处时，咨询师一定要防止将自己个人的情绪卷入到治疗中。此外，咨询师应尽量避免来访者的痛苦对自己心理所造成的负面影响。

第四，咨询师应尽量避免与来访者有超出工作以外的关系或个人接触。

（六）心理咨询与心理治疗、预防相结合的原则

这条原则指在治疗中，应将心理咨询、心理治疗和预防工作紧密地结合起来，通过三个方面的工作来促进来访者的利益得到最大程度的保障。理解这条原则可以帮助咨询师突破思维定势，对咨询过程有一个动态、全面的认识，从而确保在咨询过程中采用多种咨询和治疗方法，对来访者的问题有更透彻的认识，并最终有效地解决来访者的问题。

二、心理咨询与治疗的过程

(一) 心理咨询与治疗的设置

咨询设置（setting）的定义：心理咨询的设置就是心理咨询师对心理咨询的实际操作过程的具体安排，是经过心理咨询师为心理咨询的实施所做出的精心设计、事先安排好的、要求咨询师与来访者均要遵守的基本规则，也是有效咨询、保护来访者与咨询师的重要技术。

咨询设置的目的在于保证心理咨询的健康进行。在精神分析疗法中设置也是咨询的一部分，通过坚守固定的设置，可促使来访者认知、情感模式和冲突性关系的再现，因此咨询师可以较为容易地观察和理解咨询过程中所发生的事情以及来访者的移情。在心理咨询的过程中，设置可以让由于咨询师个人的问题而对来访者产生的影响降到最低点，真正让心理咨询成为来访者为中心的咨询。咨询设置具体内容包括：咨询室、咨询时间、咨询收费、对咨询师的要求等。

1. 咨询室

应安排固定的房间作为咨询室。咨询室的布置应当简单、舒适。咨询师不要坐在办公桌后面的椅子上，与来访者隔着一个办公桌谈话，咨询中不应接听电话。来访者和咨询师的椅子都应当以舒适为宜，并按照一定的距离和角度摆放，使来访者感到即亲切又不过分。

2. 咨询时间

咨询时间应保持恒定，不要提前结束也不要延长时间。在咨询中鼓励来访者按时来做咨询，对迟到、缺席等现象应加以注意并进行讨论。关于节假日的停诊应适时提出，可以提前通知来访者，并与之讨论。

3. 咨询收费

在医院和私人开业的心理咨询师一般根据地域的标准收费。咨询费用一经确定下来，就不要随便改动。每一位咨询师在规定收费标准时，既应当考虑到自己的经济状况，也应当考虑到来访者的承受能力。对于那些经济状况比较差的来访者，咨询师可在来访者经济条件允许的情况下进行调整。通常，在评估阶段结束，还没有开始心理咨询之前，咨询师必须明确地与来访者一起讨论收费问题。

4. 对咨询师的要求

在心理咨询中咨询师的态度要中立，咨询师不要谈太多有关自己的事情，对来访者提出关于自己的问题只做简单回答。咨询师应当探索来访者问题的含义或为什么在此时此地会提出这样的问题。咨询师不要将自己的情感对来访者见诸行动，例如当被激怒时对来访者表达愤怒。咨询师应当接受良好的自我分析和督导。

以上是设置中最基本的方面，除此之外还有礼物、电话、合并药物治疗问题以及咨询的中断等都属于设置范围。只有坚守这些设置才可以保证咨询关系的有效性和可持续性。

（二）心理咨询与治疗的步骤

心理咨询治疗作为一个互动过程就要有开场，逐渐发展进入正题，进入高潮，然后结尾收场等完整步骤。

心理咨询的过程是咨询师协助来访者共同确定问题，解决问题的过程。在这过程中包括了一系列步骤或阶段。了解每一个阶段的任务以及重点、难点和注意事项，对于每个咨询师而言都是重要的。

一般来说，一个完整、有效的咨询过程无论咨询时间长短、无论咨询师以何种理论为指导，必须包含一些基本的咨询阶段，只是侧重点有所差异。这些基本的咨询阶段包括建立咨访关系、收集资料、澄清问题、确立目标、制订方案、实施行动、检查反馈、结束巩固等。无论咨询师有意识还是无意识，这些过程一般来说都或多或少、或隐或现地存在着，它们对于咨询师来说都有其独特的意义，只是有些咨询师更强调这些，而另一些咨询师更重视那些而已。另外，来访者的不同情况也会影响到咨询过程的某些阶段很突出，某些阶段很淡化。

对于从事实践的咨询师来说，也许最重要的并不在于搞清咨询过程究竟应该是四个阶段还是五个阶段，而是懂得咨询过程的这一系列阶段都是需要重视的，并懂得咨询过程的每个阶段都是咨询师与来访者相互作用、共同配合的结果，是需要建立在良好的咨询关系上的。某些阶段贯穿于咨询过程的始终，如调整咨访关系就是随着咨访相互作用所引起的变化而随时要进行的工作。

三、心理咨询与治疗的类型

咨询类型的划分可按人数、内容、方式而定。

按咨询对象的多少，可分为个别咨询和团体咨询。前者是最常见的形式，针对性强，双方沟通多；后者咨询面广、效益高，同时有团体成员交互作用的益处，不足之处是同一类问题也可能因不同个体的生活经历、个性特征、触发因素的差异而表现出个体性，单纯团体咨询往往难以兼顾每个个体的特殊性。为此，在团体咨询中，辅之以个别咨询，就能起到扬长避短的作用。团体咨询是一种有发展前途的咨询形式。

按咨询内容划分，可分障碍咨询和发展咨询。前者指对存在不同程度心理障碍的来访者进行咨询，可从精神病患者到轻微心理失调者；后者指对希望开发自己潜力、作出更好选择的来访者进行咨询。比较而言，前者内容比较具体、实在，但后者是咨询的目标和发展方向。可以这样说，咨询的内容非常广泛，凡是人们在人生道路上出现的各种心理问题都可以纳入咨询范围。本书第四章，我们将对咨询中常会涉及的主要内容作一分析。

按咨询方式划分，可分为门诊咨询、通信咨询、电话咨询、现场咨询、媒体咨询。每一种形式都有其长处和不足，重要的是扬长避短，把几种形式结合起来。

第三节　心理咨询与治疗的特点和咨询师的职业素养

卡可夫（R. R. Carkhuff）等在《超越咨询和治疗》（*Beyond Counseling and Therapy*，1967）一书中提出了"咨询是生命的流露"这一观点，可谓精辟之至。

咨询过程是咨询师人生观、价值观、个性、知识、技能、职业道德等诸方面的展示；而这些都是影响咨询效果的重要因素。咨询工作中，最核心的因素是咨询师本身，缺乏这一核心因素，就很难有效地完成咨询这一艰巨的工作。

一、咨询和治疗是艰苦的工作

咨询治疗是一种精细复杂又需要随机应变的工作。它的艰巨性在于面对的是活生生的、形形色色的人，是人的微妙的心理问题，并且是多少有些需要调整的心理，有些甚至是扭曲、变态了的心理——一种与咨询员和常人不一样的思维模式、情感特点和行为方式。

咨询的艰巨性还表现在咨询员要能发现错综复杂的心理问题背后的根源，这根源或许是许多年以前埋下的，又经过许多年的风雨演变，有时往往连来访者自己也记不得了；表现在咨询员要进入来访者内心去体验，又不能失去客观性；表现在咨询员要在不长的时间内去消除来访者许多时间以来积累起来的"三尺冰冻"；表现在咨询员要运用自己的力量去对抗、调整、清除来访者周围的不良影响。

咨询的艰巨性也表现在咨询员主要是用自己的言语以及非言语动作的表达，一切全在于对它们富有技巧性地把握和灵活运用。

比起别的工作来，咨询员需要对人投入更多的理解、关注、支持、温暖。缺乏这种感情，咨询就变成了冷冰冰的事务。

咨询员不仅是用知识、技术与来访者交流、帮助来访者，更确切地说，是用整个人在对来访者施加影响，这是心理咨询工作的特点。广而言之，也是一切助人工作的特点。

二、咨询师或治疗师的基本要求

一个好的咨询师治疗师必须具有良好的思想品德、全面的知识结构以及健全的心理素质。应具有较丰富的人生经验和咨询经验；有扎实的心理学、医学（尤其是精神医学）、社会学等知识；有较强的感知能力；善于体会、理解、分析对方的意思；为人善良、热情、耐心、温和、自信；能保持一种客观、公正的立场，既能设身处地地体会对方的一切，同时又能保持某种超脱感，防止完全受对方情绪的影响；自身有健全的人格和良好的情绪状态；遵守职业道德规范；刻苦钻研业务，不断提高理论和实践水平；等等。

随着我国心理咨询事业的发展，很有必要加强对心理咨询工作者的资格审查以及制订相应的职业规范，它对于保证这一事业沿着健康轨道发展，具有重要的意义。

（一）人格特质

每个咨询师都有自己为人处世的方式，具有某些人格特质。然而，有些特质对于咨询是有益的，有些则是不利的。咨询员可以通过回答以下问题来自我判断。

你能对他人真正表现出兴趣吗？你能否倾听他人诉说和自己相反的观点、意见，而不会排斥、讨厌或愤怒？对别人所说的话，你能否抓住"重点"？当你对一件事迷惑时，你是否愿意查证使你困扰的原因？你能否体会他人的心情？你能否倾听别人叙述一些不公平的行为，而不会感到震惊或者至少不会表现出你的惊讶？在无聊和烦闷的时候，你是否能领悟到些许幽默？你是否常避免给予他人不需要或未被请求的建议？你能否接受一种异于自己的方式来处理一些事？你能否从事一件使你厌恶的工作，而不会使你的情绪低落？你能否化解对他人的不满而不会使自己感到不舒服？你能否在维护自己的利益和尊严时不触怒对方，或者即使他们动怒你本身也不会受影响？

如果咨询师对以上问题的回答是肯定的，那么一般来说，他们已具有了有效地帮助来访者的基础。这样的人大多表现出热心，诚恳，有理解力，有条理，较为客观，有自信心；同时他们已在自己的生活领域中，找到了生活的目标与方向。

也有些人格特质阻碍抑制对人的帮助，有时甚至带来反作用。比如，你批评他人时是否按自己的价值标准？你看一个人是否只看其某一面而忽略其他一面？当你听别人倾诉时是否希望他赶快讲完，然后可以尽情地陈述你的观点？别人陈述问题时你是否专注？你是否很容易心情烦乱？你是否会因少许的不如意而闹情绪？当你需要处理许多事情时，你是否会感到不安？

如果咨询师对于以上这些问题中的大部分都作了肯定的回答，那就需仔细衡量自己所提供的帮助是否得当。

（二）人性观和价值观

我们这里所说的人性观即指咨询师对人的一种基本看法，常涉及到对人的以下评价：善—恶、理性—非理性、可变—不可变、可知—不可知、决定论—自由意志、悲观—乐观、主观—客观、素质论—环境论等。每一种咨询理论和方法都是建立在某一种人性观基础上的。

无论咨询师是否清楚地意识到自己的人性观，客观上每一个人都有一个对人的基本看法，而这种看法将直接影响我们对咨询理论的选择，影响咨询目标的界定，影响对来访者的态度，影响咨询技能和技巧的使用。总之，咨询师对人的看法是咨询的一个基本问题，始终贯穿于咨询的整个过程中。为此，咨询师应理清自己的人性观，树立一个健康、积极的人性观，同时善于结合已有的人性观来选择自己的咨询模式。

除此之外，咨询师的价值观也是咨询过程中应加以重视的一个问题。咨询过程是咨询师与来访者心灵沟通的过程。其间，咨询师的价值观时时在影响着来访者，或是通过咨询师的指导、解释、评价等这类直接的形式，或是通过咨询师的举止等间接形式。咨询在本质上含有教育、学习或训练的意义。

由于来访者多认为咨询师是有能力的、正确的，多怀着信任和依赖，因此，咨询师的价值观对来访者的影响就可能更大。为此，咨询师应清楚自己的价值观，这样就可以妥善地处理咨询过程中价值观的差异、矛盾和冲突。咨询师应尊重、理解来访者的价值观，不要把自己的价值观强加在来访者身上。

我们认为一个有效的咨询师应该对以上问题作出认真的评判和正确的选择。

（三）专业知识和专业技能

1. 专业知识要求

（1）学历要求

在欧美国家，心理咨询师至少要求研究生学历，大多有博士学位。我国人力资源和社会保障部对心理咨询师学历的最低要求是具有心理学、教育学、医学专业大专学历，或者其它专业本科以上学历。

（2）理论学习

● 基本理论：普通心理学、发展心理学、社会心理学、咨询心理学、心理测量学、变态心理学、精神病学、人格心理学，心理治疗与咨询的理论等。

● 有关职业道德、职业守则以及与之相关法律等方面的基本理论知识。

● 心理诊断技能、心理测验技能和心理治疗技能的相关知识。

（3）实践操作

● 实操训练课程。

● 临床实习。

● 一定的工作经验积累。

2. 基本技能要求

作为专业人员应具有从开始接待、利用资料、恰当的情感反应、耐心倾听、良好引导、恢复信心、及时终结等方面的技能。

在咨询过程中需要运行以下技能：

● 初级阶段形成印象、理解来访者，善于运用观察、谈话、分析方法。

● 能即时自我平衡。

- 能启发来访者独立思考。
- 有灵活性，随时转变治疗方式，克服来访者的阻抗和掩饰。
- 能把握谈话方向和内容。包括了解来访者的困境、问题出现的时间及变化，适时提出问题，发现掩饰和阻抗，引导他们认识内心深处的症结，设计方法矫正某些不良行为，向来访者进行某些解释。

三、心理咨询与治疗的职业道德

心理咨询的伦理道德规范是建立在咨询师和来访者咨询关系上的标准和原则，它一方面用来规范专业从业人员的职业言行，另一方面界定了治疗过程中治疗师与来访者的权责。

在心理咨询和治疗发展较为成熟的国家，都制订了非常规范的心理咨询伦理准则，对咨询师的职业言行进行指导和监督。在我国，虽然心理治疗起步较晚，但越来越多的专业人员意识到建立专业伦理道德标准的重要性，已颁布的伦理道德准则包括《心理测验工作者的道德准则》（1992）和《卫生系统心理咨询与心理治疗工作者条例》（1992）等。

（一）心理咨询师应遵守的伦理道德标准

1. 保证自己具备合格、过硬的咨询技能和专业素养。

一个胜任咨询工作的咨询师必须具有专业资格，不具备专业能力而开展咨询工作是一种不道德的行为。只有接受过严格、正规、系统专业训练的咨询师才能有资格开展治疗工作。

2. 咨询师要努力完善自己的人格特征和专业素养，并不断培养自己的伦理判断能力。

一个合格的咨询师在咨询过程中必须具备真诚、通情、尊重来访者的态度，并不断完善自己的人格特征。

3. 不在超出自己能力范围的领域工作。

咨询师要认清自己个人和专业的限制，不接受其问题超出自己能力和专长的来访者，这是咨询师需要遵守的一项基本道德原则。这就需要咨询师不断地评估自己的能力，以便确定自己是否在从事超出能力范围之外的咨询。当来访者超出咨询师所受过的训练或当来访者的问题相当严重而使咨询师感觉到能力不足时，都需要咨询师去请教别人，或将来访者转介到其他的咨询、治疗机构。咨询师在必要的时候应与同事或督导商量，听取他们的意见以提高自己的治疗效果。

4. 尊重来访者的自主权。

咨询师要认识到，来访者具有自我决定的权利，有思想上的自由，咨询师有义务帮助来访者减少依赖，促使其作出独立的判断和决定。

5. 公正地对待所有的来访者。

咨询师应以公正的态度辅导所有的来访者，而不受来访者年龄、性别、种族、文化背景、残障、社会经济地位以及宗教信仰等因素的影响。能否很好地做到这一点反映了咨询师对来访者公平待遇权的认识。

6. 保证咨询过程中来访者免受伤害。

采取必要的措施保护来访者免受伤害是咨询师的重要责任，也是咨询师必须严格遵守的道德伦理准则。对此，很多心理咨询协会在道德伦理守则上都作了明确的说明。例如，美国心理学会规定，咨询师要尊重来访者的人格，不得为满足个人需要而有不当的行为，并因此而损害来访者的权利或对其造成伤害。

7. 诚实地向来访者作出承诺。

咨询过程中言而有信，严守承诺，是促进心理治疗工作顺利开展的重要保证，也是治疗师要遵守的重要的道德伦理准则。

8. 避免与来访者建立双重或多重关系。

咨询是一种专业的、特殊的人际关系，也是一种契约关系，这种关系决定了咨询师与来访者之间只能保持一种单纯的咨询与被咨询关系，两者间不能建立双重或多重关系。所谓双重或多重关系，是指咨询师对来访者有两种或多种身分角色，这种关系为心理咨询伦理道德标准所禁止。常见的双重关系的例子包括：利用替对方做咨询的机会向其求取其他好处，跟来访者合作或做生意，与来访者建立或保持友谊关系，亲密关系以及与来访者有感情或性方面的关系等。美国心理学会在其准则中明确表示："心理咨询与治疗者务必提高警觉，注意与他们辅导的来访者间的其他接触可能造成的伤害。如果这种接触关系可能损及工作上的客观性或干扰到从业人员有效地执行其功能，或可能伤害到对方，则心理咨询师不应介入。"可见，避免与来访者建立双重或多重关系，可以使咨询师始终保持着清醒、冷静的头脑，客观、准确地帮助来访者分析和解决问题，这是咨询师应严格遵守的道德伦理法则。

(二) 防止出现下列不道德心理治疗行为

1. 泄密；
2. 吹嘘自己；
3. 不负责任的或玩忽职守的行为；
4. 把自己的价值观强加给来访者；
5. 诱导、强化来访者的依赖性；
6. 明显违背来访者利益的行为；
7. 与来访者发生性行为；
8. 不合理的收费或额外加收费；
9. 不真实的广告宣传。

【建议参考资料】

1. 程灶火．心理治疗的发展趋势［J］．中国临床心理学杂志，2000，8（3）：192-194．
2. 陈晓惠，葛明贵．心理咨询与治疗理论发展概述［J］．巢湖学院学报，2006，8（1）．
3. 李晓虹，杨蕴萍．心理治疗与心理咨询的职业化发展及现状［J］．国外医学精神病学分册，2005，32（2）：93-96．
4. 林崇德，方晓义，张日昇．咨询心理学［M］．北京：高等教育出版社，2002．
5. 马建青．辅导人生——心理咨询学［M］．济南：山东教育出版社，1992．
6. 钱铭怡．心理咨询与心理治疗［M］．北京：北京大学出版社，1994．
7. 沙夫．心理治疗与咨询的理论及案例［M］．胡佩诚，译．北京：中国轻工业出版社，2000．
8. 修慧兰，汤梅，姚萍．心理辅导、心理咨询与心理治疗的异同［J］．中国心理卫生杂志，2006，20（3）：201-205．
9. 赵旭东，丛中，张道龙．关于心理咨询与治疗的职业化发展中的问题及建议［J］．中国心理卫生杂志，2005，19（3）：221-225．
10. 郑日昌，陈永胜．学校心理咨询［M］．北京：人民教育出版社，2010．

【问题与思考】

1. 什么是心理咨询？
2. 心理咨询与心理治疗有何异同？
3. 心理咨询与治疗要遵循的原则有哪些？为什么要遵循这些原则？
4. 你可能成为一个心理咨询师吗？为什么？

第二章　精神分析疗法

【本章提要】

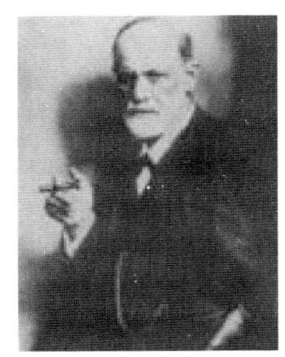

西格蒙德·弗洛伊德

精神分析疗法又名心理分析疗法，是奥地利心理学家西格蒙德·弗洛伊德（Sigmund Freud）于19世纪末开创的一种心理治疗的方法。精神分析的理论和方法对心理咨询、心理治疗的发展产生了决定性的影响。可以说，没有这一理论或许就不会有今天的心理咨询发展。弗洛伊德理论的最大价值并不在于解决了什么，而是他所提出的一整套思想大大地推动了精神病学、心理学乃至其他学科的发展。不少心理咨询流派是在继承、扬弃或反对精神分析理论的过程中诞生的。其特点是通过分析来了解来访者潜意识的欲望和动机，识别来访者应对挫折、冲突或应激的方式，理解症状的心理含义，并经过解释和修通让来访者对问题产生领悟。精神分析是心理学和心理哲学的一个流派，也被称为弗洛伊德主义。

【学习重点】

1. 精神分析的发展史
2. 精神分析的意识层次理论
3. 人格结构理论
4. 性心理发展理论
5. 精神分析的常见技术与方法

【重要术语】

意识　潜意识　前意识　本我　自我　超我　防御机制　口欲期　肛欲期　俄底浦斯情结期　潜伏期　生殖期　自由联想　释梦　阻抗　移情　设置

第一节　精神分析的发展史

弗洛伊德在对人的心理结构和心理动力进行阐释的基础上建立了精神分析心理学，并且先后提出了自由联想、梦的解析、症状分析、日常生活的心理分析等方法和技巧,为人们接近潜意识提供了方法论。精神分析理论诞生之后,弗洛伊德的学生和弟子在许多方面修正以至改变了弗洛伊德的经典理论的宗旨和信条,使精神分析得到了进一步的发展。本节重点介绍弗洛伊德的生平、精神分析起源、精神分析的三个发展时期以及弗洛伊德之后的一些发展。

一、弗洛伊德的生平

弗洛伊德出生于摩拉维亚的弗莱堡,父亲是一个犹太籍羊毛商。弗洛伊德三岁时全家迁居维也纳。他读书成绩优异,1873年进入维也纳大学攻读医学,1881年成为医生,专攻精神病学,此后不久开始从事精神分析研究。1895年他与布洛伊尔合作发表《癔症的研究》,1900年他的杰作《梦的解析》出版,1905年发表《性欲三论》,探讨了儿童性心理的发展与精神变态机制的联系。在随后的20年时间里,他写了约80篇论文和9本著作,继续阐述、发挥和宣传他的精神分析理论。20世纪20年代以后,弗洛伊德的思想和观点出现了一些变化和发展,在《自我和本我》、《抑制、症状和焦虑》等著作中提出了将心理划分为"本我"、"自我"和"超我"三个互动的部分。在《超越唯乐原则》中提出了"生本能"和"死本能"的概念,在《文明及其缺陷》等著作中用文明与本能的冲突来揭示人类文明发展的原始动力。1938年德国法西斯占领维也纳,弗洛伊德移居英国,1939年在伦敦病逝。

二、精神分析起源

19世纪中叶,德国伟大的物理学家赫尔姆霍茨提出了能量守恒原理,引发了动力学领域里的一系列重大发现。这种观念认为人是一个能量系统,和肥皂泡或行星一样,服从同样的物理规律。弗洛伊德的老师布吕克是当时杰出的生理学家,任维也纳大学生理实验室主任,他认为生命机体是一个动力系统,同样服从化学和物理学的规律。弗洛伊德以极高的天赋和智慧,将这种动力生理学的思想和理论发展到研究人类的精神世界,研究人格结构中能量的转换和改变,从而创立了动力心理学的理论和咨询方法,也就是精神分析的技术和方法。

三、精神分析的三个发展时期

第一个时期(1895—1905年):在此时期弗洛伊德发展了新的模型来解释临床现象,故而放弃了催眠治疗,此新模型称为拓扑模型,把心理分为意识、前意识和潜意识。他指出"心理过程主要是潜意识的,至于意识的心理过程仅仅是整个心灵的分离的部分和动作"。伴随着新模型的产生出现了新的咨询技术,即自由联想。在从事自由联想实践中,弗洛伊德发现来访者的阻抗有时候非常强烈,从而提出了移情的概念。1900年弗洛伊德在广泛总结前人研究成果和精密的临床观察基础上，出版了富有历史意义的著作《梦的解析》，标志着精神分析理论开始形成体系。弗洛伊德认为梦是本能欲望的满足。同时他还提出了梦的工作机制，探讨了自由联想等释梦的方法和技术，将梦的分析视作理解和接近人的潜意识的一个重要途径。梦的理论也成为弗洛伊德对于所有重要心理事件的理解的重要部分。他认为不仅是梦，神经症症状、玩笑、口误等都来自同样的过程，这些都是潜意识动机与意识的控制相互冲突的体现，是潜意识的不自觉的暴露。在这个阶段弗洛伊德也介绍了关于神经症基本病因的理论。他提出了婴儿性诱惑理论，认为不仅是神经症患者儿童时期有过性冲突，事实上儿童期性的冲突是普遍存在的。

第二个时期（1905—1923年）：1905年弗洛伊德发表了《性欲三论》，探讨了儿童性心理的发展与精神变态机制的联系。他首次提出本能驱力的概念，将本能视为人类的基本心理动力。他认为性本能是诸本能中最重要、最活跃的因素，"广义和狭义的性的冲动都是神经症和精神病的重要起因"。根据这一心理动力论，弗洛伊德系统地揭示了人格发展的过程，揭示了各种精神病的起因，解释了人类创造性行为的心理动机。弗洛伊德提出了儿童期性欲的概念，他认为性欲力比多与生俱来，贯穿于人的肉体生命和人格成长的全过程。他强调了儿童时期的俄底浦斯情结的重要性。

第三个时期（1923—1939年）：1923年弗洛伊德发表《自我与本我》一书，提出了"本我"、"自我"、"超我"的结构模型。在这个阶段弗洛伊德对他的本能驱力理论进行了修正，在《超越快乐原则》中提出了"生本能"和"死本能"的概念。生本能代表着人类潜伏在生命自身中的一种进取性、建设性和创造性的本能力量；而死本能则代表着潜伏在人的生命中的破坏性、攻击性、自毁性的驱力。这在解释和理解心理疾病患者的心理方面很有价值。

四、弗洛伊德之后的发展

在弗洛伊德之后，心理学家阿德勒和荣格等人对弗洛伊德的理论作了修改和补充。阿德勒认为，所有人都有一种自卑感，他们为了克服缺陷以达到优越，需要努力奋斗来不断地超越自卑。人们对付困境的方法和策略，在不断加以总结和归纳后逐渐固定下来，形成一套特殊的行为方式，即"生活风格"。阿德勒还认为儿童在家庭中的出生次序及所处地位对人格形成有重要影响。阿德勒的心理学被称为个体心理学。荣格则对弗洛伊德的"力比多"的观点做了修正，他认为"力比多"是一种普遍的生命力，表现于生长和增殖，也表现为其他活动。荣格在分析个体的人格时把个体结构看做是意识、个体潜意识和集体潜意识的统一体。集体潜意识是荣格最具特点的理论，其主要内容是"原型"，即遗传的先天倾向。他认为人们的科学和艺术创造活动都是原型在起作用。荣格的精神分析被称为"分析心理学"。

随着时代的变迁，精神分析学派有了一些新的发展和改变。自我心理学在沿袭弗洛伊德学说的基础上，对他的理论进行了修改，强调了自我的重要功能，其代表人物有弗洛伊德的女儿安娜·弗洛伊德，海因茨·哈特曼和罗伯特·怀特。卡伦·霍妮和艾里克·弗罗姆的理论都强调社会、文化对人类行为的影响，所以他们的学说又被称作精神分析的文化学派。玛格丽特·玛勒的客体关系心理学和约翰·鲍尔比的亲附学说都重视人际关系以及人际交往对心理结构形成所带来的影响，亲附学说相对更注重母婴之间的关系。在此之后，海因茨·科胡特又提出了自体心理学，与弗洛伊德的理论相比，自体心理学较少强调人的生物本能，而更注重人的认知和人际关系。它把人的心理结果看做一个整体，把人的心理活动的总和称做自体。

第二节 精神分析理论

精神分析理论亦称心理动力学理论，是现代心理学和社会心理学的主要理论之一。该理论是在治疗精神障碍的实践中产生的，后来成为一种强调潜意识过程的心理学理论，有时被称为"深层心理学"。它最早源自对癔症的观察，之后弗洛伊德又相继进行了梦的解析、自恋现象的剖析、拓扑理论的研究，提出性心理发展理论和人格结构假设，在此基础上形成了系统的理论。本节重点介绍意识层次理论、人格结构理论和性心理发展理论。

一、意识层次理论

弗洛伊德早期与布洛伊尔一起研究歇斯底里症的时候，曾经发现来访者并不都能意识到他们的情绪体验。在催眠状态中，来访者若能回忆起与他的病相关的体验，并带有相应情感反应地把这些体验表达出来，来访者醒后症状就消失了。于是弗洛伊德得出：来访者经历过的情感体验被排斥到他的意识之外，这种被压抑的情感体验包含了大量心理能量，因而形成了症状。从这一早期的设想开始，弗洛伊德慢慢地形成了他的意识层次理论，他把人的精神活动分成为三个层次：意识（conscious）——前意识（preconscious）——潜意识（unconscious），这个模型也被称为拓扑模型。

1. 意识：是个体心理活动的有限外显部分，是与直接感知有关的心理活动部分。意识实际上只是心理能量活动的浮于表面的部分。

2. 前意识：是介于意识和潜意识之间的部分，它是可以回忆起来的经验，是可以招回到意识中的那部分经验和记忆。

3. 潜意识：是被压抑到意识下面的、无法从记忆中招回的部分，它们通常是被社会的风俗习惯、道德、法律所禁止的内容，包括个人原始的冲动和与本能有关的欲望等。

弗洛伊德认为，潜意识心理历程在正常及变态心理机能中均占有最重要的位置和意义，它决定了个体行为的真正原因和动机，也决定了神经症或其他精神障碍患者的症状。潜意识学说的理论使我们认识到，心理现象与生理现象一样，没有什么事情是偶然或碰巧发生的，每一个心理事件的产生，都是由先前的事件所决定的，包括我们在日常生活中的口误、笔误、梦，以及神经症的各种症状等。由于潜意识具有原始性、动物性和野蛮性，不被社会理性所接受，所以被压抑在意识之下，但并未被消灭。它无时不在暗中活动，要求直接或间接的满足。正是这些东西从深层支配着人的整个心理和行为，成为人的一切动机和意图的源泉。潜意识学说本质是提出了心理活动的决定论或因果原则，既在我们清醒的意识活动下面，还存在着更为重要和有意义的潜在的心理活动，这部分心理活动的内容决定了我们的行为特征，在心理病理状态下决定了来访者的症状特征。

二、人格结构理论

弗洛伊德在晚年又进一步修正了他的潜意识学说，1923年他提出了人格结构理论。他用本我（id）、自我（ego）、超我（superego）三个层次的结构来阐述人的精神世界，试图用这样的结构假设将功能性相关的心理内容与过程组织联系在一起，并在功能差异的基础上划分成不同的三组。

1. 本我：是人格中最原始的、与生俱来的部分，它由先天的本能和欲望所组成，是潜意识、无理性的。本我奉行的是快乐原则，快乐原则是指人们都具有获取快乐和避免痛苦的心理倾向。弗洛伊德认为人在初始阶段，其获得快乐的倾向是极端迫切且直截了当。婴儿的人格结构就完全是由本我组成的。本我与外部世界不能直接接触，它唯一的出路是通过自我。

2. 自我：是人格结构的表层，部分位于意识之中，部分位于潜意识之中。自我是在现实环境的反复教训下，从本我分化出来的一部分，它是现实化了的本我，是理性的、识时务的，它不会盲目地追求满足，而是在现实原则指导下，力争既回避痛苦，又获得满足。自我在人格结构中代表着现实和审慎，它奉行的是现实原则。自我要调节外界和本我，一方面使本我适应外界的要求，另一方面用肌肉的活动使世界满足本我的愿望。自我对外界的功能是感知外界刺激，将经验消化、储存。自我对本我的功能是指挥它，决定它的要求是否能得到满足。所有的这些自我的功能是以原始的基本的方式开始的，只是随着婴儿的成长而逐渐发展。

防御机制（defense mechanism）是自我的一种防御功能，很多时候超我与本我之间，本我与现实之间经常会有矛盾和冲突，这时人就会感到痛苦和焦虑，这时自我可以在不知不觉之中以某种方式调整冲突双方的关系，使超我的监察可以接受，同时本我的欲望又可以得到某种形式的满足，从而缓和焦虑、消除痛苦，这就是自我的心理防御机制。人类在正常和病态情况下都在不自觉地运用防御机制，如果运用得当可减轻痛苦，帮助度过心理难关，防止精神崩溃，但是如果运用过度就会表现出焦虑、抑郁等病态心理症状。防御机制包括以下四类：

（1）神经症性心理防御机制，包括压抑、理智化、情感隔离、反向形成等。

压抑（repression）：指主动地将痛苦的记忆、感情和冲动排斥到意识之外。例如，一个来访者谈论他的老板在工作中经常剥削、挑剔他，其他人听了觉得很愤怒，但是他感觉不到愤怒。

理智化（intellectualization）：指在体验和谈论冲突的话题时，就事论事，不带有相应的感情色彩。比如来访者在谈论小时候受了多少苦，被人冤枉被痛打的时候，能够详细讲述具体的细节，但是在情感方面显得很平静，好像在谈论其他人经历的事情。

情感隔离（emotional isolation）：与理智化有关联，是对与特殊思想相联系的感情的压抑。理智化和感情隔离都是强迫症病人的典型表现。

反向形成（reaction formation）：所有病人都有某种程度的反向作用。它以夸大一种情绪倾向的方式来压制与其相对应的另一种情绪倾向。强迫症病人的反向作用尤为突出。他们以守时、节俭、整洁来抗拒疲塌、奢侈、脏乱的愿望。

（2）不成熟心理防御机制，包括退行等。

退行（regression）：指退回到心理发展的早期阶段，以避免体验随后的发展而带来的冲突。例如，一个三四岁的孩子，在母亲生下小弟弟后，又开始允吸手指和尿床。退行到口欲期和肛欲期，以避免恋母冲突的情况，在临床上十分常见。

（3）自恋性防御机制，包括否认、妄想性投射等。

否认（denial）：与压抑相似，否认阻挡了来访者对痛苦的观念或感情的注意，暂时使它们与意识分隔开来。运用否认，来访者不再理会痛苦的现实，就像它们根本不存在一样。比如在家庭里大家缄口不谈病危的亲人，以免感受到痛苦，就属于否认的表现形式。

投射（projection）：指来访者把自己的冲动、感情，以及别的心理内容归咎到别人身上，在咨询中会归结到咨询师身上。例如，一个来访者对他人心怀嫉妒，他会认为周围的人都嫉妒他，在咨询中他也感到咨询师嫉妒他的才华、他的成就。

（4）成熟心理防御机制，包括升华、幽默等。

升华（sublimation）：一种成熟的防御机制，是儿童期原始冲突健康地进化到了成熟的、没有冲突的水平。比如画家或陶瓷技师使得涂抹大便的愿望升华；摄影师将窥视欲升华；舞蹈家和演员将暴露欲升华；政治家将攻击愿望升华。

3. 超我：又称为理想自我，它是通过家庭、学校和社会教育获得和发展出来的一部分，是人格结构中道德和准则的代表，其作用是按照社会道德标准监督自我的行动，遵从道德原则。我们的超我很大程度上依赖父母的影响。弗洛伊德谈到："在冗长的儿童时期，正在长大的儿童依赖父母生活，留下了一个沉淀物。这个沉淀物构成了自我里面一个特殊的机关，使得父母的影响能够长期存在。"儿童在与父母的接触中，通过内射或者内化作用将父母的人格以及祖先的社会道德等变成自己的东西。

弗洛伊德认为本我在人格结构中处于主导地位。本我在发生上先于自我，人生之初，只有本我，没有自我，自我是后天逐渐从本我中派生出来的，它没有自己的能量，靠本我来提供能量，为本我的本能满足服务。本我是自我的真正主人。在正常情况下，人格结构的三个部分处于相对平衡的状态，但当本我的冲动和欲求强烈，超我又给予严厉批判和压力时，使自我难以承受，需不断地启用各种不成熟的、神经症性的、甚至是精神病性的心理防御机制时，个体就会出现神经症或精神病性的症状。

三、性心理发展理论

弗洛伊德认为人的精神活动的能量来源于本能，本能是推动个体行为的内在动力。人类最基本的本能有两类：一类是生的本能，另一类是死亡本能或攻击本能。生的本能包括性欲本能与个体生存本能，其目的是保持种族的繁衍与个体的生存。弗洛伊德是泛性论者，在他的眼里，性欲有着广义的含意，是指人们一切追求快乐的欲望，性本能冲动是人一切心理活动的内在动力，当这种能量（弗洛伊德称之为力比多）积聚到一定程度就会造成机体的紧张，机体就要寻求途径释放能量。弗洛伊德提出了儿童心理结构的发展理论。通过对儿童成长发育过程的观察和回溯成年神经症患者的童年经历，弗洛伊德将个体心理发展与生理功能的发展联系在一起，发现了无论在任何文化背景或任何种族中都共有的人类心理发展的规律。弗洛伊德将人的性心理发展划分为五个阶段：口欲期；肛欲期；性蕾期；潜伏期；生殖期。这是以在不同时期占主导地位的性欲区域命名的。

（一）口欲期（0—1岁）

弗洛伊德将婴儿期称为口欲期（oral stage），是因为对婴儿来说，口腔及口周围黏膜是其满足快乐及交流的最重要的身体部位。这时婴儿通过口腔的味觉来感受世界和看待世界。这个时期孩子的性敏感区或叫"快感区"是在口唇部位，婴儿通过吸吮母亲的乳房获得营养的奶汁，从中也得到情感的满足。故从内驱力的释放和需求的满足来看，性驱力投注的主要对象是母亲或母亲的替代者，在婴儿的精神世界里，他和母亲处于一种共生状态，母亲的主要任务是识别婴儿的要求并给予满足，二元关系更多是躯体性的，通过喂奶、抚摸和清洁身体，使得母亲与婴儿之间有频繁的、极具感情及快乐的交互作用。在这样的过程中能使婴儿形成最初的信任感。因此母亲的心理状况和个性特征对婴儿的影响就此开始了。当母亲对婴儿的呵护是细心的、适当的、稳定的，婴儿才可能得到适当的满足，内驱力的发展才会向下一个阶段顺利过渡。如果母亲忽略这个孩子，对他的寒冷、饥饿不予关注，这个婴儿就会过多地经受早期的挫折感——基本生活需求得不到满足的挫折感；或者一个神经质的母亲过分地关注婴儿的状况，不停地检查他的尿布是否尿湿，频繁地给婴儿喂奶，则婴儿通过母亲的这些非言语性行为更多地体验到她的焦虑和对自己的"控制"，进而也易使婴儿总处于一种紧张和焦虑状态。

这个阶段的孩子在内心世界中尚未能很好地区分出你与我的关系，所谓共生状态就是一体状态。在婴儿的最初世界里，通过口欲的满足，即口唇快感区的满足，获得了基本的安全感和基本的信任感。当他感到饥饿或身体不适而哭泣时，妈妈会及时赶到，会满足他的需求，消除其因驱力带来的紧张和焦虑。但在社会中婴儿的要求并不总是能够得到即刻的满足，如母亲正在忙别的事情，要在 5 分钟之后才能给他喂奶，或母亲要给牛奶加温，要 10 分钟之后才能喂他。这种不能即刻满足就会给孩子带来挫折感。适应这种不断出现的受挫感使婴孩体验到"我自己"不是万能的，我饥饿时想要的东西是另外一个人才能给予的，许多要求是无法即刻满足的，是需要延迟满足的。

（二）肛欲期（约 2—4 岁）

弗洛伊德把精神结构发展的第二个时期称做肛欲期（anal stage），显然也是将心理发展与生理功能的发展联系在一起。1 岁左右的孩子通常都要接受大小便的训练了，随着括约肌的发达，孩子开始能在一定程度上控制自己的大小便，大便的积累造成强烈的肌肉收缩，当大便通过肛门时，黏膜产生强烈的刺激感，这样的感觉不仅是难受，也能带来高度的快感。另外，大便对婴儿还有其他的重要意义。对婴儿来说，大便是他身体的一部分，排出大便相当于作出"贡献"或献出"礼物"，而且通过排便，他可以表达自己对环境的积极服从，而憋着时则表达的是自己不肯屈服。从 2—4 岁孩子的发育状况来看，这个时期的孩子就出现了最早期的"逆反"，孩子常对大人说："不，我的，不给你"之类的话，在行为上会有一些恶作剧，如故意弄坏一些东西，拿着吃饭的小碗去撒尿等。在某种意义上大便变成了孩子与父母或成年人保持关系的某种工具，孩子们感受到他能在一定程度上影响人群和环境，能成为行使控制权利的工具。此期母子二元关系逐渐开始解体。这个时期孩子学会了走路，能用简单的词语交流，开始体会到了自主性，他们开始学会观察环境、探索环境、摆弄玩具等。

（三）俄底浦斯情结期（4—6 岁）

俄底浦斯情结期（Oedipal-complex stage），又称性蕾期或性器期。弗洛伊德以希腊神话中的俄底浦斯王来命名这个时期,是因为经过口欲期和肛欲期之后,性驱力的敏感区转到了性器。为了与青春期的性冲动相区别,我们称之为性蕾期。

弗洛伊德用古希腊神话来命名这一时期,是因为这个年龄的孩子可能会表现出对双亲中的异性(儿子对母亲,女儿对父亲)有更多的亲近感,而对双亲中的同性可能会出现排斥感。对双亲中异性者的乱伦幻想与对双亲中同性者的嫉妒和谋杀冲动被称为俄底浦斯情结。"俄底浦斯情结"是弗洛伊德理论体系中的一个重要部分。弗洛伊德对于这个情结非常重视,非常强调。他认为这样的情结,大而成为人类"宗教和道德的根源",小则成为个人心理失常的病因。在他看来,只有当这种情结得到解决或被压制之后,儿童的人格才有可能度过"力比多"发展的第三个阶段向前发展。通常的解决办法就是儿童的"认同作用"。即男孩子与父亲认同,女孩子与母亲认同,并且各依父亲或母亲的样子行事。儿童对同性父母的嫉妒、谋杀冲动导致儿童惧怕来自父母的报复,惧怕阴茎的丧失,这称为阉割焦虑。在这个阶段从生理发育上,孩子可能出现最早的类似手淫的行为,如小男孩会用手摆弄自己的"小鸡鸡",小女孩会有时夹紧自己的双腿摩擦阴部。从心理发育上,这时孩子的主客体关系也发生了变化,从二重关系进入到了三重关系,或三角关系阶段。孩子开始能清楚地感觉到爸爸妈妈是不同性别,且他们之间有一种亲密的关系。孩子开始把父亲视作我和妈妈之外的第三个人,三角关系的格局出现了。这时男孩子会表现出对母亲的更多亲近感,女孩子则对父亲表现出更多的亲近感。在俄底浦斯情结阶段的儿童要经受新的焦虑体验,当他意识到家庭中的关系不再是二元的,而是三元的,更复杂的还有弟弟、妹妹的大家庭时,孩子会产生一种被遗弃的焦虑,被排斥在外的焦虑。

(四)潜伏期

潜伏期(latent stage)指儿童在经过口欲期、肛欲期和俄底浦斯期后进入一段安静的阶段。此期儿童主要进行社会化,兴趣进一步扩展。学习、受教育成为此期的主要活动。此时孩子对父母、兄弟姐妹的兴趣减少,而对动物、体育运动、自然界的好奇心增加。在这个阶段个人的喜好以及习惯逐步固定,不但别人可以看得出他的能力特点,连本人也可以意识到自己的特点。自己想做什么,不想做什么,都比较清楚,可以说"自我"的状态更加完备。这时喜恶渐趋分明,结交朋友也按照自己的喜好,只有情趣相投才会在一起。六七岁之后男孩子只喜欢跟男孩子玩,女孩子只喜欢跟女孩子玩,开始真正进入所谓"同性阶段"。并且通过"认同作用"开始慢慢学习自己的性别角色。

(五)生殖期

生殖期(genital stage)指12—13岁的少年,其身体急速发育,渐渐呈现第二性征,即男孩子骨骼与肌肉长得粗壮,声调转粗;女孩子乳房隆起,并且开始月经周期，进入青春期。12到17岁这段青春期，不但生理上有剧烈变化，心理上也发生显著变化。儿童在小的时候，因为体力、脑力均未发育成熟，做事很依赖父母。到了青春期，由于身体急速发育，生理上渐趋成熟，心理上也就渴望自己能够自立自主。可是由于社会经验尚缺乏，心理上却又不能达到完全独立的状态，所以虽然表面上看来极有独立自主的欲望，内心却仍感到相当的不安。

青春期之后孩子抽象思考能力大为增加，同时随着观察能力以及判断能力增加，有能力看出父母有时也会犯错误，也会有弱点，而且父母也不像从前那样时时刻刻都能满足孩子所有的要求，所以青少年容易有时对父母失望，也常批评父母，反抗父母意愿，表现出青春期的反抗。青春期的大孩子们随着生理发育，对异性的兴趣大幅度增加，弗洛伊德把此阶段称之为生殖期，这是成人异性性生活开始的前奏，其性的欲望通过性器官来表现与满足，并且开始两性生殖的可能性。

弗洛伊德认为成人人格的基本组成部分在前三个发展阶段已基本形成，所以儿童的早年环境、早期经历对其成年后的人格形成起着重要的作用，许多成人的变态心理、心理冲突都可追溯到早年创伤性经历和压抑的情结。

第三节　精神分析的常用技术与方法

精神分析疗法经过多年的发展已经形成一套成熟的理论和方法，经典的精神分析技术是从弗洛伊德让来访者做自由联想开始，后来又强调了对移情的分析，除此之外还有释梦技术、阻抗分析等。本节将重点介绍这几种技术。

一、自由联想

（一）自由联想的概念

咨询师鼓励来访者，尽量自由地、无拘无束地讲，不要在乎说得是否正确，或者是否合乎逻辑。坚持要来访者说出所想的任何事情，不要有任何隐瞒。特别是那些他不想说、或者不好意思说的东西，说出来尤其有意义。这种说的方式，称为自由联想（free association）。它是精神分析疗法的重要技术之一。

（二）自由联想的具体做法

让来访者在一个比较安静与光线适当的房间内，躺在沙发床上随意进行联想。咨询师则坐在来访者身后，倾听他的讲话。事前要让来访者打消一切顾虑，想到什么就讲什么，咨询师保证对谈话内容保密。鼓励来访者按原始的想法讲出来，不要怕难为情或怕人们感到荒谬奇怪而有意加以修改。因为越是荒唐或不好意思讲出来的东西，极可能最有意义并对咨询方面价值最大。在进行自由联想时要以来访者为主，咨询师不要随意打断他的话，当然在必要时，咨询师可以进行适当的引导。一般来说，咨询师往往鼓励来访者回忆从童年起所遭遇到的一切经历或精神创伤与挫折，从中发现那些与病情有关的心理因素。自由联想的最终目的是发掘来访者压抑在潜意识内的致病情结或矛盾冲突，把他们带到意识领域，使来访者对此有所领悟，并重新建立现实性的健康心理。例如，有一个16岁的男孩，母亲早亡，他一直和父亲一起生活，父亲一边工作一边照顾他，两个人相依为命生活了十多年，父亲为了不让他受委屈一直未再娶，但是父亲因为生活艰难的缘故，有时候会喝酒，喝醉之后会打他，有时候甚至下手很重，酒醒之后父亲会感到后悔，然后再细心照顾他，这种情况发生了很多次。在咨询中当他谈论起父亲的时候他显得很平静，他说父亲很爱他，对他很好，他很理解父亲，父亲一直生活得很不容易。对于父亲酒后打他一事，他说没有什么感觉，不怨恨父亲。和他建立一定的咨询关系以后，教给他自由联想的方法，让他躺在沙发上，鼓励他尽可能的把头脑中想到的事情说出来，那么在谈论他父亲的时候，他说他头脑中突然出现一个念头，就是想报复父亲，希望他早死，但是这个念头让他很不安，他觉得自己是个坏孩子，是个忘恩负义的人。在接下来的咨询中谈论的焦点是他对父亲的矛盾情绪。

自由联想法的疗程颇长，一般要进行几十次，持续时间约几个月或半年以上，每周1至2次，不能只进行几次就完全解决问题。因此事先应向来访者说明这点而取得较好的合作。在咨询过程中，也可能发生阻抗、移情或反复现象。

（三）使用自由联想技术的适应症

主要是各类神经症，心因性精神障碍与心身疾病等患者，也可用于部分早期或好转的精神分裂症患者，但不适用发病期的精神分裂症、躁郁症与偏执性精神病等患者。

二、释梦

弗洛伊德说："梦是我们了解潜意识的捷径。"梦的研究不仅能了解一般情况下的潜意识心理过程和内容，而且能了解那些被压抑的、被排斥于意识之外的、在自我防御活动时才表现出来的心理过程和内容。

（一）梦的材料与来源

梦总是以前一天或最近几天印象较深的事（即入睡以前的经验）为内容。某些早期的印象，只要与梦者当天的某种刺激有关联，也构成梦的内容。梦选择材料的原则不同于觉醒状态的原则，它甚至完全受儿时的最初印象所左右，往往能展现那些在觉醒状态无法记起的细节和小事。梦的显意与梦者最近的经验有关，而其隐意与很早以前的经验有关。具体地说，梦的材料包括：1. 梦总是以最近几天印象较深的事为内容；2. 梦选择材料的原则完全迥异于觉醒状态的原则，而专门找一些不重要的次要的被轻视的小事；3. 梦完全受儿时最初印象所左右，而往往把那段日子的细节，那些在觉醒时绝对记不起来的小事重翻旧账地搬出来。

梦的来源包括以下四个方面：1. 一种最近发生而且在精神上具有重大意义的事件，它直接表现于梦中；2. 几个最近发生而且具有意义的事实，于梦中凝合成一个整体；3. 一个或数个最近而有意义的事件，在梦中以一个同时发生的无足轻重的印象来表现；4. 一个对梦者很有意义的经验（经过回忆及一连串的思潮），经常以另一最近发生但无甚关系的印象作为梦的内容。

（二）梦的分类

在睡眠的时候，自我把精神能量从各种日常兴趣处收回，同时也减少了维持压抑防御机制的能量，由于自我稽查作用（censorship）松弛，被压抑的冲动和欲望乘机混入意识，就形成了梦。但是欲望若以真面目出现，就会惊醒稽查员而又被压抑回去。因此为了进入意识中，欲望就必须改头换面，进行伪装和扭曲后再进入梦境。梦可分为显梦和梦的隐意。显梦是指梦的可感知的部分，隐意是指显梦背后的潜意识冲突和愿望。使梦的隐意变成显梦的潜意识心理过程，称为梦的工作。

（三）梦的工作

弗洛伊德认为梦的工作主要有以下 4 个作用：浓缩（condensation）、置换（displacement）、象征作用（symbolization）和再度校正（remodification）。浓缩作用指在梦形成时，隐梦元素转变为显梦时经过了大量的删略，大量梦的隐意中只有极少数的意念能以一种"观念元素"表现于梦中。梦的隐意非常细致具体，显梦则是概括而精练。在梦中，"数人合为一人"的例子屡见不鲜。在这些浓缩的梦像之中，将 A 的性格、B 的爱好、C 的职业、D 的相貌统统汇集到一个人身上。

置换作用指在梦形成的层次中，各单元之间发生了"心理强度的置换"。梦的置换作用是达成愿望改装的主要方法之一。比如，有一个人在梦中经常看到别人在搞同性恋，经过分析，原来是他本人的潜意识中有搞同性恋的冲动，这种冲动在梦中表现出来，为了逃避稽查作用，把自己的冲动置换到别人身上。

象征作用是指用形象生动的视觉图像表示抽象深奥的思维。显梦内容主要是用视觉形象表示出来，而隐梦往往是抽象思维，弗洛伊德将显梦比做象形文字。象征作用也是梦的工作的最显著特征。例如，有个人在梦中看到父亲收拾好行李出门旅行去了，经过分析了解到他父亲得了重病，即将死去。在这里通过象征作用把得病垂死这一抽象思维表现为具体的形象——出发旅行。

再度校正作用也叫做梦的润饰作用，这是最能被人观察和理解的。因为梦的浓缩、置换和象征作用使得隐梦变得面目全非。经过再度校正，把各种材料（即梦的工作的直接产物）重新组合成新的连贯的整体。这是梦的工作的最后一道程序，它把隐梦最后密封起来让人们去破译。例如，像前面那个例子中，梦者潜意识中有同性恋的冲动，通过置换作用他在梦中看到别人在搞同性恋，经过梦的再度校正作用，他梦见一群人在酒吧里面喝酒。梦者通过一系列梦的工作来掩盖自己真实的愿望。

（四）释梦

弗洛伊德认为释梦与梦的工作是两种相反的内容。如果说梦的工作是把一个东西深深埋起来，释梦则是把它挖掘出来。从这个角度上来讲，隐梦变做显梦的过程叫做梦的工作。反过来，由显梦回到隐梦就是释梦的过程。我们可以使用自由联想等方法进行释梦。在释梦时我们可以问来访者对于梦中的某一成分有什么联想，让他将原来的观念留在心头，任意想象，这叫做对梦的自由联想。自由联想需要一种特殊的不同于反省的注意。

三、阻抗分析

在精神分析疗法产生自由联想技术之前，当弗洛伊德还只是使用催眠和"压力"技巧时，阻抗被认为是来访者抵抗医生对其施加影响的一切因素。弗洛伊德将这些抵抗的倾向视作一些相同力量的反映，在咨询情景中这些力量导致并且维持来访者将痛苦的记忆与意识相分离。

（一）阻抗的定义

阻抗（resistance）意味着对抗，阻抗是对分析进展、咨询师和分析性方法及过程起反作用的反向力量，即阻碍来访者的自由联想、妨碍来访者试图回忆和达到对顿悟的理解领会、针对来访者的合理化自我及想改变的愿望起反作用的力量。阻抗可以是意识、前意识和潜意识的，可以用情绪、态度、观念、冲动、想法、幻想或行动的方式来表达。

（二）阻抗的分类

阻抗可分为自我协调性阻抗和自我不协调性阻抗。如果来访者感到阻抗表现与自己格格不入，或与自我形象不符，来访者就较易识别和分析自己的阻抗行为，与咨询师结成联盟，但如果是协调性阻抗，来访者就容易否认自己有阻抗，或对阻抗文过饰非，使之合理化。因此这种协调性阻抗行为或思想是来访者熟悉的、合理的、符合目的的，这种阻抗常根深蒂固，成为来访者的特征习惯，有时成为来访者的一种社会价值。

（三）阻抗的临床表现

阻抗可以各种微妙和复杂的形式发生。在分析中，所有的行为都可以为阻抗的目的服务，所有的行为都有冲动和防御两个成分。阻抗可表现为：来访者沉默；来访者总在谈论琐事；谈话中会回避特定的主题；谈话形式一成不变；迟到、失约、忘记付费；梦的缺失；厌烦情绪；付诸行动等。付诸行动作为一种阻抗，是一个重复性地用行动代替语言、记忆和情感的行为。而且，在付诸行动中总是有些扭曲的内容。付诸行动有多项功能，但它的阻抗功能最终要被分析，因为不这样做就会危及整个分析。当付诸行动出现时应当指出这是阻抗，应该挖掘其动机。

（四）对阻抗的分析和处理

对阻抗的分析首先应该识别出阻抗，特别是阻抗比较隐秘或者阻抗与自我协调时，识别阻抗更为重要。认识到阻抗接着就应展示阻抗，因为在分析阻抗前，咨询师应告诉来访者将要分析什么，也就是来访者应该知道他是否在阻抗，他正在阻抗什么，为什么要阻抗，以及他是怎么样阻抗的，咨询师在咨询过程中通过观察和通情来判断来访者的自我状态，决定需要多少证据，事态需要多清晰才能使来访者认清阻抗，只有当你判断来访者有能力面对阻抗时，才能引导来访者面对阻抗，否则只会增加来访者的否认和掩饰。为了使来访者更好地看清阻抗，有时可让阻抗进一步发展，一直到适当的时候才指出阻抗。弗洛伊德因此提出一个原则"先于内容解释阻抗"或"表面地解释"，也就是说处理阻抗的第一步是向来访者指出他们在阻抗，使来访者注意到自己的阻抗，以后等适当的时机，咨询师再向来访者指出他为什么要采取阻抗，防御的是什么。

认识、展示和澄清阻抗的目的最终是解释阻抗，在分析阻抗动机时，常需寻找引起阻抗的情感以及情感背后的根源。来访者的阻抗常常是为了躲避某种体验，但引起某种体验的源头是什么呢？因为不管来访者表现如何，最终都会归到既往经历和体验上。有时分析阻抗的最佳途径不一定通过情感体验，或既往经历，而是通过阻抗方式，特别当某一个个体经常重复使用同一阻抗方式，常提示这一个体的行为特征或性格倾向，这种对习惯性阻抗形式的分析是找出特征性防御的捷径。一旦来访者认识了阻抗方式，那么应在咨询之外寻找行为模式，并确定这种行为模式的目的和演化，并最终了解此行为模式的由来，了解是什么原因使来访者形成习惯采用这种方式阻抗。

在临床过程中有些实际性的处理阻抗技术：如放慢咨询进程；减轻来访者情绪压力（对幽默自然而非刻意的使用）；增加情感支持与接纳；咨询师对来访者阻抗的现实接受；对私人情感的分享（通情）；提供选择，非权威性语言的使用；利用身体表达；系统论的一些方式（重新赋义、家庭作业）。

四、移情分析

从精神分析的发展中我们知道，弗洛伊德在他最早的工作中使用了催眠治疗。通过对咨询工作的研究，他发现，催眠治疗的重要手段之一是使用暗示，但有的来访者并不接受咨询师的暗示。通过反复的实践和探索，弗洛伊德放弃了催眠暗示，而代之以自由联想。因为他进一步的研究发现，在催眠和暗示中来访者的阻抗和移情反应被忽略了。这个转折可以说是精神分析的开端。由此，我们可以看到移情这个概念在精神分析中的重要性。事实上弗洛伊德在他和布洛伊尔合著的《癔症的研究》一书中，已经意识到了移情反应的危险性和它的咨询作用。正如拉尔夫·格林（Ralph Green）所指出的那样，精神分析与其他心理治疗方法本质的区别，在于它对移情这一领域的深入细致的研究和探索。

（一）移情的概念

弗洛伊德在 1895 年提到，当来访者的某一种感情上升到意识层面，而这种感情又仍然与潜意识中的种种记忆相联系时，这个来访者就会造成一种对咨询师的"错误联结"，这是弗洛伊德关于移情（transference）的最早描述。事实上弗洛伊德的一系列著作，从《释梦》、《移情动力学》到晚期的《超越快乐原则》都在对移情的概念进行补充和阐述。后来，安娜·弗洛伊德提出移情是指"那些来访者由于他与咨询师的关系所引起的冲动性体验，这些体验并不是由于客观的分析咨询场景所造成的，而是起源于来访者早期的客体关系，是这些客体关系在强迫性冲动作用下的重现"。梅宁哲（Menninger）和霍尔兹曼（Holzman）在一本书中对移情做了这样的概括："移情就是来访者潜意识地指向某个咨询师的各种非现实的角色和身份，这种情形发生在精神分析疗法的退行过程中，来访者对那些角色和身份的回应，通常起源于他们早年的经历。"移情有三个显著特点：1. 在当前情景中显现过去；2. 显现熟悉而亲近的人；3. 拒绝接纳新的信息。

（二）移情的常见表现形式

1. 不合时宜性

来访者对咨询师的反应并非都是移情，这主要是根据具体情况而定。

2. 强烈情感

大多数情况下，对咨询师的强烈情感都是移情，比如爱、恨和害怕等。通常情况下，咨询师中性、节制和恒定的行为和态度不会引起十分强烈的情绪反应。因此，任何剧烈的情绪反应都可能是以移情为主。

3. 矛盾情绪

所有移情反应都是矛盾、对立的情绪。根据精神分析的基本理论，我们认为这种潜意识的矛盾情绪来源于儿童性心理发育阶段的两难期。如对咨询师的爱常伴有隐秘的恨等。

4. 反复无常

移情反应常常是一种不恒定，不确定和想入非非的情绪。这种情况尤其在咨询早期多见，因此有人称之为"飘浮式"移情反应。

5. 顽固不化

移情反应的另一个特点是顽固不化。来访者之所以顽固地保持其态度，是因为这种强烈感情是本能和防御的需要。牢固和固定的移情常是潜意识防御和本能释放的混合物。

（三）移情的临床分类

移情可分为正性移情和负性移情。所谓正性移情是指来访者向咨询师投射爱、依赖等正性感受，来访者希望咨询师能给予他要求的满足，并拒绝接受移情的解释。咨询师的任务是鼓励来访者充分发展移情的每一步，在恰当时候开始处理来访者对分析的阻抗。负性移情则是指来访者敌意、侵犯、轻视等态度的表现。当来访者不能容忍这种情感，或者说负性移情占了上风时，咨询过程很有可能瘫痪，乃至来访者中止咨询。当来访者服从、容忍这种负性移情时，则要么是一种微妙、潜在的妄想性防御，要么是一种潜在受虐倾向，或是对正性移情的防御，抑或是三者的结合。正性移情与负性移情的区分并不是绝对的，二者可以相互转化，这在一定时候甚至是突然的。当移情较强烈时，正性的或爱的移情就可能含有色情的愿望，而负性的或攻击的移情则可能含有破坏的或恨的愿望。这些强烈的感情代表着来访者在儿童心理发展关键时期与父母、其他重要人物之间关系的再次体验。咨询中咨询师揭示了来访者移情的机制，使得这些情感再次进入意识，使得造成来访者心理痛苦、形成来访者人格的重要原因暴露出来。

（四）分析移情的技术

1. 镜像作用

咨询师应能使来访者最大限度地表达能反映其儿时重要经历的移情反应。弗洛伊德指出："咨询师应能作为来访者的镜子，使来访者能通过咨询师反照看清自己。"咨询师恒定的中立态度，如同镜子一样，忠实地反映出来访者的喜怒哀乐。

2. 中立的态度

应包括咨询师与来访者保持一定的陌生感，对于精神分析这种长时间心理咨询方式，这一点大为重要。来访者对咨询师缺乏确切的了解，就更容易产生幻想，来访者对咨询师越是所知甚少，越是容易相信自己不恰当的反应是一种投射，而这些幻想和投射是产生移情所必备的。

3. 节制原则

弗洛伊德曾指出分析疗法应尽可能地节制。我们必须认识到，某种程度上来访者的症状具有一定的功能，导致来访者就医的症状常常部分是压抑的本能冲动寻找满足的方式。咨询期间来访者自然会寻找关怀、注意等替代性满足，此时只要咨询师能克制自己的情感活动，坚持不提供替代满足，那么来访者就可能把这种本能冲动直接投向咨询师，来访者长时间得不到满足，就可能被诱导退行，这样来访者的神经症症状就可能通过移情而重演。

（五）分析移情的技巧

1. 展示移情

在探索移情之前，首先应让来访者知道他对咨询师的反应将是讨论的中心，而引起反应的事实内容往往处于次要位置。来访者必须面对和意识到自己的移情反应，如果来访者并不清楚这一点，咨询师就必须指出并将移情反应展示出来。更经常的是如果让来访者的某种感情继续升温，达到某种程度时，来访者将会自动意识到自己的移情反应。如果经过充分等待，体会到来访者已经能认识移情反应，咨询师应该用提问来确定移情的存在。如果咨询师对移情不能确定，此时又不适合继续保持沉默，咨询师可直接问"我想你是否对我有些想法不便说出口？"当时机成熟，来访者的理解力能帮助他认识移情时，咨询师可向来访者出示推理的依据。

2. 澄清移情

一旦来访者识别出移情，下一步就应要求来访者澄清，全面、深入地完成移情的细节。常用的方法有两种：（1）询问详细情况。我们分析移情的最终目的是解释移情反应的潜意识根源，而寻找线索进入潜意识的最佳途径是搜寻移情反应，寻找引起情绪、冲动和幻想的深层次私人情感的详细枝节。咨询师应要求来访者尽可能地补充、完善和详尽叙述各种情感活动，并叙述与情感活动相关的联想。（2）移情的起动点。澄清移情另一有效的方法是找出咨询师的什么特征和行为引发了移情。咨询师本人的形象特征，甚至咨询室的布置都可引发来访者的移情，咨询师的反移情也是引起来访者移情产生的主要原因之一。

3. 解释移情

解释移情是精神分析的独特技术。解释移情意味着将来访者潜意识的内容转变成意识内容，使来访者能对自己的心理现象有本质的了解。他们通过展示童年心理体验，早年行为的目的和与目前行为的联系来解释移情，这一过程并非一蹴而就。通过展示和澄清，我们促使来访者的自我能够审视自己的心理过程，使潜意识内容逐渐进入前意识，为解释移情做准备。这时来访者需要具备分裂自我的能力，即来访者的一部分自我能从自我活动中分离出来，作为旁观者来观察自己，这种自我的分离使来访者有可能观察自己心理现象背后的意义和原因。解释工作不能超越来访者自我的理解和感情的承受能力。

4. 修通移情

修通过程最基本的是指经过解释而得到的内省力被不断重复和完善的过程，内省力的重复对于分析和解决阻抗是必须的，这样能帮助自我放弃习惯性防御而尝试新的方法，不断重复也使自我具有充分时间积蓄力量去解决放弃习惯性防御后所导致的焦虑。咨询师需要注意经过解释后移情起了什么变化，如果来访者缺乏自动反应，咨询师可询问来访者对解释有何感想，或者咨询师应耐心等待让来访者有足够的时间和空间自己慢慢体会解释的意义。

五、对精神分析的评价

（一）贡献

弗洛伊德开创了潜意识的研究领域，提出了人格结构理论、性心理发展理论以及心理防御机制理论。在弗洛伊德以前，心理学主要研究意识现象，弗洛伊德把潜意识现象看做是人类心理的主要方面，对潜意识的规律和内容进行了系统的揭示，扩大了心理学的研究领域。弗洛伊德的精神分析开辟了性心理学、动力心理学和变态心理学等新的研究领域。他对性的象征心理和性本能进行了深入研究，他不满足于传统心理学对心理和行为的表面描述，而是用能量和系统的观点来考察它们背后的机制，开创了动力心理学研究这一新领域。弗洛伊德用潜意识理论对变态心理和行为的形成原因以及有效的咨询方法进行了系统的研究，建立了现代心理咨询。弗洛伊德的精神分析揭示了人类深层心理和整个的人格，成为一种可以解释个人、文化和社会历史的世界观和方法论，因此超越了心理学的范围，对社会科学的广泛领域产生了深刻的影响。

（二）局限

在弗洛伊德的思想中，他过分夸大潜意识的作用和性本能的意义而无视意识、理性和社会性在人的心理结构和心理动力中所占有的位置，表现了一种明显的"唯潜意识论"和"泛性论"的倾向；他重视了个体经验和经历的历时性影响而忽略了社会环境的共时性限制，存在着一种唯心主义的思维方式；他的许多论断不仅建立在缺乏科学实证的假设和推想的基础上，而且还往往用一种故意的极端的修辞方式加以强调，不免有一种形而上学的片面性。

【建议参考资料】

1. 查尔斯·布伦纳. 精神分析入门［M］. 杨华渝，译. 北京：北京出版社，2000.
2. 车文博. 弗洛伊德文集［M］. 长春：长春出版社，1997.
3. 厄萨诺. 精神动力心理治疗指南［M］. 杨华渝，译. 北京：北京出版社，2000.
4. 弗洛伊德. 精神分析引论［M］. 高觉敷，译. 北京：商务印书馆，1997.
5. 克莱尔. 现代精神分析"圣经"——客体关系与自体心理学［M］. 贾晓明，苏晓波，译. 北京：中国轻工业出版社，2002.
6. 李鸣. 心理咨询和治疗——理论与技术［M］. 哈尔滨：黑龙江人民出版社，2003.
7. 约瑟夫·桑德勒，等. 病人与精神分析师［M］. 施琪嘉，等，译. 上海：上海科学技术出版社，2004.

【问题与思考】

1. 请描述弗洛伊德意识的三个水平。
2. 弗洛伊德是如何描述本我、自我、超我和它们的功能的？
3. 在精神分析中，移情意味着什么？为什么它很重要？
4. 你能想起生活中的一些你将其视之为是潜意识在活动的事件吗？如果有，请具体说明（例如，梦）。
5. 是什么重要的人或事对你的超我的形成产生了重要影响？你认为这些道德准则是否阻碍了你在现实生活中追求快乐？

第三章　以人为中心疗法

【本章提要】

以人为中心疗法（person-centered therapy）是由罗杰斯于20世纪50年代创立的。他的理论是对精神分析理论和行为理论的一个巨大冲击，被视为心理咨询理论中的"第三股势力"。罗杰斯的理论以来访者的成长潜能为焦点，改变了传统的咨访关系，认为不正常的行为不能光靠探求潜意识或改变反应来纠正，应相信来访者只要得到咨询师的温暖和鼓励，发挥出他们内在的潜力，完全有能力作出合理的选择和改变他们自己。

本章将介绍以人为中心疗法的发展、主要思想、目标、过程等以及作为心理咨询师的条件和会心团体咨询。

【学习重点】

1. 以人为中心疗法的发展
2. 以人为中心疗法的主要思想
3. 以人为中心疗法的目标
4. 以人为中心疗法的过程
5. 以人为中心疗法的条件
6. 会心团体咨询

【重要术语】

自我　自我认定　自我评价　自我理想　条件性积极关注　无条件积极关注　现象场　通情　真诚一致　会心团体

第一节　以人为中心疗法的发展

罗杰斯的理论是对精神分析理论和行为理论的一大冲击，他的理论以来访者的成长潜能为焦点，改变了传统的心理咨询师和来访者的关系。本节着重介绍罗杰斯的生平和以人为中心疗法的发展。

一、罗杰斯传略

罗杰斯（Carl Ransom Rogers，1902—1987）是美国著名心理学家，心理治疗学家，人格心理学家，教育改革家，人本主义心理学最有影响的代表人物之一，非指导式心理咨询、以人为中心疗法和会心团体咨询的宗师。他的以人为中心的人本主义心理学理论被广泛应用于医疗、教育、管理、商业、司法等诸多社会生活领域以及国际关系当中，罗杰斯在当代西方心理学家中，具有很高的地位。

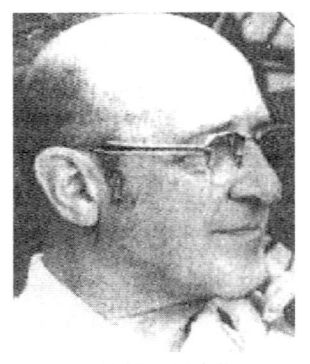

卡尔·罗杰斯

罗杰斯1902年生于美国伊利诺伊州芝加哥郊区一个经济富裕的家庭，他在六个孩子中排行老四。父亲是一个很有成就的土木工程师和承包商，母亲也读过大学。罗杰斯从小就生活在一个宗教氛围浓厚的家庭，父母笃信基督教新教，十分虔诚，恪守道德。罗杰斯把他父母价值观的特点描述为"严厉的清教徒"。父母对孩子关怀备至，但这种关怀是既有分寸又合礼教的。随便表达感情，过分亲昵均被视为不妥。父亲对子女管教很严，规矩和限制甚多，不许喝酒（甚至汽水），不许跳舞，不许去戏院，还不许玩牌。许多年后，他还记得第一回喝汽水时心里那种微微的堕落感。罗杰斯认为"在家稍感压抑的氛围"是他20多岁时患溃疡病的原因。同时，在这样的家庭中，最怕的就是社交活动。父母总是认为自己的家庭同邻里不同，对周围人的言行举止也看不惯，认为他们不晓事理。因此，家里禁止罗杰斯兄弟同邻里亲近地交往，要求在自己家里过自己的日子。这样，基督教的精神和伦理观念就在罗杰斯幼小的心灵中留下了烙印。罗杰斯于17岁时考入威斯康星大学攻读农学。但是，由于他具有强烈的宗教倾向，大学二年级时转攻历史，以便从事基督教的研究和牧师职业。因他在校参加了一个基督教青年会社团，1922年他被选为美国十所大学学生代表之一，到中国北京参加世界青年基督教联盟大会，并在北京居留半年之久。这一经历对罗杰斯产生了深远的影响，使他直接接触到不同宗教及不同文化。1924年，罗杰斯大学毕业，获得历史学士学位。之后，他考入当时比较自由的纽约市联合神学院。在那里他开始接触到临床工作，他发现咨询（counseling）比宗教工作更符合他的志趣。1925年，他开始到哥伦比亚大学师范学院选修心理学，影响他最大的是临床心理学中与儿童问题有关的课程。此时，罗杰斯先后结识两位美国著名心理学家华生和纽科姆（Theodore Mead Newcomb），1926年他毅然地转入哥伦比亚大学主修临床心理学与教育心理学，又结识了著名精神分析学家阿德勒（Alfred Adler）。1928年获得硕士学位，同年他受聘于纽约州罗契斯特防止虐待儿童协会的儿童社会问题研究部工作，两年后则担任该部主任。与此同时，他兼顾工作与学习，于1931年以《关于儿童人格适应的测量问题》的论文获得博士学位。1928—1939年，罗杰斯在防止虐待儿童协会的12年里从事广泛的心理学服务工作，包括犯罪儿童的诊断和咨询。此时，他深受奥地利精神分析学家重视咨询人员与来访者良好关系的关系治疗法的影响。罗杰斯不愿加入传播主流传统的学院心理学的队伍，而开始越来越多地参与到社会工作的职业中。罗杰斯于1940—1945年受聘任俄亥俄州立大学心理学教授，从此罗杰斯才把自己看做一位心理学家。1945—1957年任芝加哥大学心理学教授，创建芝加哥心理咨询中心。1957—1963年返任威斯康星大学精神病学与心理学教授。他发现此两系都是重实验并且对临床心理学不重视，以致对他的观点持怀疑态度。他对该校那种原始的和过时的研究生教育结构深感失望，于是他辞去了心理学系的职务，致力于研究精神病患者。罗杰斯把在威斯康星的7年视为他职业生涯中最黑暗和最痛苦的时光，但是他却形成了以人为中心疗法的整个理论体系，并对精神分裂症者的心理咨询取得一些新的结论。罗杰斯于1964—1968年任加利福尼亚州西部行为科学研究所（WBSI）常务研究员。该所是由一批志趣相投、不同学科的人员所组成的非营利机构，主要致力于人本主义人际关系的研究。罗杰斯在这里进行了会心团体（或交朋友小组）和教育设计的研究。1968年他在人的研究中心（Center for Studies of the Person，CSP）任常务研究员。该中心也位于加州，是培养未来组织的"领导人研究中心"，这是一个共有45个人的松散组织，负责提供训练会心团体指导者的教学计划。

二、以人为中心疗法的发展

以人为中心疗法是促进和协助来访者依靠自己的能力自己解决问题的疗法。根据吉利兰特（Gilliland，1989）等人的看法，以人为中心疗法的发展可分为四个阶段：

第一阶段：开创阶段

1942年始称非指导式咨询（nondirective counseling）或非指示治疗（nondirective therapy），以该年罗杰斯出版的《咨询与心理治疗》一书为标志。该书的副标题为"新的概念和实践"，说明罗杰斯提出一种与传统咨询模式不同的新的咨询理念，即相信来访者在适当的条件下完全可以依靠自己的力量来解决自己的问题。这里应该说明，指导与非指导仅仅是程度上的差异；严格来说，任何咨询或多或少均带有指导的性质。

第二阶段：修订阶段

1951年改为来访者中心疗法（或案主中心疗法）（client-centered therapy），它以该年罗杰斯出版的《来访者中心治疗》一书为标志。因为咨询师在咨询过程中既要提供一种非常适宜的心理氛围，又要帮助来访者澄清自己的思想，所以咨询师对来访者还是具有指导作用，由此罗杰斯把"非指导式"咨询改为"来访者中心"咨询。此书全面而系统地阐述了来访者中心疗法的理论与实践。其中，在理论上更清晰、更深入地分析了"自我概念"、"自我概念与机体经验的关系"等问题；在实践上也从重视反映来访者所诉说的事实内容转为同时重视反映隐蔽的情感，从而真正准确、深刻地"进入"来访者的"现象世界"。

第三阶段：体验阶段（或称检验阶段）

1957年，罗杰斯从芝加哥大学转任威斯康星大学心理学和精神病学教授。他的主要研究对象（来访者）已从正常人改变为精神病人。这时，他开始有意识地探索咨询中使来访者发生改变所依赖的条件，并力图使自己的理论受到严格的经验检验。在这一阶段，罗杰斯体验到咨询师和来访者之间建立深厚感情的"伙伴关系"的重要性，所以特别重视咨询师的态度对来访者的影响，重视双方的情感体验的交流。

第四阶段：发展阶段

1974年罗杰斯又把来访者中心疗法改称为以人为中心疗法。实际上，他以新的双向的互动作用，即用咨询师与来访者地位平等的关系模式，取代了传统的单向被动作用的帮助者—被帮助者的模式。这一改变不仅进一步使罗杰斯的理论和方法有可能应用到家庭、婚姻、教育及社会其他人际关系领域之中，而且在心理咨询中更充分地体现了他主张人的本性是积极向上的、自我实现的人本主义心理学思想。罗杰斯认为："向以人为中心的这种重心转换所表明的东西，比起这一理论本身的广泛应用来得更为重要。它企图强调这样一点：正是在作为人、作为自我、作为存在者的意义上，一个个体才是一切相互关系的有机整体。这一名称的改变表达了每一个人的极其复杂性，也表明了每个个体大于他的各个组成部分的总和。"

第二节　以人为中心疗法的基本思想

以人为中心疗法是罗杰斯人本主义心理学的主要内容之一，也是他的理论在心理咨询与心理治疗中的具体应用。其基本假设是：如果给来访者提供一种最佳的心理环境或心理氛围，他们就会动员起自身的大量资源去进行自我理解，改变他们对自我和对他人的看法，产生自我指导行为，并最终达到心理健康的水平。本节将就以人为中心疗法的主要思想、目标、过程、实质和主要特点进行介绍。

一、以人为中心疗法的主要思想

人格自我发展（personality self-development）是指个体自婴儿到成年一生人格成长的机制和历程，也是罗杰斯人格自我心理学的重要内容之一。

（一）自我发展的过程

在论述人格的自我发展时，罗杰斯不像其他心理学家那样侧重于人格发展阶段的划分，而更重视人格自我发展方式的探讨。

在罗杰斯看来，个体自我概念的发展，主要包括以下三方面的内容：

1. 自我认定（或自我统合）（self-identity）即能认定自我的存在。
2. 自我评价（self-evaluation）即个人对自己价值的判断。
3. 自我理想（self-ideal）即个人对未来自我的期望。

自我（self）是个体把我与非我区分开来并成为自己心身活动主体时的产物。婴幼儿开始并无自我，与外界浑然一体。但是，个体在与周围环境中他人的交互影响下，由于使用语言符号如主语"我"和宾语"我"的经验的丰富，逐步发展了自我概念。例如，能区分出我是谁，什么是属于我自己或我自己的一部分，什么是我看到、听到、触摸到和嗅到的客体，想象我应当是什么样子或者我希望能够成为什么样子，我觉得自己和别人做得对或不对，我知道别人对我的看法，等等。

由上述可见，自我发展是一个使有机体倾向于更分化或者更复杂的实现倾向的重要形式。实现倾向在自我形成之前，表现了有机体的总体特征；在自我形成之后，它也表现了自我的特征。换句话说，那些被看做能增强个人自我概念的经验得到了肯定的评价；那些被看做会损害自我概念的经验得到了否定的评价。

（二）自我发展的机制

罗杰斯认为，影响儿童自我发展的因素很多，其中自我发展的主要机制如下：

1. 条件性积极关注（或条件性正向关怀）

条件性积极关注（conditioned positive regard）是自我发展的方式之一。它是一种具有外在价值条件的关注体验。例如温暖、喜欢、尊重、同情、认可、爱抚、关怀和赞许等。

罗杰斯认为，在儿童社会化的过程中，条件性积极关注既是个体自我发展的普遍需要，又是促进自我发展的外在价值条件。大人对儿童"好行为"给予的积极关注如肯定、赞许，会使他们逐渐懂得应该做的事和不应该做的事。如果儿童多次获得父母积极关注的体验，他们就会将价值条件内化为自我结构的一部分，以"良心"或"超我"的形式指导儿童的行为。这时即使父母不在场，它们也一样起作用。例如，儿童骂人常常受到消极关注，遭到否定性评价，逐渐地他就会觉得骂人不对，每当想骂人时就会有这种感觉，尽管父母并不在身旁。

罗杰斯认为，自我发展除首先需要他人的积极关注外，继而还需要自己对自己的积极关注。儿童对自己行为肯定性或否定性的评价，其内部参考框架是与儿童亲近的人对儿童行为积极关注的价值条件投射到儿童自我结构中产生的。所以，儿童评价自己行为时，就受到了与周围积极关注相联系的价值条件的约束。

罗杰斯认为，条件性积极关注常常出现两种情况：

（1）自我概念与机体经验相一致：指自我价值观与实际行为的统一。罗杰斯认为，这是保持自我概念一致性的方式，也是增进心理健康的关键。赖基

(Lecky, 1945) 明确指出, 有机体并不在于趋乐避苦, 而是在维持以价值观为核心的自我结构。即使有的现实行为并没有给人带来愉快的机体经验, 人们仍以能够维持自我概念的方式去行动。例如, 一个见义勇为的人, 虽然有生命危险, 但仍能挺身而出与歹徒搏斗。很明显地, 这种行为方式与自我评价相一致, 是由于他依据自我中内化了的社会价值观去同化机体经验的结果。

(2) 自我概念与机体经验不一致: 指自我概念与机体经验之间的矛盾所出现的不协调状态。例如, 你平常被认为是一个比较老实的学生, 没有违纪行为, 一旦你考试中出现打小抄的现象, 你就会处在老实与不老实、喜悦与怨恨的矛盾情感体验之中。罗杰斯认为, 这种自我不协调, 是导致强化防御、焦虑不安、自我混乱, 甚至人格障碍的一种方式。

当机体经验与自我概念不协调时, 人们或者否认此经验的存在, 或者以曲解(或变相)(distortion)的形式将此经验接受下来。例如, 一个儿童本来已有了一种"好孩子"的自我形象, 但他又爱打他的小弟弟, 结果受到父母的批评, 这时他会以下述几种方式掩盖真实自我: ①我是个坏孩子; ②父母不喜欢我; ③我并不愿意欺负弟弟。前两种方式是对经验的曲解, 而最后一种方式则是对他真正情感的否认。其实, 否认并不等于这种经验不存在, 而是排斥于自己的意识之外。罗杰斯认为, 机体经验与自我的矛盾不仅会引起防御的加强, 而且还会因为防御的人往往以敌意的方式对待他人而引起人际关系的恶化。

2. 无条件积极关注(或无条件正向关怀)

无条件积极关注(unconditional positive regard)是自我发展的方式之一。它是一种没有价值条件的积极关注体验, 即使自我行为不够理想时, 他觉得自己仍受到父母或他人真正的尊重、理解和关怀。

罗杰斯认为, 个体社会化的过程中, 外在价值条件的影响虽是不可缺少的和难以回避的, 但是人总是有意识地生活在条件性关注中, 因此就不可避免地会产生对发展的被动感和局限性, 出现顺应不良和自我异化。

为了形成健康人格, 最基本的必需品是在婴幼儿时期得到无条件积极关注。当母亲给予婴幼儿以温暖和慈爱而较少注意他们如何行动时, 这种满足也就实现了。在无条件积极关注的氛围中成长起来的儿童, 不会显现出价值的条件; 在一切情况下, 他们都感觉到他们自己的价值, 也就没有了防御的需要, 在自我与现实知觉之间也不会有不一致。因此, 这种人在自我实现的道路上, 会无拘束地发展一切潜能, 达到最终指向的目标, 变成充分发挥机能的人。

罗杰斯指出:"如果个体体验到的只是无条件积极关注, 那么就不会形成价值条件, 自尊也将是无条件的, 关注的需要和自尊的需要就不会同机体估价过程相矛盾, 因而个体就会不断获得心理上的调节, 成为一个机能完善者。"

在强调无条件积极关注的重要性时, 并不意味着罗杰斯认为应当允许儿童去做他们想做的任何事情。因为如果把人真正变成游离于社会之外的纯粹自我主义者，这样的人恐怕也很难被社会所接纳。

罗杰斯认为，用理性的、民主的方法来处理行为问题是最好的方法。在他看来，价值条件是一切人出现适应不良问题的中心，因而应当千方百计避免它们。罗杰斯建议处理不轨行为的儿童应掌握无条件积极关注的策略。如果某个幼儿总是得到鼓励的话，即使一些行为是被禁止的，他自己的感情也会被人接受，因而各种价值条件就不会形成。

二、以人为中心疗法的目标

（一）心理咨询的目标

心理咨询的目标大约可分为两类：

1. 人格成长型目标。常用这样一些概念来表述人格成长的心理咨询目标，如"发展积极的生活方式"、"减少人格冲突"、"增强人格整合"，其主旨在于促进人格的改变。

2. 问题解决型目标。常用这样一些概念来表述问题解决的心理咨询目标，如"减少症状痛苦"、"增强自信"、"选择更好的职业"等。

罗杰斯坚持把人格成长作为心理咨询的目标。主要表现在减少内在的冲突、增强自尊心和自我整合能力，提高对生活方式的满意度，真正成为一个机能完善者。为了达到这些目标，首先必须实现一些次级目标，如改变自我结构，以开放的态度对待经验等。在罗杰斯看来，咨询和心理治疗的目标之一就是填平真实自我与理想自我的沟壑。

罗杰斯还认为，以人为中心疗法的最终效果在于人性的实现和人格的改变。他说："在咨询过程中，个体实际上已成为一个具有一切丰富内涵的人类有机体。他能够现实地控制自己，他的欲求不可逆转地社会化了。在人的本质中，没有兽性，只有人性。这样，我们才能获得自由与解放。"

（二）以人为中心疗法效果的表现

许多研究表明，正确运用以人为中心疗法的方法会使来访者的人格和行为发生积极的改变。这些改变主要表现在：

1. 来访者更加协调，防御机制减少，对体验愿意公开，提供更多的资料，并且更加可靠。

2. 来访者心理适应日渐改进，能妥善处理生活中的问题和改善关系。

3. 来访者的现实自我与理想自我渐趋一致，自我与经验也更趋一致，所有紧张和焦虑也都减少。

4. 来访者了解自己是评价的主体，因而感到更加自信，也更加能够自我指导。

5. 来访者的情绪生活和心理上的自我形象更加协调，知觉更实在，体验更积极，他变得更具适应性和创造性。

6. 来访者变得更能自制，行为更加成熟，与人的关系更为融洽。

三、以人为中心疗法的过程

为了帮助来访者取得最佳的疗法效果，达到自我实现的理想人生境界，罗杰斯（Rogers，1942）提出了咨询过程的 12 个程序：

（一）来访者主动求助

这是心理咨询的前提。因为来访者是主体，也是解除心理疾患的主导力量，咨询师只能起着帮助的作用，居于辅导的地位，所以来访者必须有主动寻求帮助的需要。如果来访者不认为自己需要帮助，也没有做出某种改变的希望，那么咨询和治疗就很难获得成功。

（二）咨询师说明情况

咨询师要向来访者说明，对他所提出的问题并无现成的答案，咨询师只能提供一个有利于来访者成长的氛围和场所，帮助来访者自己寻找答案或自己解决问题。因此，咨询和治疗的时间属于来访者自己，可以自由支配，解决问题的方法可共同商讨。

（三）鼓励来访者自由表达情感

来访者在开始时总有许多疑虑和负面情绪，如怀疑、焦虑、羞愧、敌意等，往往成为咨询和治疗的第一道难关。因此，咨询师务必采取友好、诚恳、接受对方的态度，掌握会谈的技巧，有效地促进对方自由表达自己的情感。

（四）咨询师要能够接受、认识和澄清对方的负面情感

咨询师不只是被动接受来访者提供的讯息，仅对其表面内容作出反应，而应深入对方内心深处，注意发现对方影射或暗含的情感和情结，如矛盾、敌意或不适应的情感。不管来访者讲得多么滑稽可笑或荒诞无稽，咨询师均应以接受对方的态度加以处理，努力创造出一种氛围，使对方感到这些负面情绪也是自身的一部分。必要时对这些负面情感也应加以澄清，但不是解释，更不是教训，目的是使来访者对此有更清楚的认识。这是很难又很微妙的一步。

（五）促进来访者的成长

一旦来访者将负面情感表达、暴露出来，模糊的、试探性的、积极的情感便不断萌生出来。咨询师要有敏感的眼光，善于发现这种兆头，并促进其成长。

（六）接受来访者的正面情感

咨询师如同对来访者的负面情感一样，也应接受其正面情感。但不宜加以赞许或表扬，也不应进行道德评价。要提供来访者在其生命中有一次自己了解自己的机会。这样，既无须为其负面情感而采取防御措施，也无须为其正面情感而感

到骄傲自满，促使来访者自然达到真正领悟与自我了解的境地。

（七）来访者开始接受真实自我

由于社会评价和舆论的影响，人们作出任何反应总有几分考虑乃至保留，加之价值条件化，人们往往有一个不正确的自我概念，因而总会否认、歪曲某些情感和经验。显然，这与人的真实自我相差很大。在咨询当中，来访者因处于良好的能被人理解与接受的氛围中，有一种迥然不同的心境，能够有机会重新考察自己，对自己的状态能够领悟，进而达到接受真实自我的境地。这种对自我的理解与接受，就为来访者进一步在新的水平上达到心理整合（mental identity）奠定了基础。

（八）帮助来访者澄清可能的决定及应采取的行动

来访者在领悟的过程中，必然涉及新的决定及要采取的行动。此时，咨询师要帮助来访者澄清其可能作出的选择。咨询师不能勉强对方或给予某种劝告。但对来访者此时往往会缺乏勇气、不敢作出决定甚至恐惧的心态应有足够的认识。

（九）疗效的产生

来访者通过自我领悟，达到了对问题的新的认识，找回失去的信心，走出自己的天地，从亲身的体验中形成自己的价值观，某种积极的尝试性的行动便应运而生，自然就产生了疗效。

（十）进一步扩大疗效

当来访者已能有所领悟，并开始进行一些积极的尝试后，咨询师应帮助来访者发展更深层的领悟，并扩大领悟范围。如果来访者对自己能达到一种更完全、更正确的自我理解，就会具有更大的勇气面对自己的经验、体验并考察自己的行动。

（十一）来访者全面成长

来访者的自我价值观和自我成长能力的发展，使他能够克服对选择的恐惧，并表现出勇于探索自我发展的新行动。此时，咨询师与来访者双方的融洽关系达到了高峰，来访者会主动提出各种问题与咨询师讨论。

（十二）当来访者感到无需再寻求帮助时，咨询即告结束。

通常，来访者会对占用了咨询师许多时间而表示歉意。咨询师应采用同以前程序中相似的方法澄清这种感情，接受和认识咨询关系即将结束的事实。

四、以人为中心疗法的特点

以人为中心疗法与精神分析疗法均属领悟心理咨询的范畴，如重视通过面谈的方式来洞悉症状产生的原因和找出解决问题的办法，强调揭示病人的情感活动。但是，以人为中心疗法与精神分析疗法、行为疗法又有根本区别，在人性假设、哲学基础、角色扮演、医患关系和实施方法等方面均有自己的特点。

（一）人性假设：人具有完善机能和自我实现的倾向

各种心理咨询都是以不同的人性假设作为出发点的。行为主义疗法坚持环境决定论，依据"人之初，性本无"的人性假设，重视咨询中外界情境的刺激作用，主张通过一系列正强化或负强化手段塑造或消退人的一些行为。精神分析疗法坚持"人之初，性本恶"的人性假设，强调挖掘和调整潜意识中的经验或情结。罗杰斯的以人为中心疗法则另辟蹊径，坚持"人之初，性本善"的人性假设，深信人具有完善机能或自我实现的倾向。罗杰斯咨询的要旨在于，只要心理医生帮助创造一个充满关怀和信任的氛围，来访者就能充分发挥自身机能的作用，使其原已被扭曲的自我得到自然的恢复，更好地适应现实生活。因此，坚持性善论、机能完善论以及自我实现论是以人为中心疗法的一个根本特点。

（二）哲学基础：重视来访者的主观现象世界

人本主义心理咨询依据的哲学基础，既不同于行为主义疗法的 S-R 式的机械唯物论和逻辑实证论，也不同于弗洛伊德精神分析的唯能论和排除偶然性的极端决定论，它坚持存在主义和现象学的立场。罗杰斯认为，一个人的主观经验世界或称现象场是他的真实的存在。一个人为什么会愉悦欢乐、痛苦悲伤，这一切都只有"进入"他的现象世界才能理解。以人为中心疗法之所以反对用一些外在的指标、标准来衡量、评估来访者，其原因就是因为这种诊断或评估是"从看台上观察来访者"的做法，很容易使咨询师见"病"不见人，根本无法了解来访者独一无二的主观现象世界。因此，重视洞悉来访者的主观经验世界是以人为中心疗法的主要特点之一。

（三）角色扮演：来访者主导咨询过程

行为主义疗法把人视为被动的"装置"或"大一点的白鼠"，精神分析把人视为"一个受本能支配的低能弱智的生物"，心理医生在整个咨询过程中居于支配地位。人本主义咨询则与此根本不同，他们把自己的工作和服务对象称做来访者或案主、咨客（client）而不称为病人或患者（patient），把心理医生称为促动者或促进者（facilitator）而不称为治疗师（therapist），这表现了新的医学模式与传统医学模式在工作对象观上的重要区别。罗杰斯从现象场的理论得出一个结论，即只有个人自己才能真正完善地了解自己的经验世界，别人（包括咨询师）永远不可能像来访者自己那样深入地了解来访者。在他看来，来访者是自己问题的专家，他有能力找到解决自己问题的办法。这就是罗杰斯为什么在整个咨询过程中，坚持不以咨询师指令为中心，而以来访者为主导的根本原因。因此，坚持来访者在咨询中的主体地位与决定作用是以人为中心咨询的主要特点之一。

（四）咨询师与来访者之间的关系：朋友和伙伴

传统医学模式把医患关系看做是咨询与被咨询之间的工作关系，其中咨询师常以专家或权威自居，发号施令，被咨询者经常处于消极被动的地位，服从咨询。以人为中心疗法则不把来访者视为病人，认为咨询师与来访者双方都是享有同等权利的参与者。由此他把传统的医患关系改变为咨询师与来访者的关系，亦即询问、商议、帮助等顾问或朋友间的关系。在人本主义咨询中，咨询师有意识地避免担负"专家"的角色，把咨询师个人的观点强加于来访者。应当主要致力于帮助创造一种让来访者能够自由体验情感、探索自我的氛围，建立和发展双方之间的情感联系。因此，建立咨询师与来访者双方之间的朋友和伙伴关系是以人为中心咨询的一个重要的特点。

（五）实施方法：尊重、宽容、理解、鼓励

以人为中心咨询既不像精神分析那样为来访者解释过去被压抑于潜意识中的经验与欲望，也不像行为疗法那样采用奖励、惩罚等行为控制手段来对待来访者，整个过程都着眼于"此时此地"，强调创造良好的心理氛围，树立咨询师的正确态度，建立双方的融洽关系，注重尊重、关怀、通情、宽容、理解、鼓励和支持，不解释、不指引、不重过去、不下诊断，动员来访者自我理解、自我指导和自我咨询。罗杰斯把自己的咨询观视为一种人生哲学，而不是"异常咨询"，这种哲学观使得来访者学会自己解决问题。罗杰斯十分推崇东方哲学尤其是中国道家学说，他说："能概括我的许多更深刻的信仰是老子的一段话：我无为而民自化，我好静而民自正，我无事而民自富，我无欲而民自朴。"

第三节 以人为中心咨询的方法

咨询师本身的人格和态度对于咨询效果影响巨大。会心团体咨询是以人为中心疗法对于咨询实践的重要贡献。本节主要介绍以人为中心咨询的一些基本方法：通情、真诚一致、表现出无条件积极关注和会心团体咨询。

一、以人为中心疗法的实施条件

以人为中心疗法的实施依赖于一些必要的条件。在咨询时，如何形成以来访者为中心的最佳的咨询氛围，显然是最重要的条件。要想形成理想的咨询氛围，通常需要两方面提供的条件：

其一是来访者本身必先承认自己在自我概念上有矛盾之处，如自己觉得兴趣和能力适合学文科，而又不得不顺从父母的期望勉强去学医科，而且愿意向咨询师坦诚地说出自己的感受，并希望获得他的帮助。

其二是来访者与咨询师之间要建立良好关系，一方面来访者对咨询师怀有良好的印象，向他表露自己内心世界时有足够的安全感；另一方面咨询师要具有坚实的专业素养和广博的知识经验，以及协助来访者解决问题的实际能力。

除上述两方面的必要条件外，罗杰斯着重指出，咨询师本身在人格与态度上必须具备以下三大要件：

（一）通情

通情（empathy）或称做同感、同理心，是指咨询师深入了解并能设身处地体会来访者的内心世界。咨询师应该敏感地倾听并感同身受地理解来访者当时的心境、痛苦、恐惧等情绪，帮助和鼓励他更充分地、自由地加以宣泄，表露其隐藏在内心的郁结，既可认识自己问题所在，又可使自己的人格和行为发生良性变化。

应当指出，通情与同情心是不同的。同情心（sympathy）指能主观地体验到别人内心的感情，通常指对他人痛苦的怜悯。通情指设身处地以别人的立场去体会来访者心境的心理历程。它与同情心的区别在于：同情心重在"感人之所感"，以"情"为主，主要是靠个人的生活体验；而通情则是"感人之所感"和"知人之所感"两者的统一，既有情感的因素，更有认知的成分，并要靠认知能力来实现心理换位或将心比心。

要想具有正确的通情，就要依赖一些条件。主要有：

1. 咨询师要放弃自己主观的参考标准，设身处地去从来访者的参考标准来观察和感受事物。正如罗杰斯所说的："咨询师要尽自己所能进入来访者的内心参照标准，从来访者的角度看世界，看来访者有如他看自己一样；透过这种做法，咨询师一方面可以放下所有其他的成见，另一方面又可以将这种通情的了解传达给来访者"。

2. 咨询师必须踏上一条与来访者的体验同步的情感旅程，但又不能对此进行判断或受到它们的感染。因为把通情变成按照自己的标准的判断或评价，不但不能传达咨询师设身处地的理解，而且还会使来访者采取防御措施。同样，不能以同情或被感染来取代通情，因为这样会使咨询师无法抓住来访者所表达的情感内涵，陷于表面的理解，表现出咨询师的无助感，甚至超越了通情的程度，自己不是体验到而是拥有了来访者的情感。罗杰斯在《导致治疗性人格改变的必要条件和充足条件》（1957）一文中将通情的定义修改为："体会来访者的内心世界，有如自己的内心世界一般，可是却永远不能失掉'有如'这个质素——这就是通情。"

3. 咨询师不仅要体会到来访者难以觉察到的意义，而且也不能把这种处于来访者潜意识中的意义很快提出来与来访者对峙。这样做既会对来访者造成威胁，也不是通情的真正含义。相反，设身处地的理解，就意味着不断地与来访者进行交流，以确证来访者的知觉，而不是停留于来访者所表达的内容，或寻找来访者所表达的内容下面的含义。为此，咨询师要有能力面对那些在来访者看来是可怕的事情，而自己不会感到害怕。从某种意义上来讲，这也就意味着及时把自己放在一边，只有做到这一点，咨询师才能逐渐步入来访者那有时会很危险的内心世界。

4. 咨询师要善于运用言语和非言语行为表现自己的通情。例如，咨询师身体姿势、面部表情、语气语调、目光接触等非言语行为，均可反映出咨询师对来访者的态度与理解。同时，吉利兰特（Gilliland，1989）等人认为设身处地的理解就是要理解来访者的言谈话语所反映的情感和认知信息。来访者的理解可分为表层理解和深层理解。如下例：

来访者：那次考试之后我感觉非常坏，我没想到我考得那么差。

咨询师①：你对这次考试感到很失望。

咨询师②：你对你这次考试的情况感到惊讶和失望。特别是因为你曾希望自己做得更好一些。

在这里，咨询师①的反应只是重复了来访者原话之意；而咨询师②的反应有助于来访者理解自己情感更深层含义。咨询师的后一种反应有助于启发来访者对其自我、自我概念及自我体验之间的关系进行深入的探索，相当于高级准确的通情反应。来访者中心的咨询师借助于对来访者体验的通情反应，一步步引导来访者使之在自我的探索历程上不断向前迈进。而由于咨询师对于来访者的深刻理解，来访者更加信任咨询师，咨询关系也进一步得到改善。

从20世纪40年代起一直到罗杰斯去世为止，他多次强调，"设身处地"的理解在人类活动中具有特别重要的意义。在当今，这种基本的咨询条件的重要性已由医疗领域扩展到所有涉及人际关系的诸多方面。

（二）真诚一致

真诚一致（congruence；genuineness）指咨询师表里如一，言行一致，不造作、不虚假。只有咨询师在同来访者接触时不摆专家的架子或持骄矜的态度，以自己的本来面目出现，特别是敢于把自己的情感与行为毫无保留地暴露在来访者面前，才会导致和谐或融洽的咨询关系，消除交流上的障碍，使来访者产生信任感，坦率地表露完整的自我，真正促动他进行自我探讨和健康成长。可见，坦诚、表里如一不仅会从根本上改善咨询关系，而且会起到咨询的作用。罗杰斯指出，"咨询师与自己的情感和态度的一致性及其表达程度，也就决定了来访者通过咨询所取得的进步的程度"。

在咨询中要想做到真诚一致地交流，就必须注意下述五项：

1. 从角色中解放出来：咨询师无论是在生活中或是在咨询关系中都是真诚的，不必隐藏在自己专业角色之后。

2. 自发性交流：咨询师与来访者的言语交流与行为应是自然的，不应受某些规则和技术的限制。而这种自然的言语表达和行为表现是建立在咨询师的自信心基础之上的。

3. 非防御的态度：咨询师应努力理解来访者的消极体验，帮助他们深化对自我的探索，而不是忙于抵御这些消极的体验对自己的影响。

4. 一致性：咨询师应言行一致，表里如一。

5. 自我暴露：咨询师应以真诚的态度，通过言语和非言语行为表达其情感。（Gilliland，1989）

（三）表现出无条件积极关注

指咨询师对来访者表示真诚和深切的关心、尊重和接纳。当来访者在叙述某些可耻或令人焦虑的感受时，要尊重他自由表达的权利，以关注的态度接纳他，既不鄙视或冷漠，也不给予评价或纠正，相信来访者自己能够找到改正的途径和方法。在罗杰斯看来，我们之所以尊重和帮助来访者，是因为相信来访者具有成长的潜力，相信他们具有自我指导的能力，支持他们去发展自己的潜力，支持他们发展其独特的自我。因此，在咨询的每一个时刻，咨询师都需要乐于接受来访者可能会有的混乱、恐惧、愤怒、蔑视、痛苦以及其他各种各样的情感。这种关注是无条件的，不管来访者的情感正确与否或合适与否。但是，无条件积极关注（unconditional positive regard）既不是包揽一切，也不是说在所有的时间里对一切均采取这种态度，而是指在咨询过程中咨询师应表现出无条件的积极关注。罗杰斯（Rogers，1977）等人的研究表明，在咨询中无条件积极关注的态度出现得越多，咨询就越容易成功；而这种态度出现得越少，来访者的创造性和积极的变化就可能越少。

事实上，在咨询过程中，咨询师往往会发现来访者的问题不少是明知故犯，或者是咎由自取。在这种情况下，咨询师很可能就会产生对来访者的不满甚至否定的情绪，使咨询马上中断。为了防止这种现象的出现，应采取两种办法：（1）要有高度的自觉，随时敏锐地了解来访者个人当前的感受，以便最快地加以调整；（2）要明确我们所接纳的、所尊重的是来访者个人，并非他的不适应的乃至反社会的思想和行为。因此，我们必须坚持对来访者的温暖和关心，坚持对他们的无条件的接纳和无占有欲。

二、会心团体咨询

（一）会心团体咨询的性质

会心团体（encounter group）咨询是利用团体力量来解决心理问题和改变不良行为的一种途径。它试图创造良好的人际环境，使团体成员最大限度地利用个人潜能和团体互动作用，消除心理障碍，达到自我实现。

会心团体（或交朋友小组）是一种教育、自我教育和消遣活动，这种活动有史以来就已存在。但作为一种心理咨询的形式却是近二十年的事。会心团体的兴起和扩展，既是世态炎凉、孤独无援的社会文化的折射，又是宣扬拯救人的尊严、自由和个性的存在主义哲学的表达。

罗杰斯于20世纪60年代下半叶至70年代上半叶曾以极大的热情投入到会

心团体的运动中，亲自担任团体的领导人，并和同事们一道推动这一事业的发展。罗杰斯（Rogers，1970）指出，会心团体在美国创始于缅因州的贝思尔，后传至加州的艾迪威尔德，一直扩展到全国各地。目前美国就有500万人自愿参加基本会心团体（或基本交朋友小组）（basic encounter group）或研讨班（workshop）两种主要形式，还有数百万人参加其他类似的小组，如自助小组、敏感性训练小组、塔维斯托克小组训练、马拉松集体咨询。这些小组在法国、英国、荷兰、日本和澳大利亚等一些国家也都存在。1970年，罗杰斯出版的《卡尔·罗杰斯论会心团体》的专著，可谓会心团体运动的一部经典著作。

（二）会心团体咨询的组织

1. 活动场所

会心团体一般在一个房间里举行聚会，房间里有地毯，但无家具。所有参加者席地而坐或坐在垫子上。

2. 人员数量

一般为8—18人，年龄15—75岁，多数参加者在20—50岁之间。

3. 活动时间

每次聚会大约持续2小时左右，活动时间一般安排在周末。T小组把时间扩展为3—4周，每日会面6—8小时。还有些小组把20多小时的聚会集中在两天半进行。最近的一项革新是"马拉松"周末，从周五开始到周六晚上结束。

4. 参加对象

（1）大公司的主管；（2）大学生和教职员；（3）心理咨询师和心理治疗学家；（4）准备接受医疗服务的护士、教育工作者、校长和教师；（5）已婚的夫妇；（6）退学者、有过失的青少年或者可能犯过失的青少年；（7）吸毒成瘾者；（8）被判刑的罪犯等。可见，参加人员非常广泛，有正常人，有病人，也有犯人。

5. 活动宗旨

（1）解决心理上的问题，促进人际关系的改善，提高工作能力与效率；（2）克服心理障碍，促进不良人格的改变，帮助劣迹行为的矫正；（3）扩大人际沟通，促使人生活得更丰富多彩，更快活，更有意义，达到人性完满的实现。

6. 理论基础

（1）以勒温（Kurt Lewin）团体动力学（group dynamics）和罗杰斯以人为中心疗法为建立会心团体最主要的理论根据；（2）格式塔疗法（或完形疗法）（gestalt therapy）和其他各种精神分析学说也起了一定的理论奠基作用。

7. 活动内容

（1）集中于人际关系的特殊训练；（2）非常类似团体咨询，对过去经验和人的发展动力学做大量的探讨；（3）通过绘画或表达活动而集中于创造性的表现；（4）集中于基本的个体之间的交朋友关系和其他人际关系。

8. 活动原则

（1）自愿参与性原则，指每个人可自愿参加团体，亦可随时退出；（2）自由交流性原则，指团体中非常自由，没有多少严格限制，个体感到很安全，可抛弃某些防御和面具；（3）坦诚性原则，指每个成员要抱着诚实、坦率和开放的态度，不掩饰真实情感的表达；（4）自我决定性原则，指小组活动不由促动者指导，而由成员们自己抉择，自己负责。

（三）会心团体咨询的过程

基本会心团体的活动过程，大体上可分为下述三个阶段：

1. 第一阶段：相互接受阶段

团体开始活动时，新成员总会有陌生感和怀疑感，出现沉默或兜圈子。此时，促动者要亲切而友好地疏通，启发大家谈出参加团体的目的和希望，并介绍团体的性质和典型经验等。除了通过言语手段求得了解外，特别要重视以真诚态度进行情感交流。当每一个成员渐渐地都互相公开而达到相互了解后，随着相互抵抗或混沌状态的打破，他们就会由互相信任而进入相互接受。

2. 第二阶段：探求理解阶段

进入这一阶段，参加者对自己既有高度的评价，也有真诚的坦露，相互都听到对自我的真实的理性声音。在团体成员的帮助下，在探求和发现自我中，一方面提高了自我认识的能力，动摇了旧的自我，另一方面又加深了人际关系，促进了相互设身处地的理解或通情。

3. 第三阶段：成长变化阶段

到了最后阶段，参加者和促动者既能正确认识自我，直率表明自我，又能热心关心别人，愿意倾听意见，整个团体出现了强烈的依赖感和共存感。在这种亲切和谐、情绪高涨的氛围中，每个成员的焦虑和症状明显缓解，人际关系显著改善，自我创造力有了表现，工作效率也有了提高。在心身两方面放松、舒畅与提高的基础上，在互相理解与互相关怀的友好感情中，大家相互告别。当然，也有的团体气氛不热烈、不和谐，谈话的内容达不到一定深度，往往在不了了之的气氛中结束。有些团体在咨询师的努力下虽然完成了各个阶段，但缺乏充实感和深度。究其原因很复杂，既有社会因素，又有参加者的个人原因，必须探索解决办法。

（四）会心团体咨询的方法

会心团体在上述的发展阶段和步骤中，其交朋友的技术可各不相同。但基本会心团体都重视当时的情感，相互之间提供的正、负反馈，以及去除妨碍开诚布公交谈的掩饰。一般常见的有六种方法：

1. 自我描述

即让每个成员在纸条上写出最能说明他自己的三个形容词。然后把全部纸条混合在一起，由团体讨论每张纸条上所描述的是怎样一个人。

2. 定睛对看

即让两个成员互相凝视对方的眼睛 1—2 分钟，尽可能多地互相交流，然后再评述他们的感情。

3. 盲人散步

即把所有团体的成员分成双人小组，一个人领着，另一个人把眼睛遮起来，"盲人"在室内或室外四处走动，使自己对周围环境敏感起来。做这种练习的另一种方法是让"盲人"设法仅用触摸来传递思想和感情。

4. 信任练习

即让团体成员围成一个圈，每个成员轮流被举起来，并被绕圈传递。

5. 热座

即让某团体成员坐在一张专门的椅子上，其他的人就此人对他们的影响给予诚实的反馈。

6. 正负反馈

这种技术类似于"热座"技术，给予团体成员反馈，但规定或以正反馈为主，或以负反馈为主。

（五）促动者的必备条件

会心团体能否顺利开展工作与促动者的素质密切相关。会心团体的促动者应具备下列条件：

1. 促动者要自我探索，善于自省，能够发现新的自我，与人真诚相处，直率表达自我。这样才会使参加者愉快接受，正确理解，使开展的各项活动向健康的方向发展。

2. 促动者善于听取不同经历、不同背景的人的不同言论，信赖参加者发自内心深处的感情、言语和想象。这样才会使参加者相互尊重，具有安全感，并能充分发挥自己的潜能。

3. 促动者以身作则，平等待人，和大家打成一片，敢于将自身的缺点、矛盾的焦点袒露在参加者的面前。这样，才会取得参加者的信任，使他们也以开放的态度对待自我。

4. 促动者要经过一定的训练，并具有广博的知识和一定的社会阅历与实际工作经验。这样才会敏锐地发现问题，有效地解决问题。

三、对以人为中心疗法的评价

（一）贡献

相比较于行为主义和精神分析，人本主义具有巨大的吸引力，是因为人本主义积极地看待人，强调人优秀的潜质。纵观罗杰斯、马斯洛和其他人本心理学家的著作，他们对于人类的看法都非常乐观。他们关注人们如何被赋予信心，了解人们的优势，了解生命中关于真正自我的问题，哪些需要改正，以及如何改正。

（二）局限

当然人本主义咨询的非指导特征，会使得那些寻求指导的人感到困惑和迷惑，因为人本主义咨询是让来访者发现自身的力量，帮助他来解决问题。所以对于有些来访者，如果希望从人本倾向的咨询师那里得到明确的答复，往往会感到失望。

以人为中心疗法的很多概念由于其含义的模糊和多维度理解，而难以应用于实验。例如很难用一个工具来测量马斯洛所称的"自我实现"。马斯洛曾经在大学中挑选了3 000名大学生，结果发现只有一位学生符合自我实现的标准，所以马斯洛的著作中所提到的自我实现的人都是历史人物。

【建议参考资料】

1. 马斯洛. 存在心理学探索［M］. 李文湉，译. 昆明：云南人民出版社，1987.
2. 马斯洛. 动机与人格［M］. 许金声，译. 北京：华夏出版社，1987.
3. 马斯洛. 人的潜能和价值［M］. 林方，译. 北京：华夏出版社，1987.
4. 马斯洛. 人性能达的境界［M］. 林方，译. 昆明：云南人民出版社，1987.
5. 马文驹，李伯黍. 现代西方心理学名著介绍［M］. 上海：华东师范大学出版社，1991.
6. 马斯洛. 自我实现的人［M］. 许金声，刘锋，译. 北京：三联书店，1987.
7. 钱铭怡. 心理咨询与心理治疗［M］. 北京：北京大学出版社，1994.
8. ROGERS G R. Carl Rogers on encounter groups［M］. New York：Harper & Row，1970.
9. ROGERS G R. Client-centered therapy［M］. Boston：Houghton Mifflin，1951.
10. ROGERS G R. The therapeutic relationship：recent theory and research［J］. Australian Journal of psychology，1965（17）：95-108.
11. URSANO R J. Concise guide to psychodynamic psychotherapy-principle and techniques of brief, intermittent, and long-term psychodynamic psychotherapy［M］. 3rd ed. Arlington，VA：American Psychiatric Publishing，Inc.，2004.

【问题与思考】

1. 简述以人为中心疗法的思想。
2. 简述以人为中心疗法的实施条件。
3. 什么是会心团体？会心团体的性质是什么？
4. 你知道你的任何价值条件吗？它们是什么？是怎样获得的？
5. 在进行心理咨询时，你怎样知道你是真诚一致的？

第四章 格式塔疗法

【本章提要】

格式塔疗法（Gestalt therapy），又称"完形疗法"，是由19世纪流行的存在主义导引出的一派心理咨询方法。德语词汇"格式塔（Gestalt）"意为"整体"，格式塔疗法的目的也在于此。它试图将个人人格的所有方面联合或者构造成一个整体，强调来访者全部的"此时此地"（now and here）的作用和关系，而不重视过去的经验和历史。这种咨询的本质就在于让来访者认识到"我必须对于自己的存在承担一切责任"，主张通过增加对自己此时此地躯体状况的知觉，认识被压抑的情绪和需求，整合人格的分裂部分，从而改善不良的适应。

本章简要地介绍格式塔疗法的产生、发展、基本概念、基本技术及其在咨询中的实际应用，最后指出格式塔疗法在心理咨询与治疗发展中的贡献与其局限性。

【学习重点】

1. 格式塔疗法的发展
2. 格式塔疗法的人性观和基本假设
3. 格式塔疗法的主要概念
4. 格式塔疗法的基本技术
5. 格式塔疗法的操作方法及咨询过程

【重要术语】

格式塔　此时此地　未完事务　逃避　接触　能量　内射　投射

第一节　格式塔疗法的发展历史

格式塔心理学，也称为完形心理学，它诞生于德国，后在美国得以发展。格式塔心理学采用了现象学的观点，提出了整体大于部分之和的观点及场论，对心理学中的知觉研究及学习问题都产生了一定的影响，打开了心理学研究的新篇章。在此基础上形成的格式塔疗法，也为心理咨询领域打开了另一个新的视角。本节主要介绍它们产生与发展的历史。

一、格式塔心理学的产生与发展

格式塔心理学是西方现代心理学的主要流派之一，1912年在德国诞生，自

1933年纳粹当政后，格式塔学派的三位领导人为免遭纳粹迫害相继移居美国。从此以后，格式塔心理学在美国正式得以传播，有了发展的良机。随着行为主义势力日趋减弱，其影响逐步扩大，终于在美国心理学界拥有一席之地。

格式塔学派在美国的发展大致可以分为三个时期。

第一为初步接纳期（1921—1930）。在此时期格式塔心理学家及其理论观点初步为美国心理学界所接受。

第二为迁移时期（1930—1945）。在此时期三位格式塔学派的主要领导人及其弟子先后移居美国，在美国的一些大学担任教职并从事科研工作，继续发展和传播格式塔理论。

第三为艰难的综合期（1945—）。虽然美国心理学界对格式塔学派的接纳是缓慢和艰难的，不过最终格式塔学派还是吸收了不少"信徒"，他们发展着这一理论并把它运用到一些新的领域，表明这一学派还是富有生命力的。

格式塔心理学采取了胡塞尔（Edmund Husserl）的现象学观点，现象学研究旨在弄清楚意识与外在世界之间的可理解的联系（不是决定论的联系），可理解的联系体现着人的欲望、意向、意图以至整个意志。在一个人觉察到某物或某人的那一瞬间，世界已经按他的意志组织了起来，一个人的情绪、心情和目标是意志决定的，起组织作用的意志也决定着一个人如何认识和评价处境。格式塔心理学认为，在观察现象的经验时要保持现象的本来面目，不能将它分析为感觉元素，同时，他们认为现象的经验是整体的或完形的（格式塔），所以将它称为格式塔心理学。主要代表人物是韦特海默（Max Wertheimer）、苛勒（Wolfgang Kohler）和考夫卡（Kurt Koffka）。他们认为，现象的经验就是整体或格式塔，所谓感觉等元素乃是进行了不自然分析的产物，现实的经验只能证明"感性的组织"。

格式塔心理学派强调整体并不等于部分的总和，整体乃是先于部分而存在并制约着部分的性质和意义。这一观点在一定范围内来说是符合客观事实的。格式塔心理学家们从这一观点出发，坚决反对对任何心理现象进行元素分析，这对于揭发心理学内的机械主义和元素主义观点的错误具有一定的作用。同时，他们在知觉领域里进行了大量的实验研究工作，并取得了很多具有科学价值的成果。目前在一般心理学教科书内所讲述的一些有关知觉规律的知识，例如似动现象的发生、知觉过程中图形和背景的关系的意义等，基本上都是来源于格式塔学派的研究成果。

波林（Edwin G. Boring）说："心理学的这一新篇章把各项经验的组织描述为可感知的客体，再把这些客体的结构描述为更大的系统，而不与'感觉'或其'属性'发生任何关系。"波林对格式塔心理学的这个总结应该说是相当准确的。

二、格式塔疗法的创立与发展

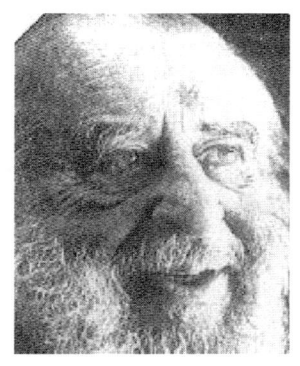

F. 皮尔斯

德裔美籍心理学家皮尔斯（Frederick S. Perls）是格式塔疗法的创始人。韦特海默、苛勒和考夫卡等人提出格式塔心理学的基本理论以后，在社会上和学术界渐渐地产生了一定的影响。皮尔斯的咨询理论直接受到他们的格式塔思想的影响。皮尔斯原先是从事心理分析学派理论研究的，但是在一次心理分析年会上受到很大的打击。从此他彻底脱离心理分析学派，提出格式塔疗法（Gestalt therapy）。

皮尔斯1893年出生于柏林。1920年，他获得医学学位后，在脑损伤士兵研究所给古德斯坦（Kurt Goldstein）作助手，受到了古德斯坦的影响。古德斯坦从一种格式塔心理学的观点来看待受损士兵，着重于士兵对自己和周围环境的知觉。在法兰克福研究所期间，皮尔斯遇到了几个对他以后工作产生重大影响的人，包括比他小12岁的劳拉（Laura）——他未来的妻子。皮尔斯在维也纳和柏林的精神分析研究所受训成为一名精神分析医生。他的导师赖希（Wilhelm Reich）对皮尔斯关于格式塔疗法的思想产生了特别的影响。皮尔斯也受到了分析师朵伊契（Helene Deutsch）、费尼谢尔（Otto Fenichel）和霍妮（Karen Horney）的影响。在此期间，他还遇到了阿德勒、荣格和弗洛伊德。1934年由于纳粹的崛起，皮尔斯离开德国去了南非。1935年，他建立了南非精神分析研究所。在南非，他结识了《整体说和进化》一书的作者史墨兹（Jan Smuts），此人对皮尔斯的格式塔心理疗法的发展有着影响。在南非生活了12年后，皮尔斯去了纽约，1952年同古德曼（Paul Goodman）和劳拉（Laura Perls）一起创建了纽约格式塔疗法研究所。在纽约生活9年后，皮尔斯不断搬迁或去访问不同的国家、城市，并在迈阿密、旧金山、洛杉矶、以色列、日本和加拿大等地建立了格式塔疗法培训中心。1964—1969年期间，他是伊莎兰研究所的精神学撰稿人。1969年，他搬至不列颠哥伦比亚省温哥华岛的库威察湖，并在那里创办了一个治疗交流会。1970年6月，皮尔斯去世。

从皮尔斯早期和后期著作的强烈差异可以了解到格式塔疗法的发展，以及皮尔斯远离精神分析的动向。在南非期间，皮尔斯写了《自我、饥饿和攻击》一书，在书中综合了他关于传统精神分析的观点和完整有机体的观点。他还关注了与心理机能相关联的饥饿本能；在进食和心理机能中，人们啃咬他们能咀嚼的（食物、念头或关系），并咀嚼和消化（思考并接受生理的或心理的营养）。皮尔斯所谓的"心理的新陈代谢"代表了格式塔疗法中的心理机能。在这本书中，他描述了"集中疗法"（格式塔疗法的早期术语），它的目标是"唤醒一个更完善生命的组织机能"。虽然他的妻子劳拉被列入著者，但她只是承担了其中几章的写作。

二战结束后,皮尔斯在纽约完成了名为《格式塔疗法:人格中的兴奋与成长》(Gestalt Therapy: Excitement and Growth in the Human Personality) 一书,此书由 Julian 出版社于 1951 年出版发行,是格式塔疗法之理论与实务的基础书籍,格式塔疗法的基石。皮尔斯认为这种疗法的本质是"我必须对于自己的存在承担一切责任"。该种疗法主张通过增加对自己此时此地躯体状况的知觉,认识被压抑的情绪和需求,整合人格的分裂部分,从而改善不良的适应。

皮尔斯去世后有两本书得以出版,一本是《格式塔方法》,包括格式塔疗法的理论性资料及影片的拷贝。第二本是《Fritz 的传承》,由鲍姆加德纳(Particia Baumgardner)著,包括皮尔斯与培训研究班成员交往的现场录像。最后的四本包括丰富事例资料的书中,举出了优秀的例子,反应出皮尔斯在集体训练论坛同他人一起工作的风格。

皮尔斯去世后,格式塔疗法继续发展,美国及世界各地有 60 余个格式塔咨询研究机构。对格式塔咨询医师并不存在国内或国际标准。每一个研究所都建立了自己的培训和质量标准。一个有关格式塔疗法理论与实际发展的论坛是《格式塔杂志》。同时,年度会议也为格式塔疗法的最新发展提供了机会。

第二节 格式塔疗法的基本概念

人性假设对于任何一种心理咨询来说,都是其最核心的东西,也是其生命力之所在。本节介绍了格式塔疗法的人性观及基本假设,并详细阐述了格式塔疗法的一些主要概念。

一、格式塔疗法的人性观及基本假设

(一)格式塔疗法的人性观

格式塔疗法的人性观是以现象学和存在主义为基础的,即看重的焦点在于来访者对现实环境的察觉和对此时此地的真实体验。现象学的主要重点在于研究我们所觉知到的物体和事件,以及发展出彻底而完整的方法来观察和检验它们。存在主义是以当下为中心,探讨关于生、死以及人类关系的本质和意义,还有我们与权威,包括跟神的关系本质的问题。格式塔咨询师认为真正的知识是由知觉者的立即体验而产生的。咨询的目的并不在分析,而在于整合一个人不时存在的内在冲突,重新拥有个人曾经否定的部分,整合的过程需要逐步渐进,直到来访者坚强得足以继续自己的成长为止。通过察觉,一个人可以作决断,因而生活得更有意义。概括起来说,正如存在主义所讨论的人如何去体验自己当前的存在一样,格式塔疗法所关心的也是人如何知觉自己当前的存在。尽管皮尔斯本人在发展格式塔疗法的过程中也受到精神分析学派的影响,但是他也对精神分析理论提

出了质疑。在弗洛伊德看来，人都是机械的，功能性的，特别关注个体在幼年时期被压抑的内在心理冲突；而皮尔斯则强调从整体的观点来看待人格，认为人的每一部分都与整体紧密联系，一个人如果把自己分离得支离破碎，在一种残缺不全的状态下生活就会出现很多矛盾和痛苦，并且个人目前所处的情境才是生命中最重要的。因此，格式塔疗法对过程的注意远胜于内容，认为来访者的基本目标就是要去察觉他们此时此刻正体验到什么以及自己正在做些什么，通过这种察觉实现自我了解，并获得完善自我的知识，从而学习到如何对自己的情感、思维和行为负责。

（二）格式塔疗法的基本假设

格式塔疗法基本上假设个人能够有效地处理生活上所发生的问题，特别是能够完全觉察发生在自己身边的事情，只是由于人们在过去某一段时间里所发生的事情或经验，使得个人开放、成长的能力停滞不前，并且习惯于用各种不同的方式去逃避某些可能面临的特定问题，所以往往在其成长的过程中才会出现一些人格上的障碍。对此，格式塔疗法提供了必要的处理方式与面对挑战的技巧，帮助来访者朝着整合、坦诚，以及更富有生命力的存在迈进。该理论对于导致改变所作出的假定是，我们越不想成为怎样的人时，我们越会保持原状不变。贝瑟（Beisser，1970）也同样指出，当我们觉察到我们是怎样的人时，我们就会改变。因此对于来访者而言，最重要的事情就是要清楚、完全地认识到自己当时的处境身份，不要因为自己不是"哪种"人而拼命想成为"那种"人。

二、格式塔疗法的主要概念

（一）此时此地

格式塔疗法，无论在它的理论、方法学、实践及应用上，都是一种"以当下为中心"的方式。皮尔斯认为，除了"此时此地"（now and here），没有东西是存在的。因为往者已矣，来者尚未来临，只有现在才是最重要的。当一个人在平息激烈情绪反应的情况下，在考虑"是什么"和"怎么样"的问题时，才能够思索为什么自己会有如此的感受，如果一味地沉浸于"为什么"这种看似合理的解释，将导致自己深陷于过去而抗拒体验现在。因此，格式塔疗法的主要理念之一就是，强调此时此地，强调充分学习、认识、感受现在这一刻，留恋过去就是在逃避体验现在。格式塔疗法基本的两个中心概念——觉察以及场域——只有在当下才有意义。所有支持格式塔疗法，着眼于现象学及觉察问题的主流哲学、精神、政治、科学，以及心理学思想都有此共通性。

"以当下为中心"，就本质而言，它意味着重要的是实在的，而非潜在或过去的。实在，就时间而言，它就是此时；以位置来说，则是此地，就在我们面前。这就是所谓的"此时此地"的这个概念。在这个观念背后的是研究、描述及观察现在我们能拥有的足以让我们了解它的信念。一个专注于当下的方法有别于历史性的方法，乃在于当下被视为是过去原因的后果。历史性的观点无可避免地立足于当下来回顾过去。一个以当下为中心的取向是立足于当下，注视着此时此地。在完形以当下为中心的取向中，我们对于回想经验与察觉的兴趣并不亚于所回想起的内容。以当下为中心的方法导致包含当下、围绕着它、欣赏它的尝试，多过对于过去的疑问（即使是当下的过去）。以当下为中心的心理咨询几乎无可避免地变成一种尽可能好好地接受当下，以及阐明我们如何设法遗漏这么多当下的方法。以当下为中心，会让我们了解到当下的生活其实就那么一些。

（二）未完事务

格式塔疗法的另一个重要焦点为"未完事务"（unfinished business），它是指未表达出来的情感，包括：悔恨、愤怒、怨恨、痛苦、焦虑、悲伤、罪恶、遗弃感等。这些人生中未完成的事务常常无尽地消耗人的宝贵时间、精力，使人沉溺于其中，无法有足够的精力去全面地洞察当前的情况。例如悔恨是未完事务中最常见、最恶劣的一种，当人们悔恨时就把自己给困住了，既不愿意让悔恨就此算了，也不能做坦诚的沟通，除非把它发泄出来。

（三）逃避

逃避（avoidance）是一个与未完事务相关的概念。它指的是人们用来避免面对未完事务所引发的不愉快情绪所使用的工具。皮尔斯认为，大多数人都宁可逃避体验痛苦的情绪，而不愿去做必要的改变。人们常常指责别人而为自己推脱，因此会变得迟钝、无法突破僵局，从而阻碍了成长的可能性。格式塔疗法就是通过鼓励来访者挖掘此时此刻的感觉，把注意力从外部引向自己的内心，使其从自我防御中解脱出来，认识到自己每时每刻在做什么事情，有何种感觉和体验，朝向更为有效的行为。

（四）接触

格式塔疗法对于场域中察觉的兴趣导致了对场域中各部分的关系性的注意。从我们个人的观点，而非从场域中另一个位置来看，我们之于环境的关系才是焦点。格式塔理论家称之为接触。

接触（contact）在格式塔疗法的领域里，可说是促成成长与发生改变的必要条件。当我们与环境接触时，即通过看、听、嗅、触摸和移动等方式来与他人进行自然的交互作用，改变就无可避免地发生了。接触的首要条件就是敏锐的觉察、充满活力和自我表达的能力。较为正确的接触不仅仅考虑到最后状态的完成，而且考虑到与环境接触的层次问题，尤其是在完成接触之后，常常需要某种形式的退却以便去整合所经历的东西。

平常，接触代表联结、相会或者连接。接触是一种涉及碰触差异的觉察特质。从现象学的第一人称的观点来看，接触是差异的体验。没有差异，就没有接触。以人们之间的关系这个角度来思考：人们为了相会，必须在他们的相异处接触。如果不知道我们怎样不同，就没有关系存在，因为关系必定涉及双方。有时候，场域并不是这样被区分的，不是被分成完全不同而有意义的部分。接触的明显标志是兴奋，它伴随着相会，就像太阳的光与热两者如影随形一般。这不是因果关系。兴奋是接触的一个面向，它暗示着感觉及关心，能量的反应或行动，也可能是欢愉、好奇及动员。它是无动于衷的相反，并不等同于欢愉，而图像形成也不该与追求欢愉混为一谈。即使当愉悦出现，它也不是图像形成的重点。

（五）能量

在格式塔疗法的理念当中，特别注意能量（energy）的问题，包括：它在何处，如何使用，以及如何被阻碍等。能量受到阻碍是抗拒接触的另一种形式。它可能通过身体某些部位的紧张表现出来。例如，姿势的变换、身体紧缩、颤抖、视线转移看别处、音调异常等。来访者本人可能并不清楚自己的能量在何处，借助于咨询师的鼓励和提醒，才逐渐明白能量其实并不是来自于外界，而是潜藏在自身，最终实现自我支持。

第三节 格式塔疗法的基本技术及应用

格式塔疗法要求来访者将其有关的过去与可能的未来带入此刻，然后以生动、活泼的形式直接去体验它们。在整个过程当中，咨询的双方都在自愿的基础上以开放的心态坦诚接触。

一、格式塔疗法的基本技术

皮尔斯等人对格式塔疗法的一些技术曾有简明扼要的描述：

格式塔疗法的技术在于帮助来访者获得更敏锐的察觉力，体验内在的冲突，解决不一致性和两极化的问题，突破构成阻碍的僵局，以解决未完成事件。格式塔疗法的技术主要是为帮助来访者获得深刻的自我体验服务的，这些技术有助于来访者突破阻碍自身成长的局限，顺利通过未完事务。一般说来，格式塔疗法有一些规则，包括"现在的规则"（适用现在时）；"我和你规则"（直接和别人或者咨询师交谈而不是在咨询师面前谈论别人）；"使用'我'的语言规则"（在谈到身体及其动作和行为时用"我"代替"它"）；"使用意识统一体规则"（正体验到什么和是如何表现出来的而不是为什么这么表现）；"不说闲话规则"（当某人在面前时直接找他交谈，而不是在背后议论他）；"要求来访者把提问改成陈述形式规则"等。

具体说来，来访者在陈述个人感受和心态时，往往用"人们"、"许多人"、"他们"或者"你"等代名词，以此来减少内心的冲突或者逃避、否认不愉快和痛苦的感受，为此，咨询师就要改变来访者这种说话方式，尽量使其与"此时此地"的一切事物保持"接触",促进来访者发展自己的感情和自觉增加自我的责任意识。比如,当来访者说"人们都是难以相处的",或者"老王那么自私,谁愿意和他合作呢"时,咨询师就要通过"实验"或者游戏的方式引导来访者改变陈述方式,"我是难以相处的","老王那么自私,我实在不愿意和他合作"。同时,咨询师常常使用"是什么"、"怎么样"的词语来促进来访者处于此时此地的感受体验当中。比如,"坐在这里你想到了什么?想要做些什么吗?""现在你听到了什么?看到了什么?他们像什么?""如果你现在就处在当时一样的情境中,你会做什么?"通过这些,咨询师把来访者的注意力吸引到他自己的行为、情感和体验上去,不是去探究造成问题的原因,而是为了找到"如何",即来访者是如何躲避意识那些"未完事务"、"窘境"或者人格中的不足部分。如果来访者在任何事情之后加上一句"但是",比如"我想好好学习,刻苦努力,但是我无能为力",这其实是缩减了自己的功能,不能勇敢地承担责任。此时,咨询师可以尝试要求来访者将一些限定词语如"可能"、"我猜"等去掉,把"不能"改成"不要",把"我应该"改成"我选择"、"我想要"等,使本来迷惑含混的信息变得清晰明确,责任意识更加强烈。

格式塔疗法的技术一般和游戏结合起来,在生动形象的过程当中使来访者获得充分的觉察力,感知内在的冲突,解决不一致的问题,完成"未完事务"。主要的游戏包括以下几种:

(一) 对话练习

格式塔疗法的主要目标就是要使一个人的功能得以整合,进而容纳其人格特质中被否定和拒绝的一面。来访者人格上的功能分裂状况主要体现为"优势力量"(top dog)和"劣势力量"(under dog)两种极端的对立。前者代表权威、正义、道德、完美、主宰,以"应该"和"必须"等观念对个体作出操纵和摆布,就好像一对"挑剔的父母",他们用"应该"、"必须"的心态来困扰人,并且以灾难性的威力操纵别人。而后者就像被害者的角色,防御、内疚、无助、懦弱、无权势,是被动的一面,也是一个人不负责任、找借口、做搪塞的一面。这两种力量在内心不断地斗争,以获得控制权,就使得个体分裂成控制者和被控制者两个部分,长期处在痛苦当中。人一生中,社会性生存和生物性生存通常就表现为这种对立关系,往往产生很多冲突,令人陷入矛盾和挣扎之中。而许多人尝试要超越自我,要进一步达到社会的要求,结果就因此而被许多很难做到的"必须"与"应该"害苦了自己。上述人格中双方对立的冲突即导因于内射机制的作用。通过这种机制,个人常把他人(通常是父母)的观点纳入自我体系中,皮尔斯认为一个人必须同时也是不可避免地会汲取别人的观点和特质,但是若未经自身批判而全盘接受他人的价值观是很危险的,如此将会阻碍一个人的独立自主性。所以一个人对自己所投入的内射,必须小心察觉是否会戕害自我系统和阻碍自我人格整合。

(二) 空椅技术

此技术在处理这类冲突当中常常起着非常显著的效果，它运用两把椅子，要求来访者在这之间轮流扮演"优势力量"和"劣势力量"的角色，使得双方能够有机会进行充分的对话。通过此种技术，来访者可以将"内射"（即自我标签，将别人的批评指责等变为自己的一部分）外显出来，了解自己的真实情感并对"内射"加以重新整合。这种技术也可以用来帮助人更好地理解他人，处理人际关系问题。比如夫妻间的纠纷往往是由于彼此之间的沟通缺乏造成的，如果加上情绪色彩，觉得对方应该怎么样，可是事实上并不是这样，就会因为气氛、伤心而忽视对方的苦衷，听不进对方的解释，此时采用空椅技术，就可以使来访者在表现自己的同时，也扮演对方的角色，为对方做辩解，这些正是来访者在自己情绪之下不会理智体会的。这样，双方得以沟通，增进了彼此的理解。前述两个相对势力间的对话，目的在于使人们内在的对立与冲突获得较高层次的整合，即学习去接纳这种对立的存在并使之并存，而不是要去消除一个人的某些人格特质。皮尔斯认为其他咨询过于强调改变，而空椅技术可使来访者从根本上去除自我折磨的困扰。由于来访者内心存在着许多冲突，导致他们不时地进行自我对话的游戏。

(三) "我负责"

在这种游戏中，咨询师通常要求来访者做一个陈述，并在后面加上"我会为此负责"。比如"我觉得无聊，但是我会为我的无聊负责"，"我感到嫉妒，但是我会为这种情感负责"。通过这种强调，可以有效拓展来访者的觉察领域，帮助他们接纳和认识本身的情感，领会自己所说的话，体验"我对此负责"时的感觉，以代替把自己的情感投射到他人身上。尽管这项技术是机械化的，但却颇具意义。

(四) 绕圈子

此项技术通常应用在团体咨询当中，当咨询师觉得某位参与者的问题有必要使其面对团体中的每一成员时，就要求他走到他人面前向对方说话。例如，某位成员可能说："我已经在这里坐了好久，想参与，但又不敢，因为对这里的人无法信赖，而且大家不值得因为我而浪费时间。"这时咨询师就可以回答："那你是否愿意现在就做一点事，以此获得自信和别人的信任？"如果他回答得很肯定，那么咨询师就可以建议："现在，你到处去转一圈，然后回到每个人的面前，真诚地说，我不信任你，因为……"这样，凡是能帮助个体投入并采取某些动作以消除恐惧的点子都可以创新发明。

(五) 投射

投射指的是一个人在别人身上所看到的事物，其实正是自己所具有的但却不愿看见也不愿接纳的。这可能是出于自我保护，但往往会阻碍自己的发展，并影响到和他人的关系。因此，在咨询当中，咨询师通常会要求那些说"我无法信任你"这句话的人去扮演对方的角色，扮演他是如何不值得信任的，以此使来访者认识到原来自己本身就具有出尔反尔的特点，以及对此的内在矛盾心情，并针对此种情况作出适当的调整。

投射观念是皮尔斯梦境理论的核心，依其所见，梦里的每个人、物都代表做梦者投射的对象。他认为来访者不需要去对梦境作探索，而是要把梦当做一个剧本，然后以梦里各部分的对话来作实验。来访者若能表演出内在对立的冲突面，就能吸收它们的差异并整合这些对立的力量。皮尔斯同时也认为，梦是人类最自发性的表现，它不仅代表未完成的事件，也可能远超过这些未完成的事务或未实现的愿望。其实每个梦都代表着一个人存在的讯息和内心的挣扎，如果梦境的全部都能被了解与同化，则梦里的每件事物都可以很容易地被察觉。事实上，在梦里所完成的每件工作都能导致某种程度的同化。皮尔斯认为，如果能适当地处理梦境，存在的讯息就会愈清楚。在梦境中借着显露出遗漏的部分及逃避的方式，最能发现人格的缺失。如果不愿去记取梦境，等于是拒绝面对生活中的问题。因此格式塔咨询师会要求来访者谈论他们所遗漏的梦。

（六）倒转技术

来访者的某些症状或者行为常常是其根本或潜伏的冲动的倒转表现。这种技术要求来访者深入到会给来访者带来焦虑的每一件事情当中，并与自己已经被隐没与否定的自我部分相接触。比如要求一位因过于苛求自己而变得抑郁的人，在活动中扮演一位没有禁制、很随便的人，从而使其感到自我否定之所在并予以接纳。

（七）夸张练习

一般来说，非言语信息比言语信息更能表达内心的感受，但有时这种信息比较微弱或不完全，如果咨询师此时要求来访者重复地夸大动作或手势，这样就容易让来访者经历到更加强烈的情感体验，进而能够将内在隐藏的意义更加清楚地表现出来。比如，当来访者告诉咨询师他的腿在抖动的时候，咨询师可以要求来访者干脆站立起来，尽可能地用夸张的动作抖动双腿，然后对此动作作详细的说明。

（八）预演练习

人们常常在想象的世界中预演自己在现实社会当中所期望扮演的角色，而当自己面临真实情境时，往往担心自己演不好而退缩不前，恐惧和焦虑也由此而生。咨询师借助这种练习，和来访者共同分享预演的情境，让来访者更加深入地觉察自己内心的社会角色期望以及他人对自己的期望，并为这个目标而产生行动。

（九）停留情感

当一个人表现出不受欢迎的情感或脾气时，一般都会有一种逃避，比如逃避恐惧的刺激，逃避不愉快的情感。应用这种技术，咨询师可以要求来访者保持此时此地的感受，并鼓励他深入到希望逃避的情感与行为当中。这不仅需要勇气，也需要忍受痛苦的意愿，但是经历过之后就能使人有崭新的成长。

（十）格式塔梦境治疗

和精神分析学派不同，格式塔学派并不强调去解析梦境，而是要把梦境带到现实生活中使之重现，做梦的人或许正是梦境中的一部分。皮尔斯首先在《格式塔治疗》一书中详细表达了对梦的观点，并赋予了它们投射的特征。因此在咨询过程中，他要求来访者把梦当做一个剧本，然后以梦里各部分的对话来做实验。一旦来访者表演出内在对立的冲突面，也就表明他能吸收它们的差异并整合这些对立的力量。后来，他又把它们当做"存在的信息"，是关于做梦者目前的生活或平时生活状况的综合叙述。在这里，梦的演出即是要企图澄清这些部分的总和。

二、格式塔疗法在心理咨询中的应用

（一）操作方法及咨询过程

1. 咨询目标

格式塔疗法基本上是一个人与人之间互相交流经验、彼此分享的过程，其基本目标在于达到察觉的状态，以及经由察觉而获得更多的选择，并肩负更多的责任。这些察觉包括：了解环境、了解自己、接纳自己，并且能与别人会心接触。察觉能力的提升与丰富化，本身被认为就具有疗效。未能察觉的话，则来访者就没有工具去进行人格改变。有了察觉之后，他们就有包容力去面对与接纳自己原先拒绝接受的部分，并能充分地去体会这一部分的主观性。于是他们会变得逐渐统一与完整。在来访者停留在察觉状态时，重要的未完成事件总是会浮现出来，此时就可以在咨询中加以处理。格式塔疗法是帮助来访者去注意到自己的察觉历程，使他们因而能够负责，能够有所筛选地作选择。在来访者与咨询师真诚相会的背景下，察觉就会出现。只有当来访者的觉察水平提高了，才能认为咨询具有疗效，因为有了觉察之后，来访者才具有更为强大的包容力去面对与接纳自己原先拒绝接受的部分，并用主观体验去接触这些深层的东西，加以协调统一，否则，来访者就没有获得足够的工具去进行人格的改变。

2. 咨询师的功能与角色

当我们面对我们"现在"已成为怎样的人，而不是一味去想我们"应该"要成为怎样的人时，我们就会有更多改变自己的可能性。依此精神，格式塔疗法的目标并不是放在要去改变来访者。咨询师的作用在于，通过与来访者的接触，去帮助他们发展自己的察觉能力，以及体验当时他们是怎样的人。咨询师的任务就在于邀请来访者积极投入，借着对人生抱着实验的态度去学习认识自己，并在咨询历程中尝试新的行为，以及注意自己发生了哪些改变。

格式塔咨询师的重要职能之一，就是去留意来访者的肢体动作。来访者的非语言线索可为咨询师提供非常丰富的信息，因为它经常流露出来访者本身未能察觉的感觉。皮尔斯认为，来访者的姿势、行为、手势、声音等动作，均说明了事实的一些真相。他也提出警示，通过语言的沟通可能形成误导。所以，如果咨询师仅止于注意来访者口语的内容，就容易对一个人的本质形成误解。真正的沟通其实是超越语言文字的。

因此，咨询师尤需注意来访者的语言与肢体动作间是否有不一致的现象，特别是来访者无时无刻都在避免与现实作充分的接触时，咨询师就必须试着去引导来访者用语言把肢体动作说出来，而变成他们肢体动作的一部分。

此外，格式塔咨询师也必须注重语言形式与人格之间的关系，因为来访者的语言形式常流露出情感、思想和态度。格式塔疗法强调要去注意来访者的说话习惯，特别是要来访者注意他们的语言是否与其经验一致，是否与其情绪背离，以此提升来访者的自我了解程度。同时，咨询师也必须温和地面对来访者，帮助他们去察觉语言形式对他们的影响。对语言形式有所关注，来访者才能增加此刻的察觉，并了解自己是如何避免与此时此刻的经验接触的。

3. 来访者在咨询中的经验

格式塔疗法的基本方向就是要使来访者学习为自己的想法、感觉和行为担负起更大的责任。咨询师常以来访者试图逃避的责任来加以质问，同时测试他们是否愿意继续接受咨询，以及想从咨询中学习什么、想如何利用咨询时间等。至于其他的咨询重点还包括：咨询师与来访者之间的关系，以及该关系与来访者和其他人之间关系的相似性。因此，来访者在咨询过程中所扮演的是一个积极参与者的角色，他们要为自己的言行做合理的解释并赋予意义，同时以主动积极的态度来增进自己的察觉能力，并澄清各种关系对自己的意义性。

4. 咨询关系

格式塔疗法的基本焦点在于咨询师与来访者间一对一的关系。咨询师应对咨询质量、对自己与对来访者的了解程度及来访者能否保持开放的态度负起责任。同时应建立和维持一个良好的咨询环境以促进来访者进行改变。咨询师的经验、洞察力和察觉是达成疗效的基础；而来访者的察觉和反应能力则更是咨询成功的关键。重要的是，当咨询师与来访者会心接触时，咨询师应允许自己受到来访者的影响，并能与对方分享自己的知觉经验。

格式塔疗法不仅希望来访者展现本来的面目，咨询师也乐于表达他们的反应与对来访者的观察，他们会以适当的方式分享个人的经验，但不会试图操纵来访者。与此同时，咨询师更要对来访者的身体反应有所回馈。借助回馈，来访者可发展出一种对自己所作所为的察觉。咨询师尤需以诚心与敏锐的反应面对来访者，在不否定他们的情形下，去挑战他们可能的行为取向。此外，咨询师也必须与来访者共同探索他们内心的恐惧、灾难性的期望、障碍及抗拒。

5. 咨询步骤

格式塔疗法一般分为四个步骤。

首先是表达阶段，即来访者第一步要做的事情就是充分表达自己，把自己内心的体验统统表达出来。

其次是鉴别阶段，即来访者在表达阶段因为自身的阻碍不能完全地体验到自己的情感，或多或少有一些掩饰，咨询师要从来访者的言语和非言语信息中敏感地判断出什么才是真实的内容。

再次是肯定阶段，即咨询师必须鼓励来访者正视和接纳那些浮现到意识领域中的人格各个部分，不论好坏，都是真实的自我。

最后是选择与整合阶段，即咨询师要启发、示范和指导来访者，使他们不但对个人经验有全面深刻的觉察和认识，也使他们所选择的自我支持系统有很好的发展。为了达到整合，咨询师必须采用一系列的咨询技术以使来访者领悟。

(二) 具体的应用领域

1. 格式塔的儿童咨询

格式塔的咨询师们着重研究儿童的两个主要议题：负面的内射和愤怒的表达。它们的纠缠不清常令人感到无助。咨询师以健康婴儿的发展来作为咨询模式。婴儿用他的所有感官去表达需求——刚开始是生存的需要（吸吮，需要被抚摸），之后是用来学习更多跟他有关的事物（看、听、品尝、触摸）。幼小婴儿的需求完全依赖他生活中的成人来获得满足。随着日益成长，他变得更有技巧地去表达自己的需求。他能让成人知道并且能开始认识到，除了需求以外，还有一些是他不需要的。他也越来越让他人明白，他也是人类的一份子，他与他人的界限因此变得更清楚了。

成长中的儿童建立了自己的信念系统，同时也学会去面对这个将要影响她一生的世界。父母满足他们的需求、要求或反应，以及回应他的感官、身体、情绪表达、智力的方式，都会深刻地影响到他的信念系统的发展。在这段期间，他吸取了许多负面的内射（受骗），因为他还没学会把那些对他有害的东西吐出来，也没学会如何去拒绝。他吸取了那些他所信任、渴望信任和那些在生活上他非常需要依赖的人的信念，成为自己的信念。

根据皮亚杰（Jean Piaget）阐述的有关儿童自我中心的理论，只有 7 岁或 8 岁以后的儿童，才能接受别人的观点而不会失去自己，而且这个能力是逐渐获得的。从这个发展的现象来看，我们能够明白，较年幼的儿童对于自己错误信念的界限和感受性是脆弱的。换句话说，他相信每一件他听到的事，无论是隐性的还是公开的，他都当做是真的，而且也当成是他自己的。如果父母发生争执，他会假设父母的冲突是他的错。如果他病了，他一定是个坏小孩。

在生活和成长上，儿童有强力的冲劲，他会做任何可以促进成长的事。这种生命力相对于他的负面信念系统而言，是较正面的。这种生命力也会带给儿童和他的父母、老师、社会相处上的麻烦。儿童这个有机体本身健康而茂盛的成长力，促使他对如何在这个世界尽责地生活下去作出一些决定。

儿童因为被接受、肯定和爱，而茁壮发育。在早期他还是相当一致的，但可能因他对母亲表达了愤怒的感受，而不被接受、被拒绝，这让他感到失去了爱。这时，他就会开始学到：原来表达愤怒的感觉对他自己是不利的，从而尽可能地避免进一步受到这种伤害。但是，愤怒却是不可避免的，那么儿童就一定要作出一些判断：当感觉到愤怒时应该做些什么？他后来决定把这种感觉压下去、收起来，或者是寻找其他方法来处理自己的感觉。从此，这个过程就变得更加复杂。起初，儿童为了些许愤怒而感到严重的罪恶感。等他再年长些，罪恶感可能成为强烈的愤恨、不舒服、羞愧和没有价值，他对自我的感觉就会退缩，像枯萎的花一样。但因为个人的生命力是如此顽强，他会寻找一种进退维谷的生存方法，而那可能是痛苦甚至是自毁的方法。

有机体不断地尝试以达到体内的平衡，它会使用一些方法来释放或者照顾愤怒的能量。一些儿童可能回射了愤怒。他有时真实地对他人就像对待他自己一样；他也可能欺骗自己，而把头发扯出来；他可能会勒住自己就像是患上哮喘，或者紧缩肌肉直到头痛、胃痛等。另一些儿童可能解离了他的愤怒。在任何情况下，他都不会表达真实的感觉，事实上，过了一段时间之后，他也忘记那感觉是什么了。但那能量仍然存在，是一定会表达出来的，他选择的是打击与碰撞。当他这样做的时候会觉得比较舒服，但那只是一刹那，当快感再次消失，他会又一次地尝试去恢复那解离的动作。还有些儿童会把愤怒投射到别人的身上。想象其余的每一个人都在生他们自己或其他人的气，而不是生他的气。为了解离或驱散愤怒的能量，有些儿童去纵火，其他的就进入到惯性中。有些被自己内部的愤怒力量所惊吓到，因而试着把自己收缩起来，于是他们变得收敛、沉默、迟钝、冷漠。

对儿童来说，愤怒是最难表达的情绪。儿童能够找到表达其他情绪的方法，例如害怕、悲伤和高兴，因为表现这些情绪是比较容易被我们的文化和父母所容忍的。但是，如果是太极端的话，即使表达这些情绪有时也会被阻扰。

格式塔咨询师认为：愤怒，在我们的社会似乎是最潜在的影响，也许是因为它是最不被容忍的情绪。他们提出，多数小孩的症状证实了他们来接受咨询跟压抑愤怒的结果有直接的关系。在儿童早期，儿童的愤怒，事实上是在照顾自己，愤怒是满足个人的需要，发表个人的意见，建立个人的地位。所以，如果一个儿童用攻击来照顾他自己，他会被理解为愤怒。

儿童对于愤怒得到一种双重的讯息，又会让他们更加混乱。他们学习到愤怒是不被接受的，但他们又体验到直接的或者间接的发自成人的冷酷暴怒。压抑的情绪，特别是愤怒，本质上和负面的内射有关。一个儿童的情绪形成他存在的核心。当他的感觉不被认可，他就不被认可。每当他发现自己被蔑视，随便给个解释而被打发掉，被讪笑，甚至被粗鲁地回应，他就会深深感到被排斥。虽然他和他的身体为了健康可能会找寻一些间接的方法来表达，但是儿童的内心仍然潜藏着"自己是坏的"的感觉。这种方法不是他有意识地选择的，而是自动涌现出来的。

当儿童开始吸收这些有关于他自己的负面信息时，常常会感到自我失落。他开始打断和束缚自己的成长，关闭自己的感官，收紧肌肉，抑制表达，隔绝心智。他的自我感促使他做出各种防卫行为，保持自己可以生存的外观，孩子变成了融合的现象。

格式塔咨询师认为在处理儿童愤怒的工作上有四个阶段：（1）跟他们谈论愤怒，例如愤怒是什么，什么使得他们生气，他们怎样表达，愤怒怎样和身体有关。（2）帮助他们学习去体认和接受他们的愤怒感觉，之后选择表达的方式，试验实际的表达方式，因为在儿童的世界里直接表达并不符合现实。（3）帮助儿童把可能压抑的愤怒，实际愤怒的感觉加以移动，尽可能在咨询室里，把这种愤怒的情绪表达出来。（4）让儿童去经验用语言直接说出他们愤怒的感觉：对着那些需要说的人说出他们需要说的；给他们自己照顾自己的经验；当需要的时候，他们能肯定自己。

格式塔咨询师用六个阶段来处理负面内射：（1）认识它们的存在。（2）使用非常明确的例子，而不是说"我恨我自己"，明确地指出哪一部分是自己所憎恶的。（3）把自己憎恶的部分描述并赋以人格化。（4）如果孩子够大，我们就去了解原始讯息是如何来的。（5）将每一个负面感觉从两极的另一极中区分出来——如滋养、接纳、喜爱的部分。（6）学习自我接纳和自我滋养。

2. 夫妻咨询的格式塔观点

所谓伴侣，是包括了愿意对彼此许下郑重承诺的两个人，他们一起分担生活中重要的任务：工作、朋友、儿童、家人相处、娱乐、爱与教育。他们带着自己的故事，对爱有不同的假设，对婚姻、家庭、教养儿童、性有不同的看法。

夫妻是一个系统，一个完形。它的内部有改变的空间，即两个人的互动。格式塔咨询师要聚焦在他们相遇的空间，而不是在他们的内部空间。这个系统有特别的界线，和系统内的个人界线是不同的。

在格式塔疗法的理论中，咨询师认为能够有恰当亲近的接触是因为有恰好的界限，并且深信，双人系统的运作是一种合一和分离的节奏。在日常生活里，夫妻用自己的节奏，在不同的地方、不同的强度去碰触对方。有时，夫妻以神魂颠倒的方式，有时却以强烈的愤怒，但更多时候，夫妻只是以一点好的能量在彼此接触。接触以后，他们又离开彼此。之后又回来在一起——这种在一起又分开的过程，是让两人关系保持源源不断的养液。

在咨询的前期，咨询师工作的重点在于让夫妻增进接触，但又不致"陷入彼此之中"。每个人都要学习去区分自己内在经验跟外观、觉察以及他人经验的不同。每个人都需要从对不同人的觉察中取得对自我的觉察。咨询师支持个人的界限。当一个人不知道自己的内在差异时，就很难了解自己与别人的差异。在咨询的后期，咨询师要确认系统内能量的交换是公平的，没有人能打垮对方，也要注意在这个阶段常有的接触干扰：回避，教导他们把能量（通常是愤怒）用安全且不具有威胁性的方式在咨询室里表达出来。

3. 团体咨询的格式塔观点

在二次世界大战期间，团体心理咨询开始被广泛采用，它被视为是个体心理咨询应用的一种权宜之计，其目的是在减少咨询的疗程和费用，同时对于越来越多需要咨询的人们而言其适用性又较高。在以后的四十年里，小型团体理论和实践的新领域已经完全得到属于自己的天地，不同学派的理论者和实践者已经使用小型团体来增进个体的学习或改变产生的问题和两难。至今，团体心理咨询比个人心理咨询更适合表达成一些"个人改变"的目标，这是没有什么好稀奇的。团体成员在一起，从他们的经验与了解中互相激荡出个人生命的深度和智慧。团体提供一个安全的港口，让成员探索基本的生命议题，以及一个人在团体中去面对自己生命中不断的选择。这种多元的关系和不同的观点提供了一致性的确认和真实的检验。

具有格式塔取向的完形团体，是以统合三个不同但相关领域的理论贡献为基础的：一般系统理论、团体动力文献和古典格式塔理论。当大多数实践者依据不同的理论基础进行团体工作时，完形团体已经极力在统整这三个领域的团体工作，以发展和宣传它的团体理论和实践。

一般系统理论的原始推动力是来自一位理论生物学家贝塔朗菲（Ludwig Von Bertalanffy）1950年撰写的《探索生物系统和化学力学系统之间的相异性和相似性》。一般系统理论的兴起是针对牛顿学说和哥白尼学说强调线形因果观、封闭系统的特性和机械论倾向的局限。现象分析把事物简化成最小可识辨的次部分，这些次部分是互相依赖的，而且是为了满足某些特殊的目的。换言之，也就是完成特殊系统的功能。

一般系统理论提供所有三种理论的共同要素：有机体可以完全被了解，当有机体被放在某一场域、某一脉络、某一环境下看待时，有机体和环境间的关系在理论上、行为上都是非常重要的。这样的理论假设乃是一般系统理论的基础，这个概念架构包括了格式塔心理学和团体动力。

完形的场域理论和团体动力皆包含于整体的概念中，一般系统理论是植根于整体大于部分之和的假设上，因为所有次系统有高度的依赖性，次系统的一个改变会影响整体和所有其他的次系统。开放或封闭的特质是依据一个系统和环境的关系，封闭系统是那无活动力或非生命的系统，跟外在环境没有任何重要能量或讯息的交换；而开放的系统则反之，在人类社会中，没有哪个系统是完全开放或封闭。熵可视为热力学的第二系统，是系统理论对死亡的专门术语。就如所有开放的系统都有随时间消弱、在它们的环境中丧失能量、逐渐变成没有组织的倾向，生命系统也同时呈现负向熵，或面对生命的一种力量，透过重要能量和讯息的吸收，而在某些变数中维持了系统的运作。生命系统也表现出维持稳定状态的倾向。团体就像家庭一样，根据成员所赋予不同的角色来调节团体自己，并隐约地透过创造出但未明说的规范，在团体情境中约束哪些行为是被允许的，哪些是不被允许的。生命系统表现出意图的、目的的或目标取向的行为。

第二次世界大战期间，雷文（Raven）在德国接受格式塔心理学场域理论的训练，第一次使用"团体动力"的观点，来指出团体就如社会科学的特质有其本身的特性，它有描述和预测的特性，有目的，而且有过程。团体理论有五个主要要素：目标，它包括（1）扩大意识和选择的了解，（2）灵性的探索，（3）人际互动关系的真诚，（4）权威关系的合作概念，（5）透过理性方法来解决冲突；规范，即是以说和未说的有力规则，在任何情境中（也包括在团体的情境中）管理人们的互动，规范会随着情境脉络的不同而不同，它决定团体可以容许开放或揭露的程度；角色，即团体成员所担任的角色，是在团体过程中用以描述成员参与团体的一组行为，团体演进而且分配给成员不同的角色，好让团体功能得以发挥；团体发展的阶段，即在某一阶段所描述的问题必须在团体可以完全从事下一阶段的任务、议题和问题之前，以某种方式呈现出来，这些议题和问题是有关于成员内在的情绪状况、成员和带领者的关系、他们和团体任务的关系等；团体组成的层面有四个：（1）个人内在的层面是关于自我系统内界限之间的动力与特性，（2）人际之间的层面动力是发生在两个团体之间或一个个体和一个次团体或与整个团体之间，（3）两人或次团体层面是两人之间或次团体层面本身所呈现的系统动力和特质，（4）团体层面是指动力和特质是存在于整个团体的。

皮尔斯是古典格式塔疗法的第一人，他的团体模式开始于以便利的方式对众多的临床工作者示范他的理论和实践。对皮尔斯而言，这几乎是偶然发现的成果。格式塔理论包括四个假设：有机体的自我调节、接触、觉察、强调此时此地。皮尔斯的团体模式正是以各种不同的方式来呈现它朝向自我调节和整体性的特质，这个特质的运作超越了任何团体成员的控制或影响，包括带领者；所有自我调节活动的位置、功能和"器官",即是在有机体和其环境间的接触界限,在互动团体中,接触界限功能以相同的方式在运作,但又是多层次的,包括每个成员自身的界限,成员们之间,在不同的次团体中,个人和次团体之间,等等;在接触发生之前,有机体必须能觉察和了解什么是需要的,什么是不需要的,个体有机体和团体有机体的察觉功能是相同的,团体对自己本身的察觉,再加上如果所有团体成员能够开放注意一个更复杂和丰富的背景,那么一个生动的完形就能从这更大的背景中浮现;皮尔斯曾说,除了现在,没有任何是存在的,同样的团体不需要注意成员的过去以搜寻未完成的失误,因为一个人组织或打断自己经验的特有方式,将会在团体中的此时此地表现出来,在目前的线索中引导它,过去历史从更多此时此地的互动中变成一个更大的背景。

完形团体有四种特殊的干预方法,分别是:(1)完形团体过程工作的目标,即是去扩展团体的(和它的成员的)能力,来启动团体和成员在团体内外获得所需要的,并发展社会责任的能力——也就是对它的成员负起责任。它有三个目标:增进团体本身和所有成员的觉察;对团体和成员增加有用选择的范围;发展有统和的、可渗透的和具有弹性的重要界限,来增加团体接触环境和它次成分的能力。(2)与阶段有关的干预,分为三个阶段:确认和依赖(建立成员的关系和收集成员的资料);影响和反依赖(增加成员的分化、差异和弹性);亲密和相互依赖(支持成员内和成员间真实接触的发生,使团体成员能够监控并维持他们自身为一个系统的功能)。(3)与层面有关的干预,可以对带领者的经验和干预的选择增加连贯性。工作必须发生在这个系统的所有层面,以使其在任何单一层面能扩大成长。(4)调节系统的干预:最初适合某个目的的团体角色变得僵化、刻板或强烈地控制某个团体成员。即使这些角色大部分都是应团体的需求而产生,而不是出自成员个人的偏好时,同样的情形也会发生。当团体具有规范时,带领者需要邀请团体检视角色安排的模式和其中的功能与限制。

除此以外,格式塔疗法也应用于咨询酒精成瘾患者与精神病患者。

三、对格式塔疗法的评价

格式塔疗法把咨询重点放在来访者此时此地的问题、个人责任的承担以及当前的经验上,协助来访者对自己和周围环境重新获得完全自觉的认识,然后进一步与环境达到和谐。咨询师运用多种方法帮助来访者认识自己未满足的需要,也让他认识到自己的力量和潜能,并把这些运用到每天的生活中。

(一)贡献

格式塔疗法的某些思想和方法对于心理咨询与治疗的理论和技术有独特的贡献。

格式塔疗法讲究顿悟,在理论和渊源上与东方宗教的"悟"有关,所以该方法对于悟性较高的来访者往往能够收到立竿见影的效果。其过程中富有同情心的面质技术能够有效地帮助来访者不为绝望寻找借口，勇于承担责任。其活泼的形式使得整个咨询过程极富创造性和感染力。在对梦的处理方面，格式塔疗法把梦视为帮助来访者增进对生活中重要事务的觉察力的特殊管道，把梦境带入生活，就会对此负责。格式塔疗法还比较适用于那些过度社会化、过分理智、被压抑者，对这些来访者的咨询效果明显，对于那些轻度神经症（如恐惧症）、完美主义、沮丧等人也有效果。

无论是个别或团体咨询，这种行动式的咨询可以把冲突和挣扎带进生活，借助这种技术，来访者可以实际体验他们的挣扎，而非只是以一种敷衍的态度，不停地谈论问题。这样做的结果特别能增加来访者体验现实的察觉力，使其能发现自己崭新的一面。

格式塔疗法的另一项贡献，就是运用活泼的方式，把过去与问题有关的部分带进现在，然后再以生动的态度来处理这些过去的问题。咨询师用颇具创意的方法来激励来访者，借此帮助他们能够察觉并且有能力去清除有关现实功能的障碍。此外，在咨询过程中注意来访者的明显语言及肢体动作也是一个有效的咨询方法。格式塔疗法借助技术的运用和敏锐的观察，可帮助来访者强化以此时此刻为中心的察觉力，这使他们不但能察觉到此时的感觉与想法，同时也可完全明白自己正在做些什么。经过这种历程后，他们便能对自己所言所行负起更大的责任。

（二）局限

对格式塔疗法的批评也有很多。一般对皮尔斯式格式塔疗法的主要批评是它不太重视人格的认知。皮尔斯的确不鼓励对一个人的经验加以思考。许多格式塔学者强调察觉和表达感觉，却往往忽视了检视思考的部分。部分从事实验咨询的工作者认为，把认知结构带进咨询中所经验的事物，正是抗拒感觉体验此时此地的一种防卫。但是，像这种偏执的倾向已产生部分改变，已经有许多咨询师开始注意认知整合的工作。他们显然已经知道必须更注意理论的指导与说明及认知的因素。还有，比如这种方法近似于与来访者进行的游戏，在某些来访者眼中，这种方法或多或少具有戏弄的成分，而且面质的技术如果没有良好的咨询关系作为铺垫，就很容易使面质带有攻击性，结果反而伤了来访者。另外，格式塔疗法强调觉察，可以证明，痛苦的个体是已经觉察过度了的，在这种情况下，促进更多的觉察是重复产生的，其效果也是值得怀疑的。这种方法有时候也显得过分强调情感因素而忽视理性、认知的因素，而理性、情感与行为又是相互联系的，格式塔疗法并没有使来访者把自己"此时此地"的感受进一步上升，没有认识到这种情感背后的影响因素。而且对于特定文化的群体来说，他们可能习惯于文化的制约而过分看重情感的保留，公开地表达情感实际上就是一种对自己的伤害，不能取得预期的效果。

事实上，近来格式塔运动的新一代领导人正在努力改进格式塔技术，使之更加"人性化"，把人本主义的人际精神和格式塔疗法的技术结合起来，并尝试用"单纯的人际交流的能力"来量化格式塔疗法的目标。可以相信，通过新一代格式塔咨询师的努力，该方法会更为清晰地被描述和提炼出来，拥有更为广阔的前景。

目前的格式塔疗法极重视咨询师与来访者间的接触与对话，此即指咨询过程中的存在性会心会谈，此种会谈对来访者有益。要使格式塔疗法真正发挥功效，咨询师本身必须要有较高层次的人格发展，一方面能完全察觉自己的需求，且能让这些需要不致干扰到来访者的咨询过程；另一方面能敏锐地处于此时此地，同时能无防卫地自我坦露。但是，其间仍存在着一种危险，即若咨询师欠缺纯熟的训练，极可能会有一种要将咨询重心置于给来访者深刻印象的积极欲望，并试图要操纵他们。

【建议参考资料】

1. 符明秋，于海霞．格式塔疗法述评［J］．邢台师专学报，1996（01）：43-46.
2. 林孟平．辅导与心理治疗［M］．香港：商务印书馆，1998.
3. 马建青．辅导人生——心理咨询学［M］．济南：山东教育出版社，1992.
4. 尼维斯．完形治疗：观点与应用［M］．蔡瑞峰，黄进南，何丽仪，译．台北：心理出版社，2005.
5. 张源侠．格式塔疗法的治疗技巧［J］．应用心理学，1991（03）．

【问题与思考】

1. 简述什么是"格式塔"。
2. 格式塔的咨询目标是什么？
3. 什么是"此时此地"？
4. 格式塔疗法的理论和实践对你进行的心理咨询有何影响？
5. 格式塔疗法的理论和实践对你的生活有什么影响？

第五章　交互分析疗法

【本章提要】

　　交互分析（transactional analysis，TA）又称沟通分析，是一个针对个人成长和改变的有系统的心理咨询方法，打破中国人常说的"江山易改本性难移"的迷思，以父母状态、成人状态和儿童状态来解释人格结构。交互分析的创始人艾里克·伯恩认为 TA 与其他咨询方法的本质区别就是他用上述的自我状态解释人的行为。虽然伯恩深受弗洛伊德的影响，但 TA 的理论和实践却与精神分析有很大的不同，伯恩提出了"脚本概念"，并以"脚本概念"说明人为何生活得不快乐、为何会坠入不良的生活模式中不能自拔。

　　本章主要介绍交互分析疗法的代表人物、历史渊源与现状、基本理念与主要特点、咨询过程与技术及其在心理咨询和治疗中的应用。

【学习重点】

1. 交互分析的发展
2. 结构分析理论
3. 沟通分析
4. 游戏分析
5. 脚本分析
6. 生活定位
7. 咨询技术
8. 心理咨询的过程

【重要术语】

　　父母自我状态　养育父母　控制父母　成人自我状态　儿童自我状态　适应儿童　自由儿童　自我状态失衡　污染　排除　互补沟通　交错沟通　隐藏沟通　不健康的共生关系　戏剧三角形　脚本分析　生活定位

第一节　交互分析的创立与发展

　　本节简要介绍交互分析疗法（TA）的创始人和发展的四个阶段。

一、代表人物介绍

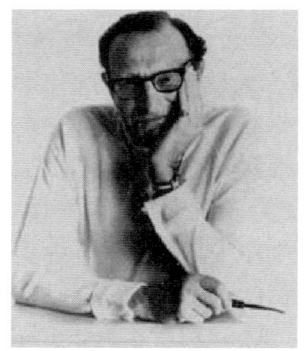
艾里克·伯恩

艾里克·伯恩（Eric Berne, 1910—1970）是TA理论的创始人，也是TA古典学派的代表人物。他1910年5月出生于加拿大魁北克省蒙特利尔市，家境富裕。1935年，伯恩获得了麦吉尔大学医学院的外科硕士和医学博士学位证书。1936到1938年期间，伯恩到美国耶鲁大学研究精神医学，1938年成为美国公民，并将自己的名字由艾里克·列昂拉多·伯恩斯坦改为艾里克·伯恩。1940年，伯恩在康涅狄格州建立了自己的私人诊所，1941年在纽约精神分析研究所开始接受精神分析师训练并接受费德恩（Paul Federn）的分析。在这期间，伯恩开始对潘菲尔德（Wilder Graves Penfield）的神经外科研究产生兴趣并在此基础上建立了父母、成人和儿童三种自我状态的个性模式。

在创建和实践交互分析疗法的过程中，伯恩写作和出版了许多论文和书籍来表明他的观点和学说。《运转中的心灵》（1947），《心理咨询中的关系分析》（1961），以及《人类之间的游戏》（1964）都曾轰动一时。

二、历史渊源与现状

国际交互分析协会（International Transactional Analysis Association, ITAA）为TA下的定义是："一种人格理论，以及一种针对个人成长和改变的有系统的咨询方法。"其重点是关注个人的成长与发展。其理论的发展大约经历了四个不同的阶段。

第一阶段："自我状态"的发展与确立（1955—1962）

这个阶段也称为"自我状态"（ego states）阶段。自我状态是TA的起点，也是TA理论最主要的基石。伯恩定义的自我状态是："一种思想与感觉一致的系统，借由一套相对应的行为模式呈现于外。"最初，"自我状态"只是被简单地区分为"成人自我状态"和"儿童自我状态"。后来伯恩将"自我状态"区分为"父母自我状态"（parent ego state, P）、"成人自我状态"（adult ego state, A）和"儿童自我状态"（child ego state, C）。"父母自我"是个体从周围重要人物身上获得的感觉、思想与行为；"成人自我"是对眼前现实的自主性感觉、思想和行为；"儿童自我"是个人童年遗留下来的感觉、思想和行为。三种自我状态整合成一个完整的人格结构。由于三种自我状态的引进，伯恩的理论有时候又被称为PAC理论。

第二阶段："沟通分析"和"心理游戏"两个概念的引入（1962—1966）

沟通分析（transactional analysis）也译做"交互分析"，这个阶段称为心理顿悟阶段。沟通分析是指"发生于两个个体的自我状态之间的刺激与反应所形成的交流系统"。举例来说，当甲向乙传达一个讯息之后就期待乙有某种反应，这个信息传递和回应的过程就是沟通。简单的沟通仅仅涉及到甲和乙两个自我状态，即甲方传达某种刺激，乙方给予回应。复杂的沟通则可能牵涉到三个或者四个自我状态。

心理游戏（game）是指两个人相处时一连串的交流与沟通，其中包含着许多双重的、暧昧的讯息，并且导向一些可预期的结局。心理游戏的典型特点是人们把内在的动机隐藏在做一件事的过程中。"沟通分析"和"心理游戏"这两个概念的引入帮助了解人们之间是如何进行交流与互动的。

第三阶段："脚本分析"概念的引入（1966—1970）

"脚本分析"（script analysis）阶段也称为技术处理阶段。伯恩认为"脚本（script）是以童年所作决定为基础的生活计划"。每个人都有自己的生活脚本，大约在2—3岁的时候形成，主要来自父母的影响并不断被父母强化，脚本充满着个性特征和专门的目标。伯恩认为通过对来访者脚本的分析，我们可以比较清楚地感知其过去、现状和未来。

第四阶段：伯恩逝世之后（1970至今）

这一阶段起自1970年，也称为精神自我阶段。1970年夏天，伯恩因心脏病发作逝世。或许是作为对他的纪念，他所开创的TA组织在他逝世之后蓬勃发展起来，到20世纪70年代中期，在世界范围内，TA的会员人数达到了一万余人。在这个阶段，一些新的技术被引入到沟通分析实务工作中，比如人类潜能运动、格式塔疗法、会心团体、心理剧技术等，更发展出对自我的诊断评量工具。一些较有影响的人物和书籍也随之出现。如詹姆斯（Murial James）、钟沃德（Dorothy Jongward）合著的《强者的诞生》；哈里斯（Thomas Harris）的《我好你也好》。与此同时，TA内部在理论上的分歧也随之加大，相互之间的争论促使了TA内容的广博与多样，包括将格式塔理论和心理表演的咨询方法引入到TA理论。到70年代结束，TA的古典学派、贯注学派和再决定学派发展成型，成为TA三大主力学派。至80、90年代，TA理论获得广泛的普及并在世界范围内发展起来，还建立有自己专门的网页供人们交流学习。

第二节 交互分析理论

TA心理学家在咨询实践中，遵循伯恩奠定的理论基础并在实践中不断发展和完善。本节的主要内容是梳理交互分析的结构分析理论（父母自我状态、成人自我状态、儿童自我状态）、沟通分析理论（互补沟通、交错沟通、隐藏沟通）、游戏分析理论以及脚本分析理论。

一、结构分析理论

TA 是关于人格的理论,是以 PAC 为基本架构的自我状态体系。结构分析(structure analysis)是 TA 的人格结构模型,自我状态是 TA 的起点,也是 TA 理论最主要的基石。结构分析认为自我状态可以区分为三种结构性自我和五种功能性自我。

(一)结构性自我状态

包括父母自我 P（parent state）、成人自我 A（adult state）、儿童自我 C（child state）三种自我状态。见图 5-1。

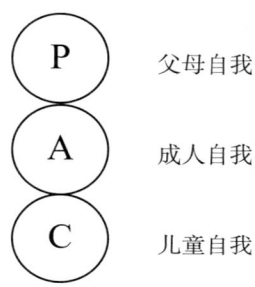

图 5-1　自我状态的三种结构

(二)功能性自我状态

功能性自我状态包括五个型态：养育父母自我状态 NP、控制父母自我状态 CP、成人自我状态 A、适应儿童自我状态 AC 和自由儿童自我状态 FC。父母自我状态 P（parent ego state）是个人心态和行为中保护、控制、呵护、批评或指导的倾向，源自小时候对父母行为的模仿。区分为养育父母（NP，nurturing parent）和控制父母（CP，controlling parent）。养育父母体现为温暖、接纳、柔和的语气、安慰的目光或手势等；控制父母则代表生活中我们必须遵守的那些行为规则，经常地表现为对人行为的控制：比如"小明，游戏时必须遵守规则。"控制父母常常与紧蹙眉头、严厉的语音语调、反对的表情相伴随。成人自我状态 A（adult ego state）是个人心态和行为中理性的一面，功能如同计算机。尊重事实并试图通过寻找事实、处理数据、估计可能性等来更新决策。与专注、平衡、镇定的状态相联系。儿童自我状态 C（child ego state）是植根于人内心的接近本能的情感和行为倾向。在儿童自我状态，我们可以区分"适应儿童"（adapting child）和"自由儿童"（free child）。适应儿童是接受来自父母或者文化而拥有的一些功能特点，主要表现为对环境的适应。这种适应一方面体现为儿童自我在父母或社会的要求面前表现出"好的，我去做"。一方面也可能表现为"我才不会去做呢"。在后者，尽管儿童自我违逆父母的要求，但仍是以父母的愿望和要求为准绳的，所以，依然被认为是"适应儿童"的一部分。自由儿童则是直接表达需求，具有直接的自发性特点。自由儿童如同真正的孩童一样，更多表现出接近本能的需要和愿望，具有孩童心态者希望得到他人的批准，喜欢立即的回报。在日常生活中，我们经常可以从说话人易动感情的语音语调中辨别出这种心态，就像一名孩子向妈妈抱怨说"弟弟淘气，可总是我受的批评多"时所用的语调。在某种意义上说，父母自我和儿童自我都是感性的、非现实性的，成人自我则是理性的、现实性的。

其中，父母自我状态和儿童自我状态大部分来自童年，父母自我从外化而来，儿童自我则源于内在。当个体处在"儿童自我"时，他应用小时候的感知和行为方式，当他处于"父母自我"的时候，则使用小时候父母的表达方式。"成人自我"则是针对目前的情况下使用的客观理性的态度和行为模式。在伯恩看来，除去所有儿童自我和父母自我，便都是成人自我。我们也可以用图表来表示这个状态以及相应的特点，见图 5-2 和图 5-3。

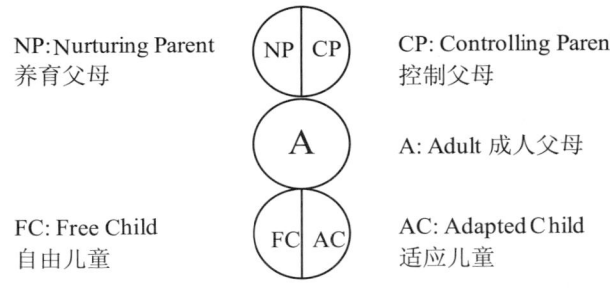

图 5-2　自我状态的五种功能型态

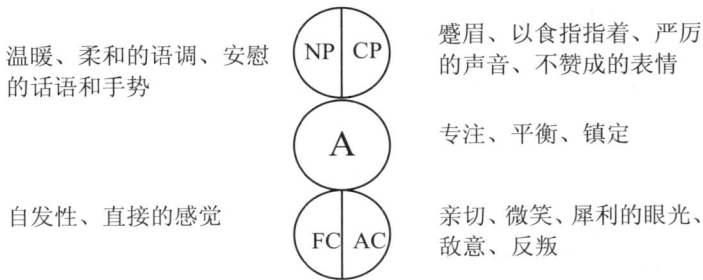

图 5-3　自我状态的五种功能特点

（资料来源：Thomas Ohlsson, Annika Bjork & Roland Johnsson, 1998）

人们在理解三种自我状态的时候，有时会倾向于认为父母自我是用来处理价值层面的问题，成人自我用来进行理性思考，儿童自我则是感觉的。虽然这是一种误解，但有助于我们以简单的方式来理解三种不同的自我状态。与此同时，三种自我状态本身无所谓好与不好，合理的运用同时能给人带来愉悦便是可取的。

交互分析理论家们也认为体现在个人身上的五种功能性自我状态的能量是一定的，在 CP、NP、A、FC、AC 五种功能状态中，如果一个人的这种能量多，别的能量就相对较少，从能量比例，我们可以看到个人不同的自我风格。假定以 100 表示五种自我功能状态的能量值，如果一个人的 NP 占据了最多的份额如 55，那么，这个人就是非常典型的养育父母，在生活中就比较多地是一个"照顾者"，假如一个人的 FC 所占的份额最大，那么这个人就可能是一个比较典型的自我主义者。如图 5-4。

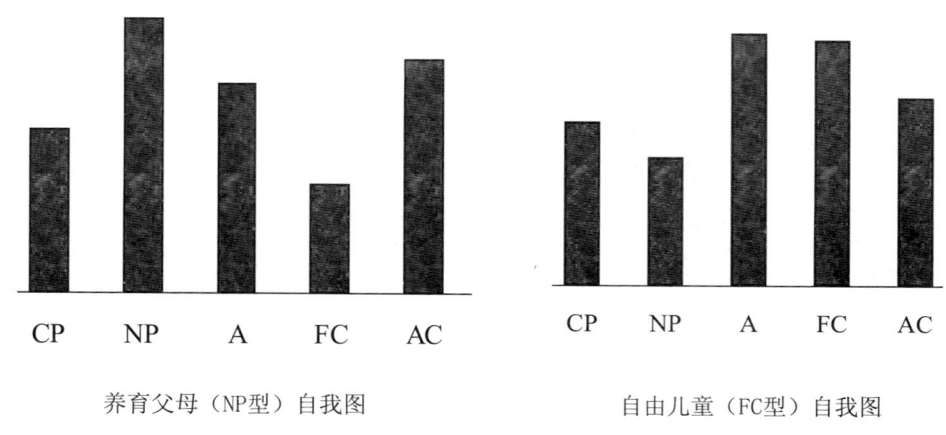

养育父母（NP型）自我图　　　　　自由儿童（FC型）自我图

图 5-4　自我图

（三）咨询理论

咨询理论涉及到 TA 对人类心理病理的看法和观点，建立在对人类问题解释的基础之上。在 TA 看来，如果我们生活中的每个人都有清晰明了的自我状态并且能量保持相对均衡，那么我们的适应是良好的。但在实际的生活中，情形远远不是如此。三种明显的状况使我们的生活出现问题：自我状态失衡以及污染和排除。

自我状态失衡是指人格结构的三个部分在个体身上能量的不均衡造成的人格偏颇现象。在伯恩看来，由父母自我状态、成人自我状态和儿童自我状态三者共同组成的人格结构之间的比例严重失调，那么这个人在生活中就会出现问题。比如一个人的父母自我状态占有过多的比重，那么这个人在日常生活中就既可能表现得非常专横、控制感强（控制父母过度），也可能表现得非常谨小慎微、瞻前顾后（养育父母过多）。前者是一个喋喋不休、喜欢指责、不满意现状、挑剔的人；后者则是一个鸡妈妈一样的人物，整天没完没了、事无巨细，缺少安全感。如果这两者都很强烈，那么生活中这个人处理问题既不理智也了无生趣。假如一个人的成人自我过多，似乎可以很好地在生活中周旋，人情练达，生活得现实但不会有太多的自我。假如儿童自我占据绝大部分，那么，这个人可能或者是生活得缺少规矩，我行我素，严重者容易出现反社会倾向、自暴自弃或者患得患失、自我放纵，成为自我中心的躁狂者（自由儿童过度）；或者是过分地拘泥于现实的要求，唯唯诺诺，严重者成为没有自我的压抑者（适应儿童过度）。极端的情形是这个人既渴望自由自在的生活又在现实的生活中感到极度无奈，于是很容易走向精神分裂。

污染（contamination）是指"父母自我"或"儿童自我"中的一种或者两种同时对"成人自我"的侵入，以至于造成混淆或者模糊的情形（伯恩，1961）。一个自我状态混淆的人可以认为自己的行为理性而成熟，但在他人看起来，这个人可能既幼稚又顽固。至于模糊的情形，典型的情况是人类偏见的形成和种种不切实际的幻想。

比如，一个男孩子小时候从严厉的父亲那里接受了"女人头发长见识短"的观念，当他站在这个"污染"的立场说话的时候，他坚信这是事实，并提出许多事例来证明事实就是如此。以至于长大以后也认为所有女人都是这样的，使得自己无论是职场上和女性同事的相处还是在家里和妻子的相处都显得困难重重。同样，一个女人如果从婚姻挫折的母亲那里接受"男人都是不可信任"的观念，那么她在长大以后和男人相处也会充满疑虑和不信任感，以至于可能影响到亲密关系的建立。如果是"儿童自我"污染了"成人自我"，通常的情形是种种不切实际的幻想。典型的情况有如青春期的"钟情妄想症"。一个男学生默默爱上了一个女同学，便认为那个女同学对自己也有意。无意间的回头正好碰上女同学的目光，女同学莞尔一笑，男学生便心花怒放，第二天，男学生发现女同学和自己的座位近了一排，再回头，女同学同样友好的目光，于是男学生不能自持，认为女同学所做的事情都是为自己。但事实上，女同学仅仅是无意识和出于友好。如果一个人的"父母自我"和"儿童自我"时时污染"成人自我"，那么这个人就可能既顽固又不切实际。污染的情形可以用图5-5来表示。

当个人的自我状态遭受污染之后，帮助个人从污染的自我状态中区分清楚，重新变得清晰明了，这个过程称为"去污染"，是TA心理咨询的重要内容和阶段。

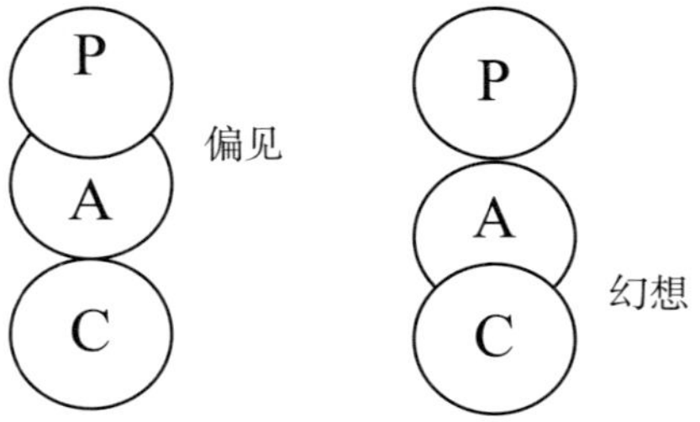

图 5-5　成人自我 A 被父母自我 P 和儿童自我 C 污染

排除（exclusion）是指在个人的生活中很少或者几乎不使用某种自我状态的情形。在这种情况下，某种被排除在外的自我状态并非消失，而只是不被使用。所以，个人在生活中便以一种压抑的、僵化的方式来处理现实问题。例如，一个排除父母状态和儿童自我状态，只使用成人状态的人只是一个充分"社会化"的现实的人，是一个物化的异化的人，既无感情也没有情趣；一个排除儿童自我状态的人可能了无生趣、刻板僵化；排除父母自我状态的人则可能缺少行为规则而没有内心的自我约束。

三种自我状态的均衡要求并不意味着我们在实际生活中必须同等程度地使用它，事实上，我们在某种特定的情形中使用某种特定的自我状态，而其他的自我状态便引退其后。也可能同时交叉使用两种自我状态。但这和完全排除、不使用某种自我状态不同。

健全而理智的个人是在生活中灵活运用各种自我状态并适时转换。所以，TA 对于排除的咨询是帮助个人找出被排除的自我状态，协助个人将排除掉的自我状态重新整合到个人的自我状态系统中。见图 5-6。

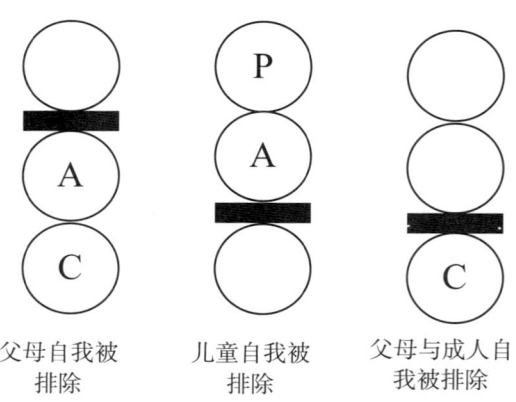

父母自我被　　儿童自我被　　父母与成人自
排除　　　　　排除　　　　　我被排除

图 5-6　自我状态被排除的情形

在 TA 看来，个人遭遇问题来自于自我状态之间出现种种问题。那么在现实生活中，人们遭遇心理困扰的原因主要是相互自我状态的不对接而引发人际沟通不畅。于是，要对人们之间的相互作用进行沟通分析。

二、沟通分析

我们用自我状态来分析个人的思维和行为结构，用沟通来表明发生在两个人之间自我状态的相互作用。伯恩把发生在两个人之间的自我状态相互作用称做沟通。当一个人对另一个人传达某个信息时，对方便会给予某种回应，这就是沟通。简单的沟通发生在两个自我状态之间，复杂的沟通，则可能涉及到多个自我状态，三个、四个甚至更多。人们日常生活中的会话通常由多个沟通形态所组成。不同自我状态之间的沟通形成多种不同的沟通形态，大致可分为三种。

（一）互补沟通

互补沟通（complementary transaction）也叫平行沟通，是指发生在两个自我状态之间平行而无交叉或者冲突的沟通。是一种通畅无阻并且舒适的沟通，可以永远持续下去，也可以适可而止。如图5-7所示。

孩子：妈妈，你爱我吗？　　　　　　丈夫：我的袜子在哪里？
妈妈：当然！　　　　　　　　　　　妻子：在阳台上晾着。

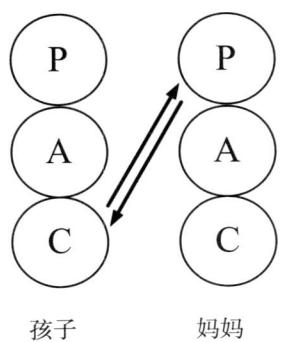
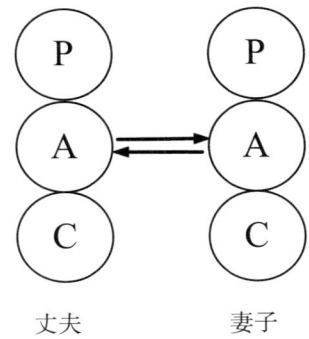

图5-7　互补沟通

通常，互补沟通还包含有多种不同的形式，如图5-8所示。

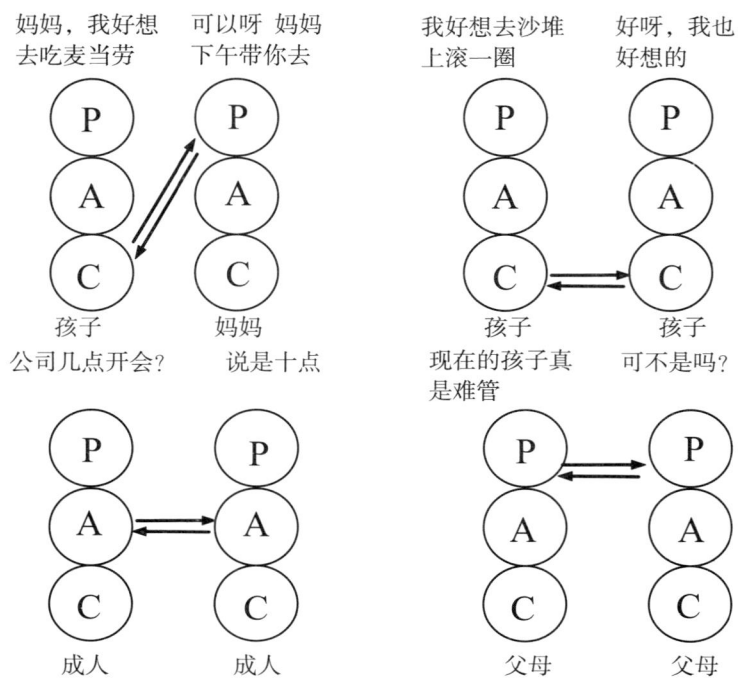

图 5-8 互补沟通的多种形式

（二）交错沟通

交错沟通（crossed transaction）是指两个人不在相同的或者平行的自我状态间进行沟通，而是出现交叉，是沟通的暂时中断，通常会引起冲突的沟通形式。典型的交错沟通是完全交叉，例如，孩子："妈妈，几点钟了？"妈妈："你一做作业就想到玩电脑吗？"交错沟通通常导致沟通的阻断。

三种典型的交错沟通形式，如图 5-9 所示。

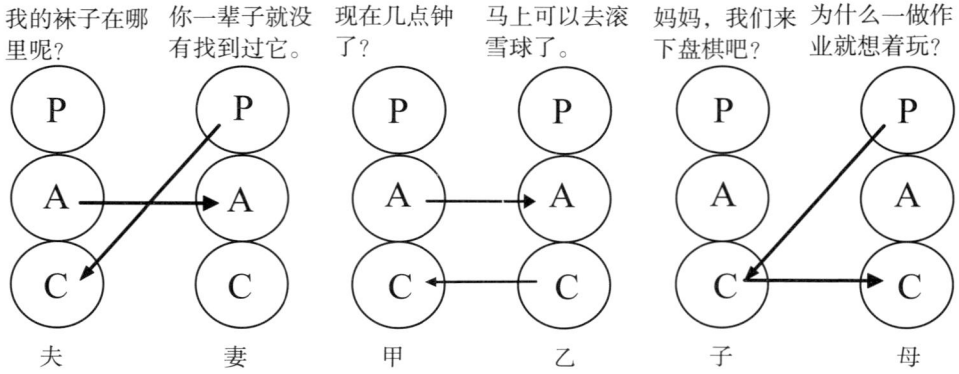

图 5-9 三种典型的交错沟通形式

(三) 隐藏沟通

隐藏沟通（ulterior transaction）常常发生在两个或者两个以上自我状态之中，一方面传达出一个公开的、社会生活层面的信息，另一方面表达一个隐藏的、心理层面的信息。涉及四个自我状态的双重沟通和三种自我状态的角型沟通是较为典型的隐藏沟通类型，沟通的结果通常由心理层面的信息决定。在隐藏沟通中，社会层面的信息通常是通过语言来表达，简单明了，而心理层面的信息则通常以语音语调、手势、姿势和脸部表情等非言语信息传达出来。这些非语言暗示也常常可以通过对人的呼吸状况、肌肉紧张状态、脉搏跳动频率、瞳孔扩散与收缩以及流汗程度等观察获得。事实上，任何一个沟通行为都包含有社会层面和心理层面的信息，通常这两者之间是相符合的，但在隐藏沟通里，社会层面的信息和心理层面的信息往往不一致，经常是发出信息的当事人自己才清楚自己究竟是怎样一回事情。

例1. 甲：你看见晒谷场的那些草垛了吗？　　乙：看见了。（社会层面）
　　　甲：我们去打打滚吧？　　乙：好呀，我也想的。（心理层面）

例2. 甲：快来买呀，衣服跳楼价卖呢！　　乙：是这样的呀，赶紧去看看。（社会层面）
　　　甲：买走仓库就没有积压了，谁买谁上当呢！　　乙：我先看看再说，没准儿价低以次充好呀，才不会轻易上当呢！（心理层面）

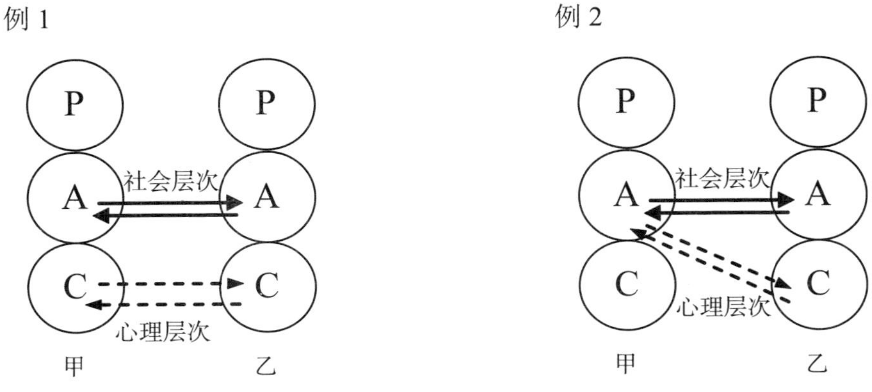

图 5-10　隐藏沟通

三、游戏分析

在论述人们生活中玩弄的游戏时，伯恩有很多论述，其中重要的是游戏共生关系和戏剧三角形。在他看来，游戏是一系列连续进行的互补隐藏式沟通，进展到一个明确并可以预期的结果。事实上，它更多地是指借助与他人交换安抚（stroke）得到负面感受的结果。伯恩以一个游戏公式 G 公式来加以表示：

■ 心理咨询与治疗

饵+钩＝反应-转换-混乱-结局

（Con+Gimmick = Response-Switch-Crossup-Payoff）

公式中划底线的三件事情几乎是同时发生的。

我们举例来说明：

来访者：你认为我会好起来吗？（渴求状）

咨询师：我们刚刚开始，很难说。（谦虚地）

来访者：你曾处理过和我有相同问题的人吗？（献媚地）

咨询师：有啊，你的问题一点也不算特别。（给予保证地）

来访者：他们都变好了么？（轻微地引诱）

咨询师：是的，有些人情况好多了。（坚定地）

来访者：所以，我也会好起来的？（引诱地）

咨询师：对，我认为有可能。（有力地）

来访者：有可能？为什么你这样说呢？（怜悯地）

咨询师：恩，哦……你知道，我有一些经验。（不太确定）

来访者：所以，当你这样说的时候，并没有任何事实根据。（攻击地）

咨询师：啊，没，哦……不是这样说，但我尽量在做……（难过地）

来访者：你们都一样，只是坐在那儿，以为自己什么都知道，到头来谁也帮不上忙。（愤恨地）

咨询师：我只是想要帮助你。（懊恼而难过）

（资料来源：Thomas Ohlsson, Annika Bjork & Roland Johnsson, 1998）

在这个过程中，我们可以找到隐藏沟通的情形，在这里"帮帮我吧，伟大的咨询师"（饵），"我这个伟大而谦虚的咨询师可以帮助你"（钩）。随后"伟大谦虚"的咨询师变成了"伟大而又厉害"的咨询师（反应）。到了第九个步骤，令人惊讶的转变发生了，"走开，你这个吹牛大王，不要以为自己无所不能。"在这里，隐藏的信息已经相当明显，随后的沟通则出现混淆甚至表现出一些火药味来。来访者玩的游戏是"到此为止"，咨询师玩的游戏是"我只是想要帮助你"。其结果是来访者既得意又愤怒，咨询师则是既懊恼又难过。

伯恩认为游戏可用几种方式来加以描述：一种是"不健康的共生关系"或者叫做"共生游戏图形"，一个是"戏剧三角形"。共生是指两个或两个以上的人一起行动以至于看上去就像是一个人（Schiff, 1975）。不健康的共生关系（unhealthy symbiosis）是通过漠视歪曲事实以符合其对现实的看法，这种关系通常来自小时候与父母建立的共生关系，人试图借此使自己的需求得到满足。

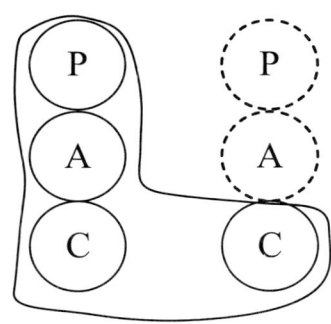
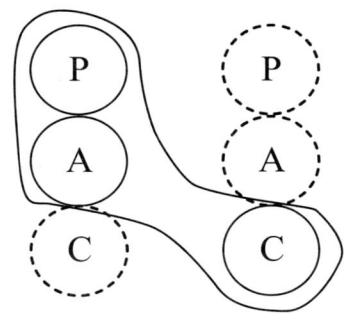

健康的共生　　　　　　　　　　　　不健康的共生

图 5-11　不健康的共生关系和健康的共生关系

不健康的共生关系透过漠视呈现在被动行为中（passive behaviour），其目的是避免运用自己可以解决问题的资源特别是思考能力。被动行为大致有四类：1. 什么都不做（doing nothing），在这种情况下，个人不应用自己的思考和反应。典型的情形如一个人不小心烫伤了自己却表现得满不在乎；2. 过度适应（overadaptation），在这种情况下，个人尝试着努力猜想对方想什么或者要什么，然后调整自己以符合这种想象。如上例，一个人烫伤之后置之不理，是因为他相信如果某人知道他烫伤后会生气；3. 躁动（agitation），在这种情形下，个人借着重复某种无目标的行为使自己变得激昂，如使劲地用手指敲打桌面等。严重的情形下可能导致暴力行为，比如一个人烫伤了，不仅不处理伤口，反而使劲啃咬自己的手指头；4. 无能或者暴力倾向（incapacitation or violence），在这种情形下，常常表现出类似神经质一样的行为，如晕倒或者发疯，对他人则表现出伤害或者攻击性行为。这些行为全然远离理性的思考，并且行为本身无助于问题的解决。如烫伤自己的人不处理伤口，而是去踢小狗。

在不健康的共生关系中，游戏表现为隐藏沟通。如图 5-12 所示。

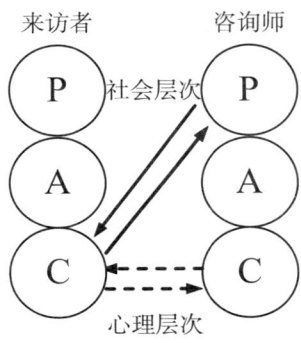

图 5-12　隐藏沟通示意图

另一种情形则是戏剧三角形，戏剧三角形假定每个游戏都如同一场小小的戏剧，在这个戏剧里有三个角色：拯救者（rescuer，R）、迫害者（persecutor，P）及受害者（victim，V），如图5-13所示。

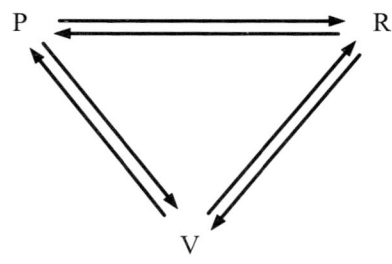

图 5-13　戏剧三角形

在这里面，角色通过转换便成为了心理游戏。

我们来看一个有趣的例子：一位漂亮可爱的小男孩被一位满脸奸笑的高大强壮的男人劫持，囚禁在一间狭小的屋子里。男人正在打电话给男孩的母亲索要50万美金，说如果不给就要将男孩撕票。男孩子看上去正在接受折磨，因为男孩的母亲没有接受条件，绑匪便将男孩拖上山顶，威胁男孩母亲说，如果不在规定时间内带钱赶到，就到山涧去找男孩的尸体。千钧一发之际，一队全副武装的警察赶到，制服了绑匪，男孩逃离了可怕的命运。在这个故事里，转换发生在小男孩被解救的那个时候。小男孩说："你真是多此一举，我们在拍摄电影呢。"

除了对游戏共生关系和戏剧三角形进行论述外，伯恩还就游戏进行了一度游戏、二度游戏、三度游戏的区分，并进行了阐释，在此不再赘述。

四、脚本分析

脚本分析（script analysis）是交互分析理论中又一个重要概念，其基本主张是个人的性格、命运、思想、地位或者堕落的情形都是在六岁以前通常是三岁左右的时期决定的。这一点和弗洛伊德的主张一致。在伯恩看来，脚本也就是以童年所作的决定为基础的生活计划。这些计划的形成来自于父母的深刻影响，但孩子并不是被动的接受者，相反，他们为自己的经验作结论，试图从不同角度寻找世界与个人存在富有意义的关联。由此，在某种意义上脚本又可以成为生存策略。在伯恩看来，孩子的成长很大程度上受制于他的脚本结构。他曾在自己的书里讲到一个例子，一位母亲对她的孩子们说："你们最后都会到精神病院去。"结果，女儿们成了病人，儿子们都成了精神科医生。

同样，当一个母亲总是不断地对孩子说"你绝对不可以……"这样的话，经过无数次重复，孩子就可能将它印刻在心里成为终身的禁止讯息。在伯恩看来，禁止讯息接受过多的孩子在未来的成人生活中成功的少，即使有也很难体会成功的乐趣。

如果一个孩子从小受到过多恶意的捉弄、轻视、讽刺、挖苦或者诋毁，如："你看，我说你什么事情都会弄得乱七糟八的吧……"那么，孩子长大后就容易成为一个自惭形秽的人，缺少自信，常常感觉己不如人。

如果父母给予了孩子更多"应该怎样"、"不应该怎样"的信息，比如："不要乱动东西"、"要尽量避免危险"等。那么孩子在日常生活中就会按照"应该怎样"、"不应该怎样"来生活，拘谨而束缚，一旦有某种可能，命运便被原来的脚本改写。举例来说，报纸的某版报导说：王子勋在某公司的领导岗位上兢兢业业工作30年，深受好评，却在即将离任的时候收受贿赂20万元，晚节不保。一个人可以许多年生活在"应该脚本"里，但最终被原本的脚本所降伏。

五、生活定位

TA 理论家认为，每个人在生活中都会展现出来的生活认知和定位，是个人与他人交往的主要方式，也是交往时所采取的心理地位。这种早年生活中形成的人生观往往与人共伴一生，除非有重大的变故，否则不会轻易改变。也因此它被叫做生活定位（life position）。生活定位是一个人占支配地位的交互作用方式，但不是唯一的。在实际的交互作用中，其他立场也会不时表现出来。

人们在交往中所采取的生活定位源于人如何看待自己和如何看待他人。对自己肯定或否定的看法以及对别人肯定或否定的看法，形成了四种可能的生活定位。

1. 我好—你不好（I am OK，You are not OK）
2. 我不好—你好（I am not OK，You are OK）
3. 我不好—你不好（I am not OK，You are not OK）
4. 我好—你好（I am OK，You are OK）

在四种生活定位中，前三种定位都是相对不好的。当我们认为自己好他人不好的时候，我们往往看到他人的缺点或者倾向于将他人的缺点或不足夸大，形成偏见，严重的时候会妄自尊大；当我们认为他人好自己不好的时候，我们往往容易夸大别人的优势，看不到自己的长处，严重时会自惭形秽；当我们以消极的观点看待别人和自己时，我们会觉得生活缺少色彩，世界阴暗一团。理想的定位是"我好你也好"，这种生活定位同时也是成人与成人的交互作用中最可能有的定位。它表达了我们对自我的接纳与对他人的尊重，是导致建设性沟通的生活定位。沟通的双方可以积极地面对有益的冲突、正视分歧并从中成长。TA 疗法的目标正在于帮助个人无论在哪样的生活定位中学习改进自己的人际交互作用，努力达到理想生活定位。

交互分析疗法除了伯恩创立的古典学派以外，还有贯注学派（The Cathexis School）和再决定学派（The Redecision School）两大学派，在此就不详细介绍了。

第三节　交互分析的常见技术、过程及应用

TA 在结构分析、沟通分析、游戏分析、脚本分析和生活定位的基础上发展出常见的咨询技术，形成完整、科学的咨询过程，并在实际生活中被广泛应用。

一、伯恩的经典咨询技术

经典交互作用分析是以伯恩为代表的咨询实践。在咨询过程中，加进创造力、幽默、玩耍、想象和直觉等重要因素。伯恩使用的咨询技术有：询问、明确化、面质、解释、例证、确认、晶体化、阐释、第三种选择、双椅法等。

询问（interrogation）：用于确认临床上的一些关键性重点。例如："你真的认为你过去的一切对你的影响太大，以至于你确实想放弃改变吗？"，"你确实想过要放点什么药把你丈夫毒死吗？"询问的目的是要激发来访者的思考，同时帮助咨询师决定下一步应该做什么。

明确化（specification）："你只要见到重要人物，就会很不自在，说话语无伦次？"这样的问题帮助咨询师和来访者将问题分类，目的在于能够明确记忆这个信息，以便于以后使用的时候方便而不混淆。

面质（confrontation）：咨询师用自己获取的信息指出来访者的表述、言行等不一致的技术。比如一个人讲到很悲伤的一件事情却有很高兴的表情，咨询师便可以对其进行面质："你刚才讲到你为亲人遭遇车祸感到悲伤，可你的表情是在微笑。"

解释（explanation）：咨询师用简短的话来强化来访者成人自我状态所做的努力。"我们来看看发生在你身上的情形，当一个父母自我状态想要严厉控制某种局面而让你感到十分不舒服的时候，你的成人自我选择销声匿迹，这时，儿童自我站出来加以抵抗。这就是你不满某种权威，加以抵抗时所发生的情形。"

例证（illustration）：通过一些故事、比喻、奇闻轶事来达到解释的目的。例证通常用在成功的面质之后，比如"你的行为看上去像在变魔术"。

确认（confirmation）：通常紧随面质，是面质的延续。其目的依然是要增强成人自我状态的能力，帮助来访者拥有一个坚强、明确并且胜任愉快的成人自我状态。

在此基础上，伯恩说咨询师可以选择以下三种方法之一：

晶体化（crystallization）：使用具体的陈述，使来访者拥有立即解除症状及社

会控制的机会。比如"如果你可以换个角度思考问题,那么就可以避免自己无用、拖累别人这样的观念了。"

阐释(interpretation):咨询师所使用的心理动力学的阐释技巧延续晶体化的过程,直到儿童自我来访者的儿童自我不再迷惑。

第三种选择是上述两种选择策略的组合,来访者因为成人自我状态的控制而好起来,等整个情形变得稳定之后,咨询师可以针对儿童自我状态进行分析咨询工作。

空椅技术(empty-chair):是让来访者的内射外显的一种咨询方式。在咨询环境中放置两把相向的椅子,其用意是要来访者将内在的对话和冲突外显出来。本质是一种角色扮演,通过这种方法使内射表面化,使来访者充分体验冲突,并接纳和整合胜利者与失败者,从而使冲突得到解决。

二、心理咨询的过程

TA 的心理咨询与其他学派一样,有其自身的理念支撑,有明确的心理咨询目标、咨询阶段,并在实际生活中得到广泛应用。

(一)心理咨询的目标

和许多其他心理咨询方法有所不同的是,TA 的咨询目标有相当大的弹性。其终极目标是要完成咨询合约、治愈问题。这个合约从两个不同层次来进行:一是社会控制合约的完成,达到的结果是来访者症状的消除和行为的改变;一是自主性合约的实现,所带来的结果是更广泛的人格的改变,也就是脚本的改变,以及更加完善、亲密的人际关系的建立,同时提升个人的自我觉察能力。追随伯恩的足迹,交互分析的理论家们发展了伯恩的思想,形成了强调儿童自我再决定的高登夫妇"再决定学派",强调新的父母自我状态的席芙"贯注学派"以及强调成人自我可发展与训练的伯恩"古典学派"。尽管不同的学派有各自不同的关注点,但其咨询的目标是相同的,我们把它归结为四点:帮助建立个人行为的责任模式、通过咨询达成外在心理改变、现今心理改变和早期心理改变。

1. 个人行为责任模式的建立

这是 TA 理论对于健康人的重要观点之一,强调选择、责任与自由的重要性。伯恩认为,一个心理健康的人应该是一个自由的人,而一个自由的人意味着有能力有效地处理那些发生在自己身上的事情,可以为自己的行为负责。所以,个人责任能力是 TA 咨询的前提也是最终想要达成的目标。

2. 外在心理改变

TA 咨询的一个目标在于帮助来访者 24 小时生活在适应人类、肯定生命的环境中。个体自身通常是在幼年的时候,将自己经验到的感受、思考与行为方式融入自我,成为日后可用的自我状态。但我们没有足够的力量独行世界,当儿童自我寻求帮助的时候，新的父母自我便可以有机会进入到来访者的生活中，一旦来访者有机会频繁并且较长时间地与某人接触，而这个人可以让来访者体验到对生活的信任，那么，这个人就有可能成为来访者未来父母自我的一部分。这个过程如同孩子将父亲或者母亲的人格纳入另一个人的人格一样。外在心理改变就是通过与他人的相处，从外部吸收有价值的东西来完善自己。

3. 现今心理改变

帮助来访者走出心理困境，充分应用成人自我的力量是 TA 咨询的又一个目标。事实上，积极而健康的个人是以成人自我为基础的。所以，咨询的重要目标之一是给予来访者充分的信任——相信来访者可以运用成人自我的能力，适当地看待所处的现实并作出适当的反应，从而使来访者能够在持续改变的现实情境中作出良好的判断与行动。

4. 早期心理改变

这是 TA 咨询中非常重要的一种认识，也就是帮助来访者完成儿童自我的再决定。TA 理论家高登夫妇认为，许多人的心理困境来自于原有儿童自我中储存了大量的脚本讯息或者阻碍个人发挥潜能的禁止类讯息。咨询的目标便是来访者可以尝试做新的改变。比如一个来访者对于自己从来都是持否定态度，从来不敢当众唱歌，而在 TA 咨询专家的帮助下，引吭高歌，并赢得阵阵掌声，他就想：原来我也可以做得这么好。于是，来访者对自己的儿童自我作了再决定。由此，帮助来访者建立责任模式。

（二）咨询阶段

TA 的咨询不仅有其理论的基础和咨询的条件，也有其达到目标的手段，大致说来，TA 将心理咨询分为合约阶段、澄清阶段、回溯阶段和结束阶段。

第一阶段　合约阶段

合约（contract）阶段是咨询的起步。TA 十分强调咨询师与来访者之间关系的建立以及咨询合约的签定。伯恩认为合约是咨询师与来访者之间为达成目标所做的协议。通常的步骤如下：收集和接触来访者的相关资料；倾听和询问来访者前来咨询或治疗的原因；对来访者的情况做初步的诊断并记录下来；与来访者协商建立咨询和治疗目标。

对来访者情况的收集除了使用 DSM（Diagnostical and Statistical Manual of Mental Disorders）手册进行确认外，TA 还经常使用脚本访谈技术，脚本理论作为 TA 主要的诊断模式，可帮助咨询师更好地了解来访者何以陷入当前的困境。合约的制定可以不必一步到位，咨询师和来访者可以先行建立一个初步的合约，待双方有了更多的了解之后，进行合约的修改和完善。如同商业合同一样，TA 咨询合约包括一些必要的要素：首先是咨询师和来访者的一致同意（mutual consent），咨询是否进行首先要得到双方的同意，并且双方也都清楚来访者想要改变的方面和试图达成的目标；其次是正当的报酬（valid consideration），由来访者担负咨询的费用和参与咨询的时间，咨询师提供咨询的场所、相关设备、知识、经验以及恰当的工作时间；再次是能力范围（competence），同样是对双方的约束，咨询师被要求拥有提供咨询的专业技能，而来访者了解合约并有足够的体能和智慧实践合约规定，这意味着来访者不能是未成年人、智障者、酒精或药物依赖者以及精神病患者；最后，合法的目的（lawful object）是合约重要的内容，意味着合约不违背国家相关法律并得到一般道德上的认可，同时也要符合咨询师所属 TA 组织的专业伦理准则。

合约来自于咨询师和来访者之间的合作，双方对咨询负有同等的责任。合约要求简单清晰、一目了然。合约可以区分为①阶段性合约，其中又可分为软性合约和硬性合约、初始合约和咨询合约、社会控制合约和自主合约，②短期合约与长期合约，③个别合约与团体合约，④特殊合约，⑤虚拟合约等不同类型。当合约遭受破坏的时候，需采取一定的规则来处理。不仅制定合约的思路要清晰明了，合约也应该是切实可行的。

我们来看一个初始合约的例子。简是一位总担心自己不能讨好别人的来访者，经常陷入很重的思虑中，反复思考却仍然无法知道自己究竟该怎样做。于是，咨询师根据目前观察到的情形，建议制定一个短期的咨询合约，随后再来处理它。

T（代表咨询师）：你要知道我对你的问题了解多少吗？

C（代表来访者）：要。

T：我们讨论过你与雷诺、凯瑞和我之间的一些情形。当你告诉他们我对你的看法时，你看上去很激动、生气，但你没有表达出来，反倒用笑容使自己更加退缩了。然后，你开始作很多分析与思考……所以给我的印象是，你在生气，但却用分析来代替……是这样吗？

C：是这样，你说得对。

T：你知道这是怎样一回事情吗？

C：和我哥哥、父亲有关，我觉得他们对我不公平，但我不敢说出来。

T：你愿不愿意订立一个这样的合约，"我会坚持自己要表达出生气、而不是退缩，或只是分析。"

C：愿意，这是个好合约，我接受。

（资料来源：Thomas Ohlsson, Annika Bjork & Roland Johnsson, 1998）

进入实质性的咨询之前，除了通过了解来访者的一些相关情况制定合约以外，也要对来访者的问题进行评估。在 TA 咨询中，脚本访谈是经常使用的主要形式。咨询师通过脚本访谈了解来访者的背景、童年经验、对现在以及未来的看法。咨询师可以由此收集到来访者对自己生活的看法、帮助咨询师了解来访者个人的特质，在二者之间建立直接、开放的体系，以作出初步诊断。许多咨询师都在工作中形成自己的脚本问卷，用来帮助诊断来访者的问题。

访谈脚本举例：

1. 你的名字？名字的意思？多大了？
2. 简短描述一下你目前对自己的了解。
3. 你靠什么维生？
4. 你现在住在哪里？和谁住？
5. 你有小孩吗？
6. 你的教育程度？
7. 谈谈你所知道的关于自己出生时候的情形。
8. 你父母的名字？
9. 当你还是个婴儿的时候，和谁同住？住在哪里？
10. 当你四五岁的时候，和谁同住？住在哪里？
11. 开始上学时呢？
12. 十几岁的时候呢？
13. 简单描述一下你小时侯记忆中妈妈的样子。
14. 简单描述一下你小时侯记忆中爸爸的样子。
15. 当你妈妈对你不满意的时候，她会怎样做？
16. 对你满意时，她如何表现？
17. 你爸爸呢？如果他对你不满意时，他会怎样做？
18. 对你满意时呢？
19. 小时候，你最喜欢父亲什么态度？
20. 就你现在的记忆，你对父亲最不好的印象是什么？
21. 那么，对母亲最不好的记忆呢？
22. 你最喜欢你母亲哪方面？
23. 你小时候最喜欢的故事？
24. 告诉我故事的内容。
25. 这故事让你印象最深刻的是什么？
26. 小时候，大人们如做了对你不好的事情，你如何反应？你感觉怎样？
27. 你记得小时候发生过什么事情吗？谈一谈。
28. 你想你将来会如何死掉，大概几岁死？
29. 你想你死后人们会怎样说你？
30. 对你来说，"快乐"是什么？
31. 目前你最大的问题是什么？
32. 在生活经验中，令你最不愉快的又经常有的感觉是什么？

33. 你想自己五年后的生活会是什么样子？
34. 你最不喜欢自己哪方面？
35. 你最喜欢自己的又是什么？
36. 在你生活中，你做过的最重要的决定是什么？
37. 小时候，你希望你的母亲有什么不同？
38. 小时候，你希望你的父亲有什么不同？
39. 你的祖父母过着什么样的生活？
40. 你的父母亲或者祖父母中有谁已经过世？如何过世的？过世时多大年龄？
41. 如果你是个魔术师，你要如何改变自己？
42. 你想，即使你不是个魔术师，你可以靠自己得到什么最想要的改变？
43. 如果要了解你的情况，你想是不是仍有什么重要的事情需要告诉我？

咨询师通过上面的访谈脚本对简的问题进行了解和确认，得出初步印象，随后与简共同订立合约，进入咨询。

第二阶段　澄清阶段

澄清（clarifying）是咨询的第二阶段。TA 疗法与格式塔疗法一样强调此时此地的经验与观察，TA 咨询师认为人唯一可以把握的就是当下，即使事情发生在三、五分钟之前，也已成为历史。我们无法改变历史，却可以改变人自身的态度。对此时此地的重视是咨询中每个阶段、每个类型工作的起点。合约建立之后就进入澄清阶段。主要目的是扩大来访者对于此时的觉察，并且了解各个问题如何在此时呈现出来，重要任务之一是加强成人自我的内容。目标是增强社会性控制，也就是促使来访者能在意识层面上掌握并改变自己的行为。

TA 疗法针对行为来进行，咨询师花费较多时间鼓励来访者在咨询室内尝试以行动表现感觉、幻想或新得到的观念与感悟。咨询师经常挂在嘴边的话是："你是否愿意试试看？"同时，咨询师本人也主动参与到事情的进展之中，而不是去扮演冷淡、中立和观察者角色。

TA 咨询模式也注重技巧的使用，幽默、好玩、坦白、幻想、允许、简单、清楚、易学、实用以及语言的效用等都具有正面的效应。在实际的咨询中，TA 咨询师通常会发展出自己的一套结合个人经验、个性以及尝试和经由训练而来的咨询经验。

在使用相应技巧来进行咨询的时候，许多技巧在澄清来访者问题过程中发挥着重要作用。不同咨询取向的 TA 咨询师可能采用不同的技巧。

在澄清的过程中，对来访者的一些观念进行面质是重要的。在咨询的过程中，来访者会经常使用一些类似"你知道的"，"你懂我的意思"这样的话，咨询师会对这样的话给予面质："你说什么，我知道什么？"，"你的意思是？"同样，来访者在表达自己内心的痛苦时，脸上却毫无痛苦之意的行为也会被咨询师面质："我听见你说你很难过，可你脸上却是微笑的表情。"有的时候，来访者会说类似这样的话："他的行为让我实在难以忍受。"这个时候咨询师也要面质，因为来访者这样的表达是假定了另一个人在控制来访者的情绪经验。咨询师在咨询过程中，要努力将来访者习惯归纳为他人身上的经验、感受和幻想等看成是自己的，尽可能地产生正面投射，如将"那真是太棒了"变成"我真是太棒了。"

另一个重要工作是咨询师要尽量将来访者长期以来习惯了的负面安抚以及对自己的负面看法转变为正面安抚并学习欣赏自己。

除去污染是澄清并且是重要的澄清工作，是咨询的重要环节。在前面我们已经了解到污染是指成人自我的内容被父母自我或儿童自我、或二者一同侵入。帮助来访者通过去除污染获得一个"干净"的成人自我既是澄清也是咨询。

去污染的步骤大约是四步：①将成人自我与儿童自我和父母自我区分开来；②加强各个自我状态之间的界限；③教育与训练成人自我；④建立成人自我为人格的主导者。在实际的生活中，个人的自我状态之间通常会有一些污染，但只要不防碍成人自我处理事务、选择及解决问题的能力就无所谓。但当污染过于严重而影响了正常生活的时候，去除污染就是必须要做的工作；成人自我的训练则有助于来访者增强解决实际问题的能力；将成人自我作为人格的主导者，是去除污染的目标。成人自我帮助我们成为自主独立的个体，去应付生活中的各种问题。但这并不意味着使成人自我变成唯一要用或者可用的资源，个人需要运用自己所有的自我状态去面对充满无限可能性的现实。

允许沟通（permission transaction）是帮助来访者摆脱来自父母亲禁止讯息的沟通。通常以负面形式出现，感觉起来是咨询师的成人自我在发出信息，但来访者接受自己是以自己的儿童自我感受为来自咨询师的父母自我。允许沟通中咨询师会帮助来访者感受自己的能力、给予允诺、保护和增强来访者的行动能力。

绞架沟通（gallows transaction）是一种隐藏沟通，说话人自我取笑自我破坏的行为，同时邀请别人来取笑自己。于是传递出来的信息是：别把我和我说的话当真。这种沟通其结果是强化了说话人儿童自我中自我破坏行为的动机，借由不幸和其间的禁止讯息，满足内在的父母自我。

症结（Impasse）的澄清是澄清工作中非常重要的方面。"症结"是格式塔学派常用的概念，被高登带入 TA，所谓症结是让来访者感觉迷惑不解，阻止其向前迈进的胶着点。当来访者感到"我不能"，"我做不到"或者"我不知被什么东西卡住了"之时，来访者就处在症结之中。

第三阶段　回溯阶段

TA 疗法在经历了合约和澄清阶段之后，进入到回溯（regression 又称退化）阶段。指的是个体没有完全运用实际已经达到的发展层次，而是运用旧有的原则，退化到较早时期的存在方式之中。一般的退化通常是暂时性的，如果问题处理得当，当事人会较快地恢复正常功能状态。典型的退化例子是精神分裂症患者。

TA 咨询中，来访者将注意力投入到儿童自我和父母自我是一种退化形式，这两种状态都是在运用生命早期的思考、感受与行为模式。TA 所追求的目标是个体能够自由自在地处在不同的自我状态中并自如地应对内在和外在现实。

在某种意义上说，TA 的回溯与精神分析的回溯一样强调个体的心理问题可以追溯到童年的早期经历，这些早期的经历可能被压抑起来以致成年之后也难以觉察。同时，两者也都强调个体的心理技巧可以发展和成长。所不同的是，精神分析强调对本能压抑与潜意识的挖掘并且认为一旦找到原因，个体的心理问题就迎刃而解。TA 则强调个人对即使如同压抑本能和潜意识这样的事情也负有责任。由于我们对早期生活事件的觉察，可以因此而改变现在的处境，促进改变就成为回溯的目的。

在 TA 疗法中，回溯被称为合约性回溯（contracted regression），伯恩把它理解为直接诉诸清醒状态下的儿童自我，是力图让来访者回到最原始的冲突情境之中。在他看来，儿童自我更容易向另一个儿童自我表达自己，所以，对于自我表达的咨询，最理想的解决方法便是回溯。让来访者回到较幼年时的功能状态，试图找出当时与现今困扰之间的关系，TA 的咨询师们相信，从童年经验下手可以更快地触及内在心灵的冲突。

咨询过程中的回溯以来访者同咨询师成人自我之间的关系为前提，咨询师首先通过与来访者建立咨询关系，订下咨询合约，对来访者生活中最重要的脚本进行详细的了解，并花费相当时间来进行去污染工作，以保证来访者可以用其没有被污染的成人自我来整合回溯之后引发出来的新经验。假如一切顺利，那么来访者的再决定得以完成，开始新的生活。但由于来访者日积月累的生活才形成了自己的原始脚本，因此改变通常十分困难，许多来访者一次又一次地胶着、重复旧有解决问题的方法。所以，解决问题的过程不会是轻而易举的。

通常，我们可以用下列的图示来表明回溯过程：合约→看出此时此地的症状→引发能量→设定一个来自过去经验的特定情境→从儿童自我来表达愿望和要求→愿望或要求被拒绝→发现早期决定→在症结中停滞不前→指出可能的其他选择→澄清症结或再决定→获得成人自我信息。

与此同时，回溯中的父母工作（parental work）也是重要的。回溯工作的重要目标是产生再决定，也就是将早先经历中破坏性的已经丧失了建设性的早期决定加以改变。这些改变不可避免地要牵涉到对父母等相关人物的排斥，因为所有的早期决定是在与父母或者相关人员中产生的。但这个工作绝不是将生气、对立等负面情绪指向父母。

回溯中的父母工作大体上分为四个步骤。第一个任务是让来访者明了自己在先前的生活中曾经以自己的牺牲换来了对父母的"保护"。考虑到父母对于孩子的重要，孩子千方百计思考如何做才能让父母高兴而自己不被抛弃。通常的策略是让自己变乖来保证父母不失望、不沮丧。而在这个过程中，孩子的需要经常没有被满足，回溯便是首先让孩子体会到这份不公平。

接下来，咨询师帮助来访者处理原始情境中体会到的压抑。在咨询情境中，咨询师协助孩子在感到压抑的时候学会说"不"，而不只是一味地屈从。这样做的结果是孩子可以发现：在儿童自我肯定自己的时候并不会发生什么可怕的事情。

再进一步的工作是来访者在表达了抗拒之后，要采取行动来肯定自己，表达自己的愿望，最终目标是为自己的现在和未来负起责任，而不是把父母先前的行为作为借口。

第四步也是最终的目的所在，就是来访者探索亲子关系中的光明面，寻找生命新的方向。在这个过程中，来访者需要做心理上的两个整理工作：一是不必承担因为自己的到来而扰乱父母生活的责任；另一方面，就是学会原谅父母可能做得不好的一面，同时感激他们给了自己体验人生的机会。这是回溯工作中关键性的步骤。在进行回溯的时候，双椅法、突现法和父母访谈是经常用到的一些技术。在咨询中要进行的回溯需要将年龄因素考虑进去。在不同的阶段，回溯介入技术各不相同，这也反映出 TA 的个体心理发展观。

第四阶段　结束阶段

结束是富有价值的完整咨询的最后阶段。意味着经由双方的共同努力，来访者获得情绪上的安全感并将学会的一些技能迁移到日常生活中去，用于积极应对生活中的种种困扰。

结束大体上可以从三个不同的层面加以展开：第一个层面发生在咨询本身。任何咨询本身都有一个自然的结束，尽管我们可能没有解决全部的问题。第二个层面发生在来访者与咨询师之间，属于心理层面的结束。处理来访者与咨询师之间会因为咨询而产生的或多或少情感连带，尽量减少或避免分离的焦虑和痛苦。第三个层面是评估，即对咨询师的工作能否促使来访者在日后的生活中运用，是否有能力面对新的情境、新的关系并在需要时寻求所需的支持所做的工作评估。同时，也要对咨询效果进行评估，可以从多种角度来进行。一是来访者个人信息的反馈，来访者在咨询结束和一段时间之后，可向咨询师报告自己的情况；二是通过咨询师的观察或者量表评估，以了解来访者心理恢复的情况；三是可通过对来访者生活相关人员和社会功能的恢复状况进行了解。

三、应用

TA 从上个世纪中叶创立至今的短短半个世纪里，其影响从美国到北欧并扩及到全世界，TA 是一种心理咨询的理论和实践，更是一种关于成长的理论，涉及到个人、团体与组织。其关注人际沟通的品质、注重人的自我成长潜能、强调个人责任担当的理念以及富有新意的咨询方法，都使其赢得越来越多业内外人士的青睐。作为一种独特的理论与技术成为业内十大流派之一，其应用领域广泛。

（一）个体咨询

是 TA 疗法的传统领域，对于生活中遭遇各种心理问题的人提供咨询和支持，涉及到个人生活的方方面面。对于 TA 理论的遵从与掌握，可以帮助咨询师更好地应对来访者遭遇的心理困境。

（二）团体咨询

是 TA 应用广泛的领域，在瑞典有许多利用 TA 理论来进行团体咨询的实践。典型的如治疗性社区（Therapeutic Community）。在这个机构里，24 小时内均具有物质和社交环境咨询功能。遵从人本理念，相信并肯定人的价值和尊严，强调个人的责任，团体内提倡"你好我也好"的温暖接纳气氛。来访者通常在社区内呆上一年的时间，对于来访者而言，这是一个令人惊喜和温暖的环境，因为在他们原有的生活环境中，长时间接受的都是"你是不够好的"这样负面的信息。治疗性社区坦诚友好、充满温暖关怀的环境使来访者得以从心灵和精神层面获得支撑；每个人从团体中了解到自己可以以不同的方式和权利拥有好的感觉。TA 的哲学基础、对人的理解力和情绪的关注都很吻合人们的内在需求，其简明清晰的表达，使得来访者与咨询师都能够有一个很特别的机会获得相同的知识。TA 不仅为咨询师所有，也易于来访者自己掌握。

（三）教育领域

教育领域的进入也是 TA 理论积极实践的方面。按照 TA 的理论，大量的心理问题都表现于人际冲突之中，个体在成长的过程中或多或少地形成不健康的脚本信息，被许多"应该"、"禁止"信息纠缠而不能拥有积极健康、温暖和谐的人生。TA 便在帮助个人成长方面表现出极大的价值，帮助个人提升。

四、对交互分析疗法的评价

（一）贡献

TA 学派在帮助提升人类心理的工作中作出了积极的贡献。

TA 充分吸取精神分析学派关于人格的理论，以简单明了、逻辑清晰、易于了解的方式来解读人格，并且在咨询的过程中，注重此时此地的感觉和经验，让来访者感觉到意义的存在。方法实在，没有诡诈，相比较精神分析的繁文缛节，TA 既省时又省心。

TA 给予人们一种有价值的哲学理念：人是自己行为的担当者。这一理论基础的确立把人从被动的机制中拉出来，正视并积极面对自己的生活。这一基础同时也吻合整个心理咨询领域助人自助的共同理念。

TA 试图以简单易懂的方式来解释人类的心理现象，提供对发生在个体自身和人际之间的事情的了解，希望人们可以为发生在人类之间的复杂心理关联产生理解。于是创造出易于沟通的心理学语言，为不同知识背景的人提供了机会。人们可以将 TA 的理论运用在自己和他人的关系之中并在需要的时候采取积极的行动。

从方法和技术层面来看，TA 强调短程咨询与有效性保证。任何一个来访者都在心里期待咨询能够在最短的时间内完成，不仅从经济角度考虑，也是从痛苦承受角度考虑。TA 咨询属于短程咨询的一种，尽管也有少数时候例外。时间在 TA 疗法中是重要的一环，通常在合约中商定好。由于有时间的限制，TA 疗法对效率的要求显得很重要，TA 咨询师会仔细地描述许多经过规划的技术与方法，咨询应如何处理，该用哪一项技巧、什么时候运用等。TA 鼓励人们通过行动来改变自己的生活。

（二）局限

TA 的不足首先表现在缺乏定义明确的核心概念，突出表现在 TA 没有基于自我状态的自成体系的发展心理学理论，而是借用弗洛伊德、皮亚杰和埃里克森等人的观点综合成自己的心理发展学说，尽管这样的做法为 TA 学习其他学派之长提供了便利，但同时缺少自己独特的学术观点。

作为以自我为基础的咨询，TA 对于自我的强调在帮助人们客观理性生活的同时，忽视了人类的潜意识心理层面，而实际上这是一个非常重要的领域。许多心理问题被压抑到潜意识层面，忽视潜意识层面对于人类深层心理的把握会显得偏颇。

与此同时，由于 TA 咨询模式注重对成人自我的掌控，以成人自我概念为核心，使得在实践中对儿童自我和父母自我相对忽视，这造成了两方面的情况：一是究竟什么是成人自我？人是不是行为循规蹈矩就能成为生活的赢家？如果是这样，那么儿童自我和父母自我在生活中应该扮演怎样的角色？二是咨询最终的结果倾向于理性和客观，因此对来访者的情感面相对忽视，也较少关注咨询过程中的移情现象，以致在咨询的最后，来访者与咨询师之间情感分离工作相对不易。

所以，我们需要看到的是两个层面。一方面，TA 以其简单明了、清新幽默的气息解读人类心理，充满魅力与活力；同时，TA 与其说是全新的心理学原则，不如说是以新观点来看旧原则，在某种意义上说，TA 可认为是新阿德勒（neo-adlerian）疗法。无论是理论本身还是实践层面都还有许多可以发展的地方。但无论如何，其注重通过人际修通增进人类幸福与健康，以及个人需要对自己负责的理念对整个心理咨询工作都有积极的意义。和其他所有的心理咨询学派一样，TA 能够达成心理咨询最重要的目标：协助个人改变与发展，不断创造生活中新的机会。

【建议参考资料】

1. 哈里斯. 我好你也好：人际沟通的分析［M］. 洪志美，译. 台北：远流出版社，1987.
2. 科瑞. 心理咨询与治疗的理论与实践［M］.7 版. 石林，译. 北京：中国轻工业出版社，2004.
3. 欧嘉瑞，安妮卡，罗南. 人际沟通分析：TA 治疗的理论与实务［M］. 黄珮瑛，译. 台北：张老师文化事业股份有限公司，1998.
4. 杰姆斯. 强者的诞生［M］. 刘宁，译. 台北：台湾远流出版社，1987.
5. 袁辛. 交流分析——一种充满活力的咨询理论与技术［J］. 国际中华神经精神医学，2002（4）.

【问题与思考】

1. 什么是父母自我状态、成人自我状态、儿童自我状态？
2. 什么是脚本？
3. 交互分析的咨询目标是什么？
4. 举例说明你生活中出现过的互补沟通、交错沟通、隐藏沟通。
5. 根据功能性自我状态，对你生活中的一个重要人际关系（父子、母子、夫妻、同事等）的交互作用进行分析。

第六章　现实疗法

【本章提要】

现实疗法（reality therapy）是当今重要的心理咨询学派之一，它是由美国精神病学家威廉姆·格拉塞（William Glasser）于 20 世纪 50—60 年代创立的。20 世纪的 80 年代初，格拉塞将控制理论作为现实疗法的理论基础引入到现实疗法的咨询实践中。在 1996 年，他又把现实疗法的理论基础由"控制理论"更名为"选择理论"。格拉塞非常强调选择理论和破坏关系的外部控制心理学之间的差别，前者给人以保持健康关系的自由，并使人的生活富有成效；而后者则是以"我知道什么对你是正确的"传统模式为基础。经过四十多年的演变，至今已发展成为"新现实疗法"（new reality therapy）。

本章将介绍现实疗法的代表人物、发展历史与现状、基本理念与主要特点、咨询过程与技术，以及其在个体咨询中的应用。

【学习重点】

1. 现实疗法的发展
2. 现实疗法的选择理论
3. 选择理论的关键概念
4. 选择理论对行为的解释
5. 现实疗法的咨询目标
6. 现实疗法的咨询程序——WDEP 系统

【重要术语】

生存需要　爱与归属的需要　权力需要　自由需要　享乐需要　质量世界　真实世界　知觉世界　整体行为　WDEP

第一节　现实疗法的历史与发展

现实疗法是一种以人本主义观点为基础的心理咨询方法，它建立在控制理论的基础上，从产生至今已有半个世纪的历史，本节将重点介绍现实疗法的主要代表人物及其发展过程。

第六章　现实疗法

一、代表人物介绍

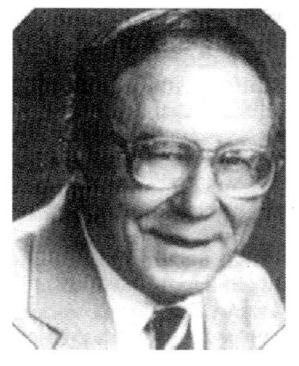

威廉姆·格拉塞

格拉塞博士是现实疗法的创始人,也是世界公认的精神病学家。他于 1965 年首次创立了现实疗法,并因《现实疗法》一书而闻名于世。

格拉塞生于 1925 年,在俄亥俄州的克里夫兰(Cleveland)长大。后来他进入克里夫兰的凯斯西储大学(Case Western Reserve University)医学院学习,1954—1957 年在加州大学的西洛杉机退伍军人管理医院接受精神病治疗训练。他最开始是一位化学工程师,后转入学习精神病学。1961 年他获得精神治疗执业资格认证,1957—1986 年间使用现实疗法从事私人咨询。1967 年他创立了现实疗法研究院(Institute for Reality Therapy Institute),1996 年更名为格拉塞研究院(William Glasser Institute)。格拉塞一直坚持著书立说,至今出版了 20 余部著作。其主要作品有《选择理论》(1998)、《现实疗法的应用》(1999)、《警告——精神治疗可能对你的心理健康有害》(2003)等。

在 20 世纪 70 年代,格拉塞被列进美国名人录。1990 年旧金山大学授予他"仁爱"名誉博士学位证书。2003 年 3 月,美国心理辅导协会给他颁发"专业发展奖"(Professional Development Award),认可他在一生的专业生涯中对咨询领域所作出的重要贡献。2004 年 4 月,在美国心理辅导协会年会上,他因提出并发展现实疗法被授予"心理咨询传奇奖"(A Legend in Counseling Award)。2005 年 1 月,美国心理治疗学会授予格拉塞博士享有声望的"临床治疗大师"(Master Therapist)称号,这是对于成员能给予的最高荣誉。2005 年,国际精神病学与心理学研究中心授予格拉塞"终身成就奖"(Life Achievement Award)。

二、发展历史与现状

布瑞·利隆(Brian Lennon,2000)在《从现实疗法到实践中的现实疗法》一文中将现实疗法的发展历程分为四个阶段:1960—1980 年的现实疗法,1980—1990 年的控制理论(control theory),1990—1996 年的质量学校(quality schools),1996—2000 年的选择理论与关系(choice theory and relationships)。自 2000 年以来,现实疗法已进入了第五个发展阶段,称之为新现实疗法(new reality therapy)。

(一)1960—1980 年的现实疗法

格拉塞的早期教育背景和实践为他的思想诞生提供了深厚的基础。他系统学习过临床心理学、医学和精神病学。在维图拉女子学校的第一年专业工作期间,他对咨询和教育的兴趣与能力开始成熟。

1960年，他写了《心理健康还是心理疾病？》一书，提出了很多有关后来理论的关键概念。1962年，格拉塞开始在公开演讲时将他的取向称为"现实疗法"，这些成为他第二部著作的主要内容。1965年，格拉塞发表了标志性著作——《现实疗法》，这本书标志着他从精神病学的观点转向了新的心理咨询思想，他公开向传统的咨询思想和实践发起了挑战。

（二）1980—1990年的控制理论

受威廉姆·鲍尔斯（William Powers）1973年出版的《行为：知觉的控制》一书的影响，格拉塞的理论在20世纪80年代取得了巨大进展。他找到一直在追求的很多关于知觉和行为的关键思想。鲍尔斯的控制论观点与格拉塞的思想产生了共鸣。到1984年，格拉塞已经应用鲍尔斯的理论来解释现实疗法。虽然他的书叫《控制理论》，但是他已经远离了鲍尔斯最初的概念，这本书已成为选择理论发展的重要里程碑。尽管鲍尔斯承认格拉塞的著作精确地呈现了他的观点，但是格拉塞还是将他的理论应用到自己的专业，并且在20年后产生了"选择理论"。

（三）1990—1996年的质量学校

在这个阶段，格拉塞着手将他的理论进一步应用到教育中。在此期间他出版了《质量学校》、《质量学校中的教师》、《呆在一起》等系列著作表达他的教育理念。

（四）1996—2000年的选择理论与关系

1995年10月，在爱尔兰举行的现实疗法年会上，约翰·莫菲（John Murphy）对"控制理论"一词提出疑问，并且认为该词在表达上有些困难。格拉塞同意他的看法，表示可能改换名称。1996年4月，格拉塞到澳大利亚等国做巡回学术演讲。这次旅行成为非常重要的一个"分水岭"，此后格拉塞的作品都是对他以往思想的完全反思。1998年《选择理论》一书发表，尽管选择理论初看还是有点像早期的"控制理论"，但它的重点已经很不相同了。它代表着重大的新心理学代替了外部控制心理学，并且把关系作为很重要的附属部分。在格拉塞的新现实疗法中，他建议要找寻关系，并且相信找寻关系是将人们带入咨询的核心问题。

（五）2000年以来的新现实疗法

在2000年下半年，格拉塞写了《每个学生都能成功》一书，这本书与《选择理论》、《行动中的现实疗法》一起成为他的新代表作，重新建构了他自20世纪60年代以来的思想，作为新现实疗法发展至今。

2001年，格拉塞发表了《新现实疗法——用选择理论咨询》，文中指出，依据选择理论和外部控制理论的知识，在来访者还没有开口说话之前，新现实咨询师就已经了解他们很多了，他们知道所有来访者的主要问题是他们"不幸福"（unhappy）。

2003 年,《警惕:精神病学能给心理健康带来危险》一书总结了格拉塞四十多年的咨询经验,并得出结论:来寻求咨询的每个人的问题都可以总结为一个词——苦恼(unhappiness)。格拉塞进一步强调了选择理论的价值,以及重要他人的人际关系在咨询中的重要性。他通过自己的咨询经验发出警告,精神病学的诊断可能对心理健康有害。

2005 年,格拉塞出版了《将心理健康界定为公共健康难题》一书,为心理健康专业人员提供了新资源。

随着格拉塞理论的新变化,新现实疗法继续吸引着世界各地的追随者。他的研究院和成员在澳大利亚、加拿大、意大利、日本、新加坡等几十个国家和地区都非常活跃。他的很多著作已被翻译成韩语、日语、克罗地亚语、西班牙语和法语。至今,全世界已有 6 万多人接受了现实疗法的训练。格拉塞研究院自 1981 年 12 月至今办有《国际现实疗法杂志》与国际资源图书馆,还办有国际互联网站(http://www.wglasser.com/),主要汇编格拉塞研究院的研究成果,供全世界交流。

第二节 现实疗法的基本理念

现实疗法的中心任务是帮助来访者承担个人的责任,积极解决现实问题,因为现实疗法认为,人的心理行为障碍都是由于人不能负责任所致。本节就将紧紧围绕现实疗法的这些理念以及主要理论和概念进行详细介绍。

一、选择理论

(一)基本理念

选择理论是现实疗法的理论基础。根据选择理论,无论在什么情境中,我们必须发生行为。我们不能控制环境,但是能控制我们如何行动。具体地说,不能控制遗传、意外事故或其他的人。但我们能够坚持选择自己的行为,让其他人看到我们是一个负责任的、理性的、幸福的、满足的,并且有效控制生活的人。相反,我们也可以选择一些无效控制生活的行为,导致别人认为我们是不负责任的、非理性的、难过的、贪婪的。因为人类不是完美无缺的,我们处于多个行为类型间的连续统一体,有时候不进则退。

选择理论认为,所有人际间的行为都是受我们的基因要满足基本需要的驱使。这种观念正好与刺激反应心理学相反。比如说,当电话铃响的时候,我们总是接吗?从格拉塞的观点看,大多数的人在大多数时间接了电话,因为我们有喜欢与人交流的欲望。可是,我们有时保持隐私的欲望大于交谈的欲望,因此也可以选择不接电话。这其中的关键因素是选择,我们选择做什么,或者不做什么。

人类的行为不是迫于外界压力而产生。作为生活中的人，我们总是要作出选择。我们能选择以不同的方式回应生活环境。基本上，我们能选择积极的、自我提高的各种行为，或者我们也能选择消极的、自我破坏的行为。

（二）选择理论的十大公理（axiom）

1. 我们是唯一能控制自己行为的人。
2. 我们所能给别人提供的是信息。
3. 所有持续长时间的心理困扰是各种关系困扰。
4. 关系困扰总是我们当前生活的一部分。
5. 过去所发生的一切与我们现在的状态有联系，但是我们仅能在此刻满足自己的基本需要，而且计划在未来继续满足它们。
6. 我们仅能通过满足质量世界的图景来满足自己的各种需要，我们所做的都是行为。
7. 所有的行为都是整体行为，它由行为、思维、感觉和生理四种成分构成。
8. 所有的整体行为都是选择来的，但是我们仅仅只对行为和思维成分直接控制。
9. 我们通过如何选择行为和思维间接地控制自己的感觉和生理。
10. 所有的整体行为都是由动词来标明的，并且用最能识别的部分来命名。

（三）人性观

根据选择理论的解释，我们生来并不是一块等待外界力量来激发的白板。相反，我们生来带有内部目的，包括五种需要：生存（survival）、爱与归属（love and belonging）、权力（power）、自由（freedom）、享乐（fun）。这些需要驱使我们在生活中找到各种行为满足它们。当然，每个人在这些需要上的力量是有差异的，比如说，我们都有爱与归属的需要，但是有些人对此需求更多。

很明显，人和人的大脑是同一的，但是为了寻求解释，我们的大脑功能可看做像一个控制系统。它连续检查我们是如何感觉的和使用我们的感觉，并且告诉我们当终生努力满足我们的需要时感觉如何。无论何时我们感觉糟糕，都意味着五种基本需要中的一个或多个未得到满足。

我们通常不知道任何关于"需要"的事情，但是我们知道自己想感觉更好些。可是，"需要"是可以教给我们的，那样对整个过程就能理解得更清楚。这就是为什么现实疗法现在教给来访者选择理论。这是每个人在生活中各方面都可以用的一些知识。

我们受痛苦的驱使，尽力勾画出如何能感觉更好的图景，如果我们知道选择理论，我们将努力识别出那些挫败的需要，并尽量让它得到满足。要是我们成功了，就会得到好的感觉的奖赏，格拉塞相信爱与归属的需要是最重要的，因为我们需要他人来满足其他的需要。

比如说，我们需要他人来倾听我们、尊重我们，这是权力需要；当我们想独处时就别管我们，这是自由需要；人们想跟他人学习和分享快乐，这是享乐需要。当然，如果我们的生活中有他人相助，我们会有更好的生存机会。

选择理论认为，我们不能直接满足我们的需要。从出生到生活开始，我们所做的事情是，将我们任何非常好的感觉坚持精确地记录下来，并把这些知识贮存在我们大脑中的一个特别空间，称之为"质量世界"（quality world）。它不大，但是包含了很多我们最亲密接触的人和最享受的状态。它可能包括我们不认识的人，但是了解他的图像也是很愉快的。它也包含了我们自己的事情，或者是我们想要拥有的事情，即使那些事情像一轮美丽的夕阳，我们虽不能拥有，但可能对我们也很重要。它还包括给我们带来快乐的信念系统，比如说宗教的、政治的和个人的信仰。

质量世界可以看做是我们生活的核心。它是我们个人的"香格里拉"，如果可能的话，它是一个我们想居住的世界。它完全是以我们的需要为基础的，但又不像概括性的需要，它是非常具体的。我们需要爱，但是我们把真正想爱的人放进我们的质量世界。到目前为止，人是这个世界中最重要的构成部分，这些人都是我们最想跟他们建立联系的。但是如果这些同样的人反抗我们，并且强迫我们做一些不想做的事情，我们之间的关系就会恶化，我们也会选择一个或多个现在所谓的"精神疾病"行为。如果陌生人尽力要我们做不愿意的事情，我们也遭受痛苦，但是若那个人不在我们的质量世界，我们就不会清楚地感到太多痛苦。

对于咨询来说，这意味着有成功的机会，咨询师必须是来访者考虑将他放进质量世界的人，并最终放进去。进入来访者的质量世界是一种咨询艺术。来访者的质量世界中可能没有任何人，更多的情况是，他们不能用他们想要的方式与质量世界中的人建立关系。正是从这种与咨询师的关系开始，来访者学会如何与他们需要的人建立亲密关系。

从本质上说，我们是社会性动物。我们需要良好的关系，以便获得幸福。所谓的心理问题或精神疾病是指下列多种情况：要么是拒绝其他人的控制，要么是控制他人拒绝接受我们的控制。在以上两种情境中，我们不能获得或保持必须的关系。即使被称为名义上的心身相关疾病，当身体功能处于自我破坏中时，就像一种自动免疫的疾病，它可能出现间接的失败结果，以获得各种我们需要的关系。选择理论既解释了我们的本性，也告诉我们在一生中如何成功获得所追求的人际关系。

二、选择理论的关键概念

（一）基本需要

为什么人们选择某种行为而不选择其他行为？格拉塞认为，我们生来就带有遗传的各种需要，我们的行为常常是满足一个或其他更多的需要。

1. 生存需要：指我们生存和繁殖必需的身体功能。它们是受我们的"旧大脑"（old brain）自动控制的各种功能，比如说呼吸、消化、调节血压和繁殖。其他四种遗传需要是心理方面的，它们包含在"新大脑"（new brain）中。我们生来具有各种需要，但是没有信息或技能来满足它们。我们在幼年期间学会满足自己的心理需要。

2. 爱与归属的需要：格拉塞认为在实践中大多数重要的需要是爱与归属，需要家庭、朋友、爱与被爱等。它们可能没有生存需要那么直接，但是从长期来看，对生活还是非常重要的。若一个人的归属需要长期得不到满足时，他有可能变得孤独，以至于选择结束生命。学校、工作单位和各种组织都能提供人类交往的机会，用以满足归属的需要。

3. 权力需要：权力需要是一种被感觉很重要并被认可的需要。它不是对别人的一种权力或控制。我们需要发展一种成就感，在生活中的某些方面获得价值和认可。权力需要很难满足，特别是对年轻人。权力需要天生没有好坏，它只是我们中的一部分。但是我们如何选择满足权力需要，可以是积极的，也可以是否定的方式。

4. 自由需要：自由需要指的是影响我们生活控制的感觉。拥有作选择的自由、有多项选择的机会、不会感到选择受限，这些都是个人心理幸福感的实质。当学校给学生提供很多选择时，学生常常更努力，表现更好。如果父母、教师、管理者不是告诉学生要做什么，而是主动提供选择问"你想做什么"时，他们的状况将有好转。格拉塞指出，人们在有多种选择时会表现更好。

5. 享乐需要：我们从工作中得到的快乐并不能满足我们的享乐需要。享乐必须从工作中分开，类似于小孩的玩耍。我们可能听说过"知识就是永恒"（knowledge is forever）的谚语，但是获得知识的过程是学习，并且学习是享乐的。学习也是享乐需要的一部分。既然学习和享乐相伴，学校应该是快乐的。充满快乐的学生也将学得更多。

以上的四种心理需要（爱与归属、权力、自由、享乐）在现实疗法中非常重要。现实咨询师认为各种需要是心力（psychological strength）之路。咨询师协助来访者辨别生活中的无聊是来源于各种未满足的需要。咨询师要质疑来访者是如何满足每一种心理需要的。

（二）质量世界

质量世界是大脑中的一部分，它储存了所有已经感觉到的人物、地点、事件和行为的经历图像，以此帮助我们满足一个或更多的基本需要。我们可以把质量世界想象成自己的资源银行，或者是一个相册，其中保留着特别需要得到满足的各种图像。比如说，排列在我们质量世界的第一位人物，大多数是我们的母亲。

质量世界是选择理论最重要的概念之一，因为这些图像描绘出我们想如何度过我们的生活。从本质上看，它们代表着在任何既定的时间，什么对我们是最重要的。可是，图像并不是永久固定的。当我们的需要想变得容易满足的时候，我们就能够改变图像。但这不是一个必要的简单过程，可是，现实咨询师经常协助来访者处理这种改变。比如说，当一段婚姻结束的时候，至少有一方已经将对方的图像移出了相册，然而，另一方可能还继续将对方保留在相册中。咨询师就要协助来访者改变图像。

有时候，我们将一些不现实的图像放入相册中，这样会使人感到不满意。这时，我们必须学会如何采用不同的行动，或者将图像移出相册。在另外的情况中，如果我们没有把某些事情当成重要的图像，我们将不能花费太多的时间和精力来满足它们。比如说，在格拉塞看来，学生需要有对学校满意的图像，否则他们将不会学习。同样，如果学生没有满意的阅读图像，教师不能教学生阅读。

在人际关系中，每个人能分享的图像越多，他们将越容易相处。可是，没有两个人能分享完全相同的图像。为了保持亲密的关系，我们必须学会忽略不能共享的图像。

在咨询中，质量世界的概念意味着，当来访者觉察到他们想要的和他们所拥有的之间有差异（discrepancy）时，行为就指向消除不足，并且产生出他们想要的结果。因为差异给来访者带来的沮丧，这是所有行为的动机。如果来访者不能找到一条满足需要的路径，他们将倾向于开辟一条新路。如果他们碰巧创造出一条可以接受的或者是对社会有益的道路，他们可以被认为是天才（genius）。比如说，大多数的发明创造，就是有些人尽力满足他们需要的结果。但是，如果来访者创造了一个不能接受的或者是没有生产性的方式，他们可能被贴上"发疯"、"精神病"、"老大难"、"懒惰"等各种标签。

咨询师不能满足来访者的需要，但是他们能协助来访者去发展他们更满意的行为。换句话说，咨询师能为来访者在驾车迷路时给他们提供地图。一个人质量世界中的图像越多，他们满足需要的资源也越多。

（三）真实世界、感觉系统和知觉系统

我们是如何选择哪些图像放进质量世界呢？所有的图像都来源于格拉塞所称的"真实世界"（real world），它由人、情境和客观存在的事情组成。我们通过感觉系统，包括视觉、听觉、味觉、嗅觉和触觉体验真实世界。在我们经历了一种感觉后，我们将感觉输入到知觉系统，其中包含知识过滤器（knowledge filter），它帮助我们判断信息是否有用，是可能有用的，还是无用的。通过了知识过滤器，我们将信息传递给价值过滤器，在那里，我们判断这些信息对我们是积极的、消极的、愉快的、痛苦的，或是中性的。这些信息以人物、地点、环境和事件的方式储存在我们知觉世界中。

知觉世界（perceived world）包括我们所有的经验和记忆，它是我们所拥有的世界。对于大多数人来说，地点和事件是中性的，但是有些是痛苦的和否定的，有些是积极的和愉快的。当我们从知觉世界进入质量世界的时候，我们已经发现真正特别积极和愉快的人、地点和事件有助于满足我们的需要。

大脑中的比较装置可以看做是一个量尺，用它可以来测量我们想要的（质量世界的内容），或者是测量我们所知觉到的（知觉世界的内容）。如果我们拥有的是我们想要的，量尺是平衡的。当我们所想要的与我们拥有的之间有差异时，量尺就会倾斜，我们的比较装置发送一个挫败的信号给行为系统，然后我们选择一个行为。在行为系统中，我们有保留的行为指令表，它在过去已经使用过，已经在某种程度上满足过我们想要的一个或多个基本需要。我们的行为系统也是有能力创造新行为的，这就是我们的创造力。

三、选择理论对行为的解释

选择理论认为，我们从生到死所做的都是行为，除很少例外，我们所做的都是选择的。选择理论用整体行为（total behavior）的概念来解释选择的行为成分。整体行为包括四个不能分割但又截然不同的成分：行动、思考、感觉、生理，生理状态同时伴随我们的行动、思考和感觉。如果你把选择行为比做一辆汽车，发动机是基本需要，方向盘将我们引进质量世界，行动、思考、感觉、生理都是车轮。行为和思考是前轮，它们引导着方向。感觉和生理是后轮，必须跟着前轮。

当我们不能直接选择感觉和生理状态时，我们能间接地选择许多感觉和生理状态。比如说，如果我们选择以头（前轮）撞墙，我们的后感觉轮将遭受痛苦。如果我们选择在炎热的天气开车，我们的后生理轮将出汗。我们总是既不要头遭受痛苦，也不让身体出汗。

这意味着，如果一个人因为他感觉很糟来见咨询师，咨询师就已经知道了很多事情。如果他不是身体有疾病，或是严重贫困而不能生存，那他几乎一定是陷入了一个不满意的人际关系，或者根本就是缺乏人际关系。他可能对咨询师说"我是抑郁的"，就像大多数孤独的人们抱怨的那样。但是他真正抱怨的却是整体行为中的痛苦的感觉成分，他选择的是"正在抑郁着"的行为。

选择理论对此解释为，跟抑郁一样痛苦的是实际上他不能直接选择痛苦。他所选择的是使他自己固定不动，停止积极与他人相处更好的努力，并且几乎强迫地认为他是多么痛苦，以及他总是想与其他的人更亲近。

如果在咨询中，他能学会选择更多有效的行动和思考，并开始与他需要的人相处融洽，或者是找到一个新人，他将停止选择抑郁，并感觉很好。因此，咨询总是聚焦于整体行为中的行动和思考部分，因为这些成分是在我们的直接控制之中。现实咨询师接受来访者感觉糟糕，或者他们的生理也许不健康，就像处于心身疾病中,但是他们不集中关注这些部分,因为它们不能直接改变。

整体行为也解释了为何当前的精神病学把精神疾病(如临床抑郁)解释为是由于神经化学失衡引起的是错误的。如前所述,选择理论用动词标明一般所谓的精神疾病,这不仅是语法修改,也是一种临床使用。它强调了行为归属的责任,因为是来访者选择了它。当使用外部控制思维的时候,我们说自己是抑郁的,或者正在遭受抑郁的痛苦,这就像疾病碰巧发生在我们身上。我们就不负责任了,我们也不相信能做太多的改变。

例如,如果不幸福的已婚来访者学习了选择理论,就会说"我正在选择抑郁",或者说"我正在抑郁",因为我卷入了一个不幸福的婚姻。然后,咨询可能被彻底缩短。来访者的痛苦将减少,处于不满意关系的双方也可能得到帮助,不仅只是一方。在这里只是用"抑郁"来举例说明,这种同样的思考通过选择理论扩展到所有的精神疾病诊断中。

最后,当你开始教授选择理论时,当你从事最新的现实疗法时,来访者可能会抗议,"我正在受苦","不要告诉我是自己正在选择这样的痛苦"。你的回答是"痛苦不是直接选择的"。然而,它是一个你能解释给来访者的整体行为。但是来访者可能坚持问"为什么",面对来访者的强词夺理,你可以解释人们选择受苦,是因为下列所说中的一个、两个或三个原因:

首先,无论何时,任何人都会卷入一种挫败的关系,选择愤怒是正常的事情。处于气愤状态中时,摔打东西和伤害人是很容易的。"抑郁着"就像选择的其他症状一样能使我们固定不动,以这种方式我们能够抑制愤怒。

其次,"抑郁着"是人们已经发现不需要乞求就能找到帮助的最常用方式。当我们受苦时,人们很容易伸出援助之手。重要的是我们不需乞求就满足了权力需要。"抑郁着"是不要乞求就能获得关注和得到帮助的完美方法。

再次,"抑郁着"允许我们避免做害怕的事情。例如,当我们失业了,可能很快抑郁。朋友们可能告诉你:"不要等待,投出简历。你等待的时间越长,将越难找到工作。"你可以说:"你是对的,但是我现在太抑郁而不能找工作。"这是因为你害怕没有好的工作,你也不想受到更多的拒绝。选择抑郁使你摆脱困境。

第三节 现实疗法的咨询过程与技术

现实疗法因其成功地将行为矫正的某些观念转化成简单、明确的实际模式而得到广泛的应用,本节就针对其咨询过程和技术进行介绍。

一、咨询目标

新现实咨询师认为多数来访者的根本问题都是一样的:他们不是卷入到不满

意的人际关系中,就是缺乏基本的人际关系。来访者问题的原因主要是:不能与人联系,不能接近别人,不能与至少一个重要他人建立满意的或成功的关系。咨询的首要目标是帮助来访者与人们修复关系,不管是新的关系,还是旧的关系,他们要选择把它们放入他们的质量世界,并且教会来访者选择理论。咨询师要做的是指导来访者建立一种满意的关系,教给他们比目前的行为方式更有效的方式。

在大多数情况下,来访者自愿来寻求咨询,这样的来访者更容易得到帮助。然而,咨询的另一个目标是将一些拒绝心理咨询的人引入咨询中。他们通常有暴力、成瘾、虐待、暴露等行为,所有这些人与他们可信赖的人已经脱离关系。目前,在他们的质量世界中,没有人关爱他们。如果曾经有人关爱过他们,他们已经将这些人从质量世界中删除了。

一旦咨询师认识到他面对着一个关系分离的、追求快乐的人,最好是放弃所有一般性的咨询目标,而集中做一件事情——尽可能与这个人建立关系。如果咨询师无法建立这种关系,就不可能提供很大帮助。如果咨询师能够和这个人建立连接,那么教给来访者如何创造满意的关系,这一目标就可以慢慢地开始。

二、咨询的影响因素

(一)咨询环境

咨询环境是选择理论在实践中的逼真范例。如果来访者试图用任何方式来控制咨询师,咨询师先不使用外部控制行为,而是把这当做一个机会来解释外部控制和选择理论的差异。咨询师不会让来访者控制他们,他们也不会尽力控制来访者。在这里,来访者为自己作所有的选择,咨询师也为自己作所有的选择。咨询师不强迫来访者,来访者也不强迫咨询师。在这种"无强迫"(coercion-free)的氛围中,来访者感到有创造性的自由,开始尝试新的行为或过去成功的但很久没有使用过的行为。对于大多数来访者,这种选择的氛围是一种新的体验。很多来访者可能还不信任它,甚至尽力用以往的强迫氛围取代它。但是,咨询师要抵制所有这些自我毁坏性的企图。在较短的时期内,来访者将开始享受关爱的、接纳的、非强迫的选择环境。正是从面对这种非批评的、非责备的、非抱怨的、关爱的环境开始,来访者学会创造满意的环境导致一个成功的关系。

营造咨询环境,需要从以下方面考虑和实行:

1. 聚焦现在,避免讨论过去,因为所有的人类困难都是由目前不满意的人际关系造成的。

2. 尽可能避免讨论各种症状和抱怨,因为它们是来访者选择的处理不满意关系的方式。

3. 了解整体行为的概念,也就是聚焦来访者所有能直接行动和思考的方面。少花时间在他们不能直接做的,即改变他们的感受和生理。只有当行动和思考改变的时候,感受和生理才能改变。

4. 避免批评、责备,不要帮助来访者一起抱怨。这样,使他们学会避免那些破坏人际关系的极端外部控制行为。

5. 不判断和不强迫,但是要鼓励人们用选择理论判断他们正在做的是否跟人们的需要接近。如果选择的行为不太接近,咨询师就要帮助他们找到新的行为,以便建立新的连接。

6. 聚焦细节,尽可能发现来访者的关系是与谁分离的,帮助他们选择修复关系的行为。如果他们的关系完全分离了,要帮助他们发现新的连接点。

7. 帮助他们制订具体可行的计划,用以修复与他们所需要的人的关系。然后,自始至终帮助他们评估计划的进展情况。以他们的经验为基础,咨询师可以提出计划建议,但是不能说仅有一个计划。一个计划对来访者常常是可以修订的,或者是可以拒绝的。

8. 保持耐心和支持,但是继续聚焦困难和分离的资源。正在经历长期关系分离的来访者将发现修复关系是困难的。他们经常陷入一种所选择的症状之中,以至于失去了他们需要修复关系的洞察力。通过教授选择理论,帮助他理解,鼓励他们阅读《选择理论——一种个人自由的新心理学》一书。不管他们抱怨什么,修复关系是最可能解决他们问题的方案。

(二) 咨询师的特质

咨询师的首要功能是与来访者创建一个良好的关系。通过这种关系,咨询师帮助来访者与他们生活中需要的人建立关系。咨询师自己必须要有良好的人际关系。现实疗法的艺术是能够与几乎所有寻求咨询的来访者建立咨询关系。这意味着咨询师要善于与不同的人舒适地相处。

为了使咨询师和来访者之间产生卷入的关系,咨询师还必须有一些特定的个人特质,包括:温暖、理解、接纳、关注、尊重、开放及乐意接受别人的挑战。要做到这样,咨询师必须要尽量多地了解人类是如何发挥作用的。一个有效的咨询师常常是一个喜爱看书(特别是小说)、杂志、日报的人。最大范围地与各种人保持接触,了解他们是怎么样选择他们的生活的。去看电影、戏剧、音乐会、听收音机、看电视等都是有帮助的。这些活动可以帮助咨询师与来访者找到交谈的话题。咨询师对世界和人知道的越多,他们就能越快与来访者以有兴趣的方式谈话。这样,让来访者看到咨询师也是一个了解生活的人,他能成功地应对生活,而不害怕与来访者讨论任何话题。

咨询师要能传递希望,不管事情多么糟糕。来访者一定要咨询师确保与他们一起咨询,形成一个强大的同盟。他们不再孤独,他们有一个同盟者、一个朋友、一个不容易泄气的人、在任何情况下都能带来创造的人。除此之外,咨询师还是来访者的鼓励者,只要来访者愿意尝试负责任的行为,咨询师就能更好地帮助他们。

(三) 咨询师与来访者之间的关系

在咨询效果产生以前，咨询师与来访者就必须建立一种卷入的关系。现实疗法强调理解与支持性的咨询关系。来访者必须知道咨询师很关心他，一方面接纳他，一方面协助他满足真实世界中的需求。其中一个重要因素是咨询师应乐于发展出个人的咨询风格，真诚与令人轻松的咨询风格正是发挥咨询功能的关键。建立这种善意与咨询上的友谊关系，倾听来访者是最好的方法之一。此外，也可借助谈论与来访者有关的话题而促进彼此信任关系。一旦建立了卷入关系，咨询师将用来访者的事实及目前行为的后果进行面质。

三、咨询程序——WDEP 系统

现实疗法的实践是一个咨询循环的过程。咨询循环开始是建立一个良好的咨询关系。接着，首先探索来访者的欲望及知觉情形，进而探讨其整体行为，并自我评价目前需求满足的有效性如何。如果来访者决定尝试新的行为，就引导对方拟定行为改变计划，并承诺去执行。在此过程中，咨询师不接受来访者事后未依计划执行所找的任何借口，也不批评或放弃他。咨询循环包括追踪来访者的行为改善了多少，以及在需要时提供更进一步的咨询。

格拉塞与伍伯丁用"WDEP"这个缩略语来描述现实疗法咨询过程的主要策略与技术。每一个字母代表一组技术。W = 愿望和需要（wants and needs），D = 方向和行动（direction and doing），E = 自我评价（evaluation），P = 计划与承诺（planning and commitment）。采用这些策略主要是促进行为的改变。下面依次介绍每一个部分。

(一) 愿望和需要

第一步主要是探索愿望、需要和期望。现实咨询师问："你需要什么？"咨询师通过有技巧的询问，鼓励来访者辨别和界定自己的需要，以及如何满足自己的需要。咨询的一部分是探索来访者的"相册或质量世界"，以及他们如何采取行动让外部世界的感知接近内心世界的需要。

有技巧的咨询师采用非批评的、接纳的方式进行咨询，以便来访者揭示出他们自己的特别世界。来访者有机会探索他们生活的每一个方面，包括希望从家庭、朋友和工作中得到什么。让来访者进一步明确他们对咨询师和自己的需要与期望也是很有用的。这种对需要、愿望、知觉的探索应该贯穿咨询过程，并伴随来访者图像的改变。下面是帮助来访者明确他们希望的一些有用问题：

如果你是自己希望成为的人，你将是什么样的人？

如果你的需要和家庭的需要一致，你的家庭将是什么样的？

如果按照你所需要的生活，你现在在做什么？

你真的想改变你的生活吗？

你想要的什么东西是不能从生活中得到的？

是什么在妨碍你做出你想做的改变？

这些问题为现实咨询其他步骤的应用打下了基础。

（二）方向和行动

现实咨询师强调当前的行为，只有当过去的行为影响到当前的行为时，才会关注过去的行为。咨询师常问这样的问题："你现在正在做什么？"即使问题可能起源于过去，来访者也需要学会在当前面对它们，以及如何以更好的方式来满足他们的需要。如果讨论过去可以帮助来访者更好地计划明天，就可以讨论它。咨询师的主要挑战是帮助来访者作出更能满足需要的选择。

在咨询的早期，最根本的是与来访者讨论生活的总方向。咨询师在来访者面前举起一面镜子，并问："你看看自己现在是什么样子？未来是什么样呢？"来访者常常需要一些时间来看清这一问题，并且用语言来表达自己的知觉。

咨询师集中于当前整体行为的改变。为了实现这个目标，咨询师聚焦下面的问题："你现在正在做什么？""过去一周中你做了些什么？""你明天要做什么？"

倾听来访者谈他们的感受也是有益的，多数咨询师会肯定和承认这种感受。但是咨询师不只是集中在这些感受上，而是鼓励来访者采取行动，改变他们的所想和所做，这要比改变感受容易一些。

（三）评价

现实疗法的核心是让来访者进行以下自我评价："你当前的行为有可能得到你现在所想要的吗？它能够带领你走向你想去的方向吗？"咨询师通过询问下面的问题，帮助来访者对目前的行为及方向进行评价。

你现在所做的事情是在帮助你，还是在伤害你？

你现在所做的事情是你想做的事情吗？

你的行为能够帮助你吗？

你所做的事情与你所想的一致吗？

你所做的事情违背了规则吗？

你想要的是现实的吗？能够得到吗？

你这样想对你有帮助吗？

你是如何投入咨询过程以改变你的生活的？

认真检查了需要之后，你认为它们对你和他人都是最有利的吗？

要求来访者对整体行为的每一个成分都作出评价，是现实疗法的一个主要任务。咨询师的任务是让来访者判断他们行动的质量，帮助他们作出有效的选择。来访者只有在认识到改变对他们更有好处以后，才可能开始改变。没有诚实的自我评价，来访者发生改变似乎是不可能的。因此，咨询师会努力让来访者对每一个行为成分进行明确的评价。对整体行为的行动、思考、感受和生理成分进行评价的过程，是在来访者责任范围之列的。

在开始咨询时，咨询师对一些来访者可能会给予指导。这样做是帮助来访者认识到有些行为是无效的。例如，在处理来访者危机时，有时需要直接建议他们该做什么、不该做什么。对于另一些来访者，如酗酒者和酗酒者的子女，也需要在咨询早期给予指导，当他们的生活严重脱离了有效控制时，他们的控制系统不能够进行连续评价。这些来访者有时不了解他们想要什么，或者他们的需要是否现实。随着来访者的成长，以及与咨询师的不断交往，他们学会评价自己，只需要咨询师较少的帮助。

（四）计划和行动

帮助来访者辨别满足他们愿望和需要的具体方式是咨询过程中很重要的工作。一旦来访者决定了他们所想改变的，他们一般乐意探讨其他可能的行为，并形成行动计划。如果计划不起作用，不管是什么原因，咨询师和来访者要一起设计一个不同的计划。计划给来访者一个起点、生活的一个落脚点，但是计划可以根据需要作出调整。在整个计划期间，咨询师不断促使来访者承担自己的选择与行动责任。

伍伯丁讨论了计划和承诺的中心作用。循环咨询的顶点取决于一个行动计划。他用缩略语"SAMIC3"来抓住一个好的计划的实质：简单的（simple & small）、可行的（attainable）、可测量的（measurable）、及时的（immediate）、由计划者控制的（controlled by the planner）、持续的（consistent）、承诺执行的（committed to）。伍伯丁认为，如果计划具有以下特点，来访者对生活就会获得更有效的控制：

• 计划应该在来访者的动机和能力范围之内。有技巧的咨询师帮助来访者确定能够获得更大的需要满足的计划。可以问来访者："你现在可以做什么以取得更满意的生活？"

• 好的计划是简单和容易理解的。虽然计划需要是特定的、具体的、可以测量的，但计划应该是灵活的，而且随着来访者对行为有了更深的理解后，计划还可以修改。

• 计划应该涉及积极的行动理由，这些理由要根据来访者的意愿声明。咨询师要让来访者认识到，即使小的计划也有助于他们朝向期望的改变迈出一大步。

• 咨询师应该鼓励来访者制订出自己可以独立执行的计划。

• 有效的计划是重复的，理想中的计划是每天都执行的。

• 执行计划越早越好。咨询师可以问："你今天愿意做什么来开始改变生活？"

• 有效的计划是以过程为中心的活动。例如，来访者可以计划做下面的事情：申请工作、给朋友写信、参加瑜伽课程、用营养食物代替垃圾食物、每周做两小时志愿者活动、过一个一直想过的假期。

- 在来访者开始执行计划之前，最好和咨询师一起评估计划是否现实、可行，它是否与他们的愿望和需要相关。当计划在真实生活中执行了之后，有必要对它再次进行评价。咨询师可以问"你的计划是有帮助的吗？"如果计划不起作用，可以重新评估，或考虑备选计划。
- 为了帮助来访者投入计划，让他们把计划坚定地写下来也是有用的。

让来访者决定他们自己要什么，自己进行评价、执行行动计划，就要帮助他们确定想花多大力气来获得所需要的变化。决心不是全有或全无的事情，决心有不同的程度。对那些难于下决心的来访者，要帮助他们表达和探讨对失败的恐惧。来访者需要得到咨询师的帮助。尽管他们在完成计划时并不总是成功，咨询师也不要轻易放弃来访者有作出更好选择的能力的信念。

四、现实疗法的应用

现实疗法可应用于个体咨询、小组咨询、婚姻与家庭咨询、社会工作、教育、危机处理、机构管理以及社区发展等方面的短期咨询。此咨询方法受到学校、矫正机构、一般医院、心理医院、戒烟、戒毒中心的欢迎。

现实疗法适用于任何有心理问题的人，从轻微的情绪困扰者到严重的精神退缩者。现实疗法还可和其他理论一起使用，但是这些理论必须适合现实疗法的理论框架。因为现实疗法重视行动，行为疗法的技术是适合现实疗法的。在现实疗法中很重要的奖励就对应着行为疗法的强化这一概念。角色扮演和示范技术也和现实疗法中的帮助来访者作计划相似。尽管现实疗法不是一种问题解决法，有时在现实疗法中使用问题解决法也是很好的。埃利斯的理性情绪行为疗法等认知方法也很适合现实疗法。在建立关系的阶段，罗杰斯的通情、倾听方法也是很有用的。

五、对现实疗法的评价

（一）贡献

科瑞（Corey）认为现实疗法的优势在于：相对的短期聚焦，处理有意识的问题行为。他很认同现实疗法鼓励来访者进行自我评估生活境况，决定自己要做什么或不做什么，让自己投入到改变所需要的事情中去，确定他们所做的事情是否有效等过程。

现实疗法以积极的观点看待人，来访者不是被看做无希望的、无助的抑郁者，而是被看做正在做着他们能做的最好事情，或者是选择能够满足需要的事情。这些与积极心理学的观点一致，是值得提倡的。

（二）局限

现实疗法关注的几乎都是有意识的行为，因此不重视压抑的冲突、无意识、过去和童年早期的创伤体验、梦、移情等因素对我们思维、感觉、行为、选择的影响，这些还需要在以后的发展中探索。

格拉塞认为慢性抑郁和严重的精神病都是选择的行为。对此，科瑞（2001，2004）认为，将所有心理障碍都看做是行为的选择过于简单了，生物化学和遗传因素与某种行为障碍有关。科瑞不同意"所有的精神疾病都是选择行为"的观点，他认为遭受慢性抑郁或精神分裂症的人面对的是真正的疾病。

【建议参考资料】

1. 科瑞. 咨询与心理治疗的理论与实践 [M]. 7版. 石林, 译. 北京：中国轻工业出版社，2004.
2. 郑日昌，江光荣，伍新春. 当代心理咨询与治疗体系 [M]. 北京：高等教育出版社，2006.
3. LENNON B. From reality therapy to reality therapy in action [J]. International Journal of Reality Therapy, 2000, 20 (1): 41-46.
4. DAVIS W B, GFELLER K E, THAUT M H. An introduction to music therapy: theory and practice [M]. New York: The McGraw-Hill Companies, 1999.
5. GLASSER W. Reality therapy in the year 2000 [R]. Invited address presented on Sunday, May 28, 2000, at The Evolution of Psychotherapy Conference held May 25-29, 2000 at the Anaheim Convention Center, Anaheim, CA, 2000.
6. GLASSER W. Counseling with choice theory: the new reality therapy [M]. Institute Newsleter, 2001.
7. GLASSER W. Defining mental health as a public health problem [M/OL]. William Glasser Institute, 2005. http://www.wglasser.com/articles.htm.
8. WUBBOLDING, ROBERT E. Reality therapy for the 21st century [M]. Philadelphia: Taylor and Francis, 2000.

【问题与思考】

1. 解释五种基本需要。
2. 什么是"整体行为"？举例解释"整体行为"的每个成分。
3. 现实疗法的目标是什么？
4. 你认为格拉塞的基本需要观点正确地反映了你的基本需要吗？为什么？
5. 在那些目前不是你想要的人际关系的总体行为中应用 WDEP 系统，以利于你能在未来的生活中进行更好的选择。

第七章　行为疗法

【本章提要】

行为疗法（behavior therapy），又称行为矫正法（behavior modification），是以行为主义理论为基础，并运用行为主义方法来减轻或改善来访者症状或不良行为的一类心理咨询技术的总称。它的发展已有上百年的历史，具有针对性强、易操作、疗程短、见效快等特点。由于它源于实验研究，评价可测查的行为，因此在上个世纪得到了广泛应用和迅速发展。在整个心理咨询领域中，行为疗法被称为第二种势力，是心理咨询发展史中的第二个里程碑。本章重点介绍行为疗法的产生和发展脉络、理论基础、基本原则和方法。

【学习重点】

1. 行为疗法的发展简史
2. 经典条件反射
3. 操作条件反射
4. 社会学习理论
5. 行为疗法的基本原则
6. 行为疗法的咨询过程
7. 行为疗法常用的技术和方法

【重要术语】

经典条件反射　无条件刺激物　中性刺激物　强化　消退　泛化　操作条件反射　应答性反应　操作性反应　正强化　负强化　强化物　一级强化物　二级强化物　替代强化　交互决定论　自我强化　系统脱敏　厌恶疗法　行为塑造法　满灌疗法　生物反馈疗法

第一节　行为疗法的历史与发展

行为疗法理论存在的时间很长，但行为治疗方法却是从 20 世纪 50—60 年代发展起来的一门技术。行为疗法近几十年发展极快，从过去传统的系统脱敏法、厌恶疗法和行为强化法发展到生物反馈、认知行为疗法和家庭疗法等。尤其是认知行为疗法，代表着行为疗法的发展方向。今天，行为疗法在认知心理学的强大思潮和社会学习理论的冲击下，从理论指导到具体方法都在发展变化着。现代行为疗法不但关心人的外在行为，而且关心其内在心理过程，特别是认知和意识过程，希望从根本上改变人的不利行为。本节重点介绍行为疗法的概念、理论渊源、不同发展阶段的特点和变化等。

一、历史背景

行为疗法起源于20世纪50至60年代初，最初它因应用经典及操作条件反射原理矫治问题行为而与其他学派有明显不同。但到了今日，行为疗法的定义远比当时复杂得多，它已包含了以不同理论为基础的行为法则，具有多元化的观点。让我们先来看看斯皮格勒和格雷蒙特（Spiegler & Guevremont, 1993）对行为疗法的历史演变所做的整理。

在20世纪的50年代，行为疗法同时崛起于美国、英国等地。尽管受到传统精神分析学者的强烈抨击与抗拒，该疗法依然存活了下来，这一时期的重点放在证明行为反射技术的有效性，以及可以成为取代传统精神分析疗法的另一种选择。

在20世纪60年代，亚伯特·班杜拉（Albert Bandura）发展出社会学习理论，将经典反射及操作反射和观察学习做一整合。虽然激进的行为主义者斯金纳（B. F. Skinner）一直将认知因素排除在外，但班杜拉却让认知因素在心理咨询中占有了合法地位。在此期间，许多认知行为疗法纷纷兴起，如埃利斯（Albert Ellis）的理性情绪疗法，贝克（Aaron Temkin Beck）的认知疗法，以及梅钦鲍姆（Donald Meichenbaum）的压力免疫及自我教导训练法等，目前对于心理咨询实践仍然有相当大影响。认知行为疗法强调改变当事人的认知，并视之为心理异常的重要原由。

在20世纪70年代，行为治疗的方法已成为心理学界的一大支柱，对于教育工作、心理咨询、精神病学，以及社会工作都有很大的影响。行为技术陆续被开发出来，同时也应用到商业、工业，以及幼儿养育等领域。行为疗法现在已被视为咨询某些心理问题的首要选择之一。

在20世纪的80年代，行为疗法开始寻找突破传统学习理论的新观念与新方法。它持续坚持其方法须有实证上的效度证据，探讨咨询实践对于来访者与社会的影响，更加注意咨询改变中情感因素所扮演的角色，以及生物因素在心理异常中所扮演的角色。行为疗法的两项主要发展是认知行为疗法的持续壮大和行为技术被用于预防与咨询各种心理异常。

到了20世纪90年代，美国行为治疗促进协会正式成立，会员大约有四千名。现在共有二十几份期刊刊载行为咨询的理论与实践文章。目前各种行为疗法理论主要的共同特征是以咨询为导向、强调行为、重视学习作用，以及强调严格的论断与评估。拉扎若斯（A. L. Lasarus）是临床行为咨询的先驱之一，他拓宽了行为咨询的思想观念，并引进了多种创新的临床技术。今天的行为疗法在概念、方法、疗效等方面，都有了更多的运用空间。

行为疗法理论渊源主要来自四个方面：1. 巴甫洛夫（Pavlov）的经典条件反射学说，又称为应答性条件反射论。强调条件化刺激和反应的联系及其后继反应规律，解释行为的建立、改变和消退。2. 斯金纳和桑代克（E. L. Thorndike）的操作条件反射学说，阐明"奖励性"或"惩罚性"操作条件对行为的塑造。3. 华生（Watson）及班杜拉的学习理论，前者认为任何行为都是可以习得或弃掉的，后者强调社会性学习对行为的影响。4. 詹尼特（Janet）的再教育论，认为病态行为可通过教育改变和改造。总而言之，行为疗法的理论基础是应答性条件反射论、操作性条件反射论、认知行为矫正理论和社会学习理论。但其代表人物除了上面提到的以外，还有一些学者值得一提，他们对行为疗法的创建作出了重要贡献。例如南非裔学者沃尔普（J. Wolpe），在 1958 年出版《交互抑制的心理治疗》一书，将交互抑制原理应用于行为咨询；英国学者艾森克（Eysenck），创立了抗条件反射法和厌恶条件反射法，并于 1963 年创办《行为研究和治疗》杂志。

二、行为疗法的发展

1913 年美国心理学家华生发表了《行为主义者眼中的心理学》，成为行为主义诞生的标志。在 20 世纪 20 年代，巴甫洛夫的动物实验性神经症的模型，以及早期行为主义者华生等的儿童强迫性恐怖的模型，都是行为疗法理论与实践的典范。当时已有很多人试图解释人的行为和精神异常现象，并对此作了矫正和咨询的尝试。但由于那时弗洛伊德的精神分析疗法占据着统治的地位，行为疗法还无法作为一种独立的心理咨询体系和方法被推广和传播开来。直到 20 世纪 50 年代初，美国心理学家斯金纳首次提出"行为疗法"的术语，斯金纳提出了操作性条件反射原理并尝试将其应用于医疗实践。接着，英国著名临床心理学家艾森克也结合临床实践提出行为学习过程的新理论。特别是著名精神病学家沃尔普把行为疗法技术系统地应用到咨询病人的临床实践以后，极大地推动了行为疗法的进一步发展。到了 60 年代，随着现代科学的进步，行为疗法已开始能与某些现代尖端科学技术结合起来，生物反馈技术的出现，使行为疗法作为心理治疗领域中一个独立的体系与卓有成效的咨询方法，得以广泛地推广和运用起来。到了 70 年代，行为疗法在整个心理咨询领域中被誉为第二势力，大大超过精神分析咨询，占据了压倒性的优势地位。

今天的行为疗法，在认知心理学的强大思潮和社会学习理论的冲击下，从理论指导到具体方法也在发展、变化。许多行为咨询家已放弃了极端的行为主义理论及单一、片面的强化观点，开始重视在刺激和反应之间的中介调节因素的作用，如人的认知和情绪、动机和意志等。他们开始认为不能把人看做是一个对外界环境应激或心理应激的被动反应者，主张是通过使环境变化因素转换为认知因子的途径并经由情绪和动机的激发才导致人的各种行为。人们本身就具有认知调整、自我指导和自我控制其行为改变的能力。行为疗法就是要通过对行为的评价以及一定的行为学习程式，指导或帮助来访者去调动这些能力，来改变那些不良或不正常的行为，或者建立新的健康的行为去取代不正常的行为。

目前，行为疗法的种类和应用范围正在日益增多和扩大，不仅在临床实践中广泛地应用，而且已成为一个跨学科的研究领域，在现代临床精神病学、社会精神病学、行为医学、心身医学和临床心理学等领域都受到高度的重视。行为疗法的方法除了系统脱敏法和厌恶疗法以外，还有行为塑造法、自我调整法、松弛疗法、示范疗法、生物反馈疗法以及认知行为疗法等。行为疗法不仅用于咨询各种神经官能症如强迫性神经症、恐怖性神经症和焦虑性神经症等，而且用于治疗各种心身疾病，如高血压病、冠心病、心律失常、偏头痛、哮喘病等；不仅广泛地用以矫正儿童或成人的各种不良行为问题如吸烟、吸毒、酗酒、赌博以及各种反社会行为等，而且也广泛地用于矫治各种性功能障碍和性行为偏离。此外，在学校教育、艺术表演和体育竞赛领域，行为疗法也得到了广泛的应用。

第二节　行为疗法的理论基础

行为疗法从一开始就植根于实验的发现之中，以实验心理学及行为学派的理论和观点为基础，它的理论基础主要来自于行为主义的学习原理：即经典性条件反射原理、操作性条件作用原理和模仿学习原理。

一、经典条件反射

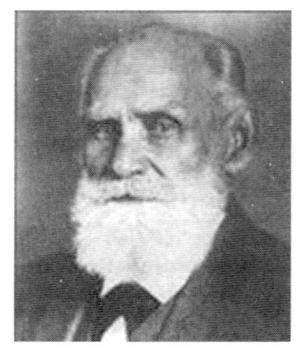

伊凡·巴甫洛夫

巴甫洛夫的经典条件反射学说强调条件化刺激和反应的联系及其后继反应规律，可用于解释行为的建立、改变和消退。巴甫洛夫在实验室中研究狗的消化过程时注意到，狗不仅仅在食物出现时流唾液，而且在与食物同时出现的任何其他刺激物单独出现时也流唾液。为了证明这一点，巴甫洛夫在进一步实验中，在给狗食物的同时让狗听到一个声音刺激，在食物和这个声音刺激几次结合在一起出现后，在不给食物的情况下，只给这个声音刺激，狗仍会有唾液流出。这就是经典的条件反射，即狗对无条件刺激物（食物）的反应能通过无条件刺激物与中性刺激物（声音）的结合，使对中性刺激物（声音）也产生相同于对无条件刺激物（食物）的反应，也就是说，形成了条件反射。此时，中性刺激可称之为条件刺激。巴甫洛夫又进一步发现，要想让一个新的条件反射持久存在，就得持续地把无条件刺激和条件刺激结合起来，否则条件反射就会逐渐削弱直至最终消失。这种条件性的刺激—反应之间的联系渐渐消失的现象叫做消退。另外，某种特定刺激的条件反射形成后，另外一些类似的刺激，也会诱发出同样的条件反射，新刺激越近似于原刺激，条件反射被诱发的可能性就越大，这一现象称为泛化。

二、操作条件反射

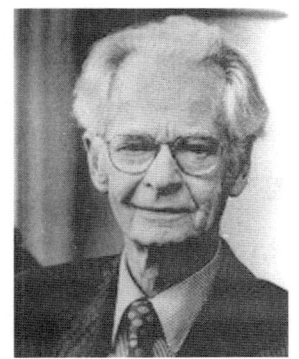

B. F. 斯金纳

操作条件反射学习理论最初由美国心理学家桑代克系统研究，后经斯金纳发展提出。操作行为指在环境中采取行动以产生结果，例如写字、开车、阅读等。这些行为涵盖了我们每天所做的大部分重要反应。如果行为所导致的环境改变具有强化性（如提供一些报酬或减少令人讨厌的刺激），那么该行为再发生的机会就会增加。如果环境改变并不具强化性，则该行为再发生的机会就会减少。下面我们具体介绍斯金纳的操作性条件反射原理。

斯金纳是新行为主义心理学的主要代表人物之一，他的理论又被称为操作行为理论。斯金纳总结出两类反应，由刺激引发的"应答性反应"和有机体发出的"操作性反应"。前者往往是一种不随意的行为；后者大多数是随意的或有目的的行为。在应答性行为中，有机体是被动地对环境作出反应；而在操作性行为中，有机体是主动地作用于环境。经典条件作用只能用来解释基于应答性行为的学习，斯金纳把这类学习称为"S（刺激）类条件作用"。另一种学习模式，即操作性或工具性条件作用的模式，则可以用来解释基于操作性行为的学习，称为"R（强化）类条件作用"。斯金纳控制行为的观点是以操作性条件反射的原理为基础的。他的操作条件反射原则，阐明了"奖励性"或"惩罚性"操作条件对行为的塑造。此原则假定：行为的改变之所以产生，都是因为行为后面伴随着某种特别的结果。

在有名的"斯金纳箱实验"里，斯金纳设计了一种特殊的隔音箱，箱子里有一个开关。早期斯金纳用老鼠做实验。老鼠或快或慢偶然地按下一个开关（杠杆），食物就掉进盘内，老鼠就得到了强化，老鼠的行为是通过操作环境（按压杠杆）而获得食物的，即强化物只有在条件反应出现后才会出现。根据这个实验，斯金纳提出了有名的"强化原理"。强化是指行为被紧随其出现的直接结果加强的过程。包括正性强化和负性强化。正强化指刺激出现后，反应随着产生的程序在行为进行后必须给予某刺激物（例如，奖赏或金钱）作为该行为的结果，此刺激便是正强化物，通常是能满足生理需求的东西。例如，如果每次孩子哭，父亲就给糖吃使其安静，糖在这里就是正强化物，哭泣行为便是受到正强化。如果特定行为进行后，随即消除使人不愉快的刺激，这一过程则为负强化。负强化物通常是令人不愉快的事物，所以会使个体做出别人所希望的行为，以避免这种不愉快的情况。

总之，斯金纳区别了两种强化类型：正强化和负强化。正性强化是指增加正面的奖励、报酬、赞扬或感谢等作为行为矫正的一种手段，称之为正强化，又称为积极强化。负性强化是指以减少（负性）反面的惩罚、剥夺、批评等作为行为矫正的一种手段，称之为负强化。强化物是指"使反应发生概率增加或维持某种反应水平的任何刺激"。当在环境中增加某种刺激，有机体反应概率增加，这种刺激就是正强化物；当某种刺激在有机体环境中消失时，反应概率增加，这种刺激便是负强化物。斯金纳还区分了强化的两个来源：一级强化物和二级强化物。一级强化物包括所有在没有任何学习发生的情况下也起强化作用的刺激，如食物和水等满足生理基本需要的东西。二级强化物包括那些在开始时不起强化作用的刺激如权利、财富等。后来，斯金纳还提出了"惩罚"的概念，"惩罚"是指在某种行为发生后给予一定的具有减弱某种行为倾向的刺激，如批评、罚款、剥夺等。

操作性活动受到强化后，其明显后果是这一操作活动频率增加了，而在反应之后不予强化，则反应就会减弱，这使斯金纳认识到强化作用在操作性活动中起着重要作用。斯金纳认为，在缺乏强化时，不管属于正强化还是负强化，学习都不会发生。在他看来，遭到强化的行为会重复发生，而不被强化的行为会逐渐消失。在斯金纳的一般论著中，他将操作反射的观念应用到社会上。他的模式是根据强化原理，目标在于确认及控制导致行为改变的环境因素。

三、班杜拉的社会学习理论

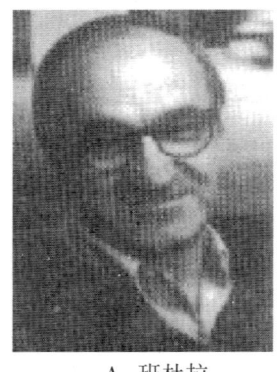

A. 班杜拉

持经典反射及操作反射模式的行为主义者否定任何中介变量的观念，例如思考过程、态度及价值观等，这也许是对强调察觉的心理动力疗法的一种反抗。但从20世纪70年代开始，行为主义运动已经承认思考的合法地位，甚至认为在了解及处理行为问题上，认知因素扮演着核心角色。班杜拉的社会学习理论的出现，正体现了这一趋势。班杜拉是现代社会学习理论的奠基人。班杜拉认为，人的行为模式实际上都是从观察别人的行为及其后果习得的，学习者无须事事通过亲身接受外来的强化进行学习，而可以通过观察别人的行为，替代性地得到强化。

（一）班杜拉社会学习理论的实验

在班杜拉的实验里，让儿童观看电影里一个女性成年人对一个充气人的攻击性行为，然后让他们再现。结果是所有儿童都能较准确地显示出榜样的攻击行为。

另外，把4至6岁的儿童分成两组。两组儿童在电影中都看到一个成年男子演示四种不同的攻击性行为，但在影片快结束时，甲组儿童看到这个成人榜样受到奖励，乙组儿童看到的则是这个成人榜样受到惩罚。接下来，让儿童进入一间游戏室，里面放有一个同样的充气人及成人榜样使用过的其他物件。结果甲组儿童比乙组儿童表现出更多的攻击性行为。再组织两组儿童看完电影，回到游戏室后以糖果作为奖励，要求儿童尽可能回想榜样行为，并付诸行动。结果两组儿童表现无任何差异。

在这两个实验的基础上，班杜拉提出了观察学习理论。认为人们可以只通过观察他人行为而习得新的反应。榜样行为所得的不同结果只影响模仿表现，对学习几乎没有影响。模仿学习（又叫观察学习）指个体通过他人的行为而习得复杂行为的过程。替代反应是指个体受到示范者行为的暗示而表现出一种与示范者相似的反应。

（二）班杜拉社会学习理论的主要观点

班杜拉社会学习理论的主要观点包括6个方面：

1. 班杜拉的交互决定论。为了解释说明人的行为，心理学家提出了各种理论。班杜拉对其中的环境决定论和个人决定论提出了批判，并提出了自己的交互决定论：环境与个体的影响是双向的，环境刺激或内在素质并非单向地引发有机体行为。班杜拉指出，行为、个体（主要指认知和其他个人的因素）和环境是"你中有我，我中有你"的，不能把某一个因素放在其他因素之上的位置，尽管在某些情境中，某一个因素可能起支配地位。他把这种观点称为"交互决定论"。交互决定论是一种复杂的、综合性的人类行为理论。它关注人的功能，注意到各种内部事件与外部事件的相互关系。

2. 观察学习。根据社会学习理论的观点，人类的大多数行为是通过榜样作用而习得的：个体通过观察他人行为会形成怎样从事某些新行为的观念，并在以后用这种编码信息指导行动。因此，观察者获得的实质上是榜样活动的符号表征，并以此作为以后适当行为表现的指南。班杜拉认为，观察学习是受注意、保持、动作再现以及动机等心理过程支配的。

3. 注意。人们除非注意并精确地知觉榜样行为的明显特征，否则是无法学到这种行为的。注意过程决定了个体在众多榜样作用影响时有选择地观察哪些方面。注意过程与示范刺激本身的特征及观察者的特点有关。

4. 保持。人们把榜样的示范行为通过符号这一媒介被保持在长时记忆中。

5. 动作再现。动作再现过程是把符号表征转变成适当的行动。班杜拉把这一过程分解为：反应的认知组织，反应的发起，反应的监控以及根据信息反馈矫正反应。

6. 动机。班杜拉的社会学习理论对习得（acquisition）和表现（performance）作了区分，因为人们并不会实施他们学到的每一件事情。学习者的行为表现是受替代强化的影响的。事实上，在通过观察习得的无数反应中，看到他人获得积极效果的那些行为，比看到他人受到消极效果的那些行为，更容易表现出来。最后，人们对自己行为产生的自我评价的反应，也会调节人们的行为，人们通常倾向于做出感到自我满足的反应，拒绝做出自己不赞成的行为。这是一种自我强化。

总之，班杜拉认为，人类的大多数行为都是通过观察学习获得的，观察学习是我们对个体行为进行行为塑造的基础。而且，观察学习的过程受到注意、保持、动作再现和动机四个子过程的影响。

第三节 行为疗法的特征和过程

行为疗法的理论认为：来访者的各种症状（异常行为或失调的生理功能）都是个体在生活中通过学习而形成并固定下来的。因此在咨询过程中可以设计某些特殊情境和专门程序，使来访者逐步消除反常行为，并经过新的学习训练形成适宜的行为反应。该理论把咨询的着眼点放在可观察的外在行为或可以具体描述的心理状态上。

行为疗法虽然种类繁多，实践方法也有差别，但它的基本原则和咨询过程却有许多共同之处。此外，行为疗法是整个心理咨询系统中一个主要的组成部分，它包括了许多规范的和成套的咨询方法，主要有系统脱敏、厌恶疗法、放松训练、行为塑造法、代币法、满灌疗法、生物反馈疗法等。

一、行为疗法的特征

（一）基本假设

行为疗法与其他心理咨询方法的区别在于：行为疗法是以心理学中有关学习过程的理论和实验所建立的证据为基础的。与传统的心理咨询相比，它具有更高的科学性和系统性，可以进行客观的科学检验和量化，即使重复试验也可得出同样可靠的结果，有一整套定型化的咨询形式，有坚实的理论根据和大量的实验证明。所以临床效果更为显著和稳定。行为疗法理论认为，人的行为，不管是功能性的还是非功能性的、正常的或病态的，都经学习而获得，而且也能通过学习而更改、增加或消除。学习的原则就是受奖赏的、获得令人满意结果的行为，容易学会并且能维持下来；相反，受处罚的、获得令人不悦结果的行为，就不容易学会或很难维持下来。因此，掌握了操作这些奖赏或处罚的条件，就可控制行为的增减或改变其方向。

行为疗法中常将个体行为分为良性（正常）行为与问题（异常）行为。问题行为又可分为两类：一类是行为表现的过度；另一类是行为表现的不足。在此基础上，行为疗法提出了相应的基本理论假设：

1. 异常行为是后天习得的。异常行为同正常行为一样，都是个体后天在生活环境中通过学习而习得的，即行为者是通过学习获得了异常行为。但并非所有行为变化都是学习引起的。在这里，行为疗法学者是后天决定论者。

2. 个体可以通过学习消除那些后天所习得的异常行为，或通过学习获得所缺少的正常行为以代替异常行为。

3. 一般来说无论是正常行为，还是异常行为，作为一种习惯性行为的存在和延续，在很大程度上，是被它们所带来的结果所维持的。

4. 各个异常行为是分别习得的。如果个体有一个以上的问题行为，那么这些问题行为是个别地通过学习获得的，也就是说，并不是因为有了问题甲，就带来了问题乙，各个问题行为本质上并不存在因果关系，所有问题行为分别是在其特定环境中进行了某种特定学习的产物。

5. 认知的改变也可以导致行为的改变。行为疗法的认知趋势体现出，行为不仅受到周围环境的影响，个体的认知（如信念、想法等）也可导致行为的改变。

（二）主要特征

关于行为疗法的主要特征，已有不少学者提出了他们的观点，例如斯皮格勒与格雷蒙特（Spiegler & Guevremont 1993），曾列出行为疗法的6个主要特征：

1. 行为疗法突出的特征是坚持、有系统地遵循明确的规则和测量方法。咨询师以具体而客观的文字来叙述咨询目标，使干预措施以后能够重复使用。咨询过程中，他们会持续诊断问题行为以及影响这些行为的条件，还会使用研究方法来评估诊断与咨询过程的有效性。因此，行为疗法的观念与处理方法不但会明确说明，同时也会进行验证和不断修正。

2. 行为疗法强调来访者目前的问题与导致这些问题的因素，不强调历史性的决定因素。咨询师假定来访者的问题是受到目前条件的影响，因此他们使用行为技术来改变这些条件。

3. 以行动为导向。在行为疗法里，来访者须从事特定的行动来寻求改变，以解决自身的问题，而不是光谈自己的情况。来访者不论是在咨询中或咨询外，均须监视自己的行为，学习并练习应变技能，以及扮演新行为的角色。

4. 行为疗法在内容上大部分带有教育色彩，强调教导来访者学会自我管理的技能，并期望他们能将所学应用到每天的日常生活中。指派家庭作业是本疗法的一个重点所在。

5. 行为疗法具有弹性，能视不同来访者的不同问题而调整变化。

6. 行为疗法的实践以咨询师与来访者之间的协同合作关系为基础，这有两方面的意义。第一，咨询师所进行的每一项尝试，都会预先告知来访者咨询的性质与过程；第二，咨询师通常会训练来访者自行评估自己的咨询。

在这里，我们将行为疗法的主要特征归纳如下：1. 行为疗法更强调来访者目前的问题，而不过分追究其过去的经验，咨询只能针对当前来访者有关的问题而进行，至于揭示问题的历史根源、自知力或领悟，常被认为是无关紧要的。2. 行为疗法的技术通常都是从实验中发展而来，即以实验为基础，所以它通常有明确而系统的操作步骤和测量方法，强调对行为改变的科学进行系统的测量，这也是行为疗法区别于其他心理疗法体系的关键特征。3. 行为疗法以行为原理为理论基础，以行为为导向。咨询的目标是改变人的行为，这种行为可以是外显的，也可以是内在的。4. 行为疗法强调来访者的积极性和主动性。行为疗法中的来访者，无论在咨询中或咨询外，都需要监控、管理自己的行为，不断地学习应对技能和新的良好行为，并将在咨询中学到的东西应用到日常生活中去。来访者应从事特定的行动以解决自身的问题，他们被期望做一些事情来改变他们的行为，而不是仅仅谈论他们的状况。

二、行为疗法的咨询过程

与其他流派的心理咨询方法相比，行为疗法的咨询师们对咨询过程关心得较少，他们更关心设立特定的咨询目标。在咨询目标确定前，咨询师会和来访者一起，对引发来访者的问题行为的前因后果以及来访者在此方面的动机与需求等作出评估，确定来访者的问题行为和咨询的目标，然后就其咨询目标的行为性质，选择一套可描述的事先拟定的咨询策略与方法进行咨询。行为疗法更强调把着眼点放在当前可观察的问题行为上。基于此，我们将行为疗法的咨询过程大致归纳如下：

（一）问题行为的分析和评估

行为疗法的目的不仅要巩固和发展正常行为，更重要的是要矫正一些问题行为，因此，咨询师的首要任务是帮助来访者对问题行为进行澄清和分析。

在对问题行为分析的过程中，首先要把握问题行为的诱因，即了解来访者的问题行为产生的原因。人的心理与行为，无论是正常还是异常，都受着许多因素的制约，概括起来，不过有生物、心理、社会这三大方面的因素。这其中又包含许多亚因素，生物学因素有遗传、生理生化、神经内分泌和神经类型特征等；心理学因素有认知、情感、意志动机和人格等方面的因素，而且还可以分成更多的因素；社会因素就更复杂了，其中包括各种社会规范的因素以及社会风俗习惯、民族传统、生活方式、经济背景、价值观念和信仰体系等。来访者的问题行为，往往不是由单一因素引起的，而是多种因素综合起作用的结果。因此，我们在分析原因时，不能把问题过于简单化。在分析问题行为出现的诱因时，需要排除引发问题行为的生物原因的可能性，另外，还要尽量将引发问题行为的情景具体化，重视首次问题行为出现时的情境，注重问题行为发生的客观情境与主观想法之间的互动关系，以澄清问题行为的真正原因。

其次，要仔细了解来访者问题行为的反应，并将来访者对问题行为的反应细化分析。来访者的反应通常可具体分为外显的言行表现、内在的对问题行为的认知、在问题发生的过程中及其前后的情绪体验，以及类似失眠、头痛等一些躯体上的感受及症状等。

另外，要深入分析问题行为可能会给来访者及他人带来的实际后果和意义。例如会使来访者得到某种积极的获益与需要的满足，或使来访者避免某种消极的情况与事件的出现等。也就是产生了问题行为会使来访者能避免什么坏处，而不产生问题行为则会给来访者带来什么不利之处，或该问题行为能进一步使他人作出某种改变，而这种改变正是来访者想要的，等等。

（二）咨询目标的确定

在行为疗法里，咨询目标的地位相当重要。当代的行为疗法强调来访者接受咨询须扮演积极的角色，因此咨询师会协助来访者拟定具体、可测量的咨询目标。咨询的目标必须调整至足够清晰与具体，并且同时被来访者与咨询师都了解与同意，决定咨询目标的过程中双方也可签订一份书面协议来引导咨询的进行，在整个咨询过程中，咨询目标并非一成不变的，必要时双方可以对咨询目标进行修正。通常来访者在咨询初期须自己设定明确的咨询目标，并在整个咨询过程中不断地加以评估，以测量目标达到的程度。

咨询师通常需要确定来访者问题行为的主要症状表现，即把需要矫治的靶子行为确定下来作为咨询的目标。问题行为往往也是十分复杂的，其中有主要的、次要的，也有原发性的、继发性的。需要先确定问题行为的主要症状表现，然后通过观察、检查，记录下来访者问题行为的严重程度与出现频率，并列出咨询前症状表现的基线，作为咨询时的对照指标。例如对抑郁，就可按照所规定的轻、中、重的等级标准，确定其表现的严重程度与出现的频度。

柯米尔（Cormier）曾描述选择与界定目标的过程。此过程说明了咨询师与来访者之间合作关系的重要：

- 咨询师解释拟定目标的重要性。
- 来访者确认希望咨询结果产生哪些正面的改变。
- 双方探讨所订的目标是否为来访者自身的改变。

- 双方探讨咨询目标是否切合实际。
- 一起讨论目标可能的益处及可能的坏处。
- 根据来访者对目标的陈述,双方就下列的选择作一决定:继续咨询、重新考虑咨询目标或寻求转介。

一旦完成目标的选择并达成共识之后,界定目标的过程随即展开。这个过程包括:双方共同讨论与目标有关的行为、促使改变的环境、行为改变的程度、子目标的性质,以及达成这些目标的行动计划。

行为技术可以同时达到社会目标及个人目标。行为疗法的主要作用在于提供一种方法去达到个人目标,消除人们生活中的困扰,与民主社会的价值观一致,即个体应能自由地追寻自己的目标,只要这一目标与社会的一般规范不相违背。

（三）咨询关系的建立

存在主义疗法、人本主义疗法和完形疗法等都很强调咨询关系的性质,精神分析疗法将移情关系作为咨询的舞台。相对它们而言,多数的行为学派咨询师并不认为咨询关系扮演如此重要的角色。行为咨询师也主张温暖、通情、真诚、宽容及接纳等要素是必须的,但并不是产生行为改变的充分条件,他们一般认为,咨询关系在行为疗法中虽然重要但不是重点,它只是扮演着基础的角色,使咨询策略能建立起来,以协助来访者依其意愿作改变。当然,和其他心理咨询一样,行为疗法的咨询关系中,也主张咨询师必须具有一定的权威性,并获得来访者的尊重,这更有利于对来访者的指导,并促其行为上的改变。

（四）咨询计划的选择和实施

在确定了咨询目标、建立了一定的咨询关系后,下一步是选择适合于来访者的咨询方法进行行为矫正,即具体的咨询计划的确定和实施。行为咨询的实施方案和程序虽然主要是由咨询师订出的,但实施过程必须取得来访者的主动配合才能成功。行为疗法从表面上看,咨询师是主动的,来访者是被动的,但实际上,必须要求双方密切配合,特别是来访者本人的主动配合行动是行为疗法能否取得理想疗效的关键。因此,在咨询开始之前就使来访者明确行为咨询的目的、意义和方法,使来访者消除由于无知而产生的不必要的疑虑和心理阻抗、从而主动配合咨询,是十分重要的。咨询师应该鼓励来访者去尝试、练习新行为,以扩展其对环境的适应,以及帮助对方将咨询中所学到的东西,推广到咨询以外的情境中。除非了解之后即付诸行动,否则咨询就无法完成。来访者不仅要洞察领悟,还必须有更多的行动。他们必须乐于去改变,能否尝试并接纳新行为是咨询成败的关键。

另外,行为疗法的方法种类繁多,但每种方法都有其一定的适应症范围。如系统脱敏法一般用于焦虑性或恐怖性神经症;厌恶疗法一般用于消除各种不良行为,如戒烟、戒酒或矫正某些性行为偏离;代币制疗法则用于激励来访者形成良好的行为习惯，以取代不良的行为习惯等。总之，在开始进行行为疗法的咨询时必须根据靶行为的临床特点、咨询的目的，并参照各种行为咨询的适应症来选取一种或两种最为恰当、最可能取得可靠疗效的行为疗法技术。有时，在采用某种行为疗法技术时，为了更快、更稳定地取得疗效，还需配合一定的药物或治疗器械，作为综合性的咨询措施，把咨询方案付诸实施。

（五）咨询效果的保持和巩固

如何使行为疗法的效果得以保持和巩固，并使来访者回到日常生活情境中仍然继续发挥作用，这是每一种行为疗法都必须重视，也是保证行为疗法更有成效地推广运用所必须注意的一条原则。

尽管不进行特别的工作，行为疗法中行为改变的效果仍然会在一定程度上自然维持，但这种维持下的行为水平通常不高，因此需要采用一些基本的强化技术来维持来访者的行为改变。行为疗法中，常根据行为疗法技术的性质及来访者行为改变的情况，分别给予阳性强化（如表扬、鼓励或物质奖励等）或给予"惩罚"（如批评、疼痛刺激或撤消奖励等）。通常根据需要矫治的靶行为的性质、特点和形成的原因以及咨询的目的，来对靶行为进行消退、改造、重塑，或是形成新的行为以取代旧有的行为。

由于来访者的问题行为大多数都不是突然发生，而是经过相当长的时间逐渐形成的，而且形成的原因也很复杂，所以咨询的过程也会比较复杂。在咨询开始以后经常需要根据来访者的行为变化，对咨询方法与措施作适当的调整。另外，由于行为疗法一般都是在专门的咨询室中进行，不少来访者在特殊的咨询情境中是有效的，一旦离开了咨询室的情境，却不能很好把疗效保持下去。所以咨询方法的调整要同时让来访者本人也能掌握和使用，帮助他把咨询情境下所获得的疗效巩固下来，进一步发挥来访者的主观能动性，主动地把疗效扩展到日常生活情境中去。总之，在整个咨询的过程中我们应不断根据来访者行为改变的具体情况适当变换行为维持的方式，以达到最佳疗效的目的。

第四节 行为疗法的常用技术和应用

一、行为疗法的常用技术

行为疗法是整个心理咨询系统中一个主要的组成部分，它包括了许多规范的和成套的咨询方法，其种类繁多，各不相同。行为疗法发展到今天，已从注重条件化作用和奖惩刺激对行为的影响扩展到强调行为改变中的意识和认知的作用，促进咨询关系和来访者的自我观察、自我监督和自我矫正等，这些都是咨询成功的前提条件。下面就一些常用的行为治疗技术进行具体介绍：

（一）放松训练

放松训练又被称为松弛训练，是一种通过来访者的主动放松来增强他对体内的自我控制能力的有效方法。是让来访者按一定的练习程序，学习有意识地控制或调节自身的心理生理活动，从而降低机体唤醒水平，调整那些因紧张刺激而紊乱了的功能。放松训练的基本原理是通过训练放松所产生的躯体反应，达到缓解不良情绪的目的，对于应付过度焦虑、恐惧、稳定情绪等具有特殊功效。

放松训练的方法很多，一般认为它的主要特点是松、静、自然，如气功中的放松功、瑜珈、坐禅、静默法等。常用的放松训练方法有渐进性肌肉松弛法、自发训练法、呼吸放松方法、冥想放松、引导意象性放松、催眠放松、生物反馈放松等。

以下仅介绍其中用得比较多的渐进性肌肉松弛法和自发训练法。

渐进性的肌肉松弛疗法是一种通过对肌肉反复的紧—松循环练习，促进肌肉放松和大脑皮层唤醒水平下降的一种放松方法。具体措施如下：采取舒适的坐位或卧位，循着躯体从上到下的顺序，渐次对各部位的肌肉先收缩5—10秒，同时深吸气和体验紧张的感觉；再迅速地完全松弛它30—40秒，同时深呼气和体验松弛的感觉，如此反复进行。例如躯干部分的放松，咨询师的指导语可采用"耸起你的双肩，使肩部肌肉紧张，非常紧张，注意这种紧张的感觉……坚持一下……再坚持一下，……好，放松……尽量放松……非常放松"，同时利用声调、语气给来访者创造一个有利于放松的氛围。此法可使被试者学会交替收缩或放松自己的骨骼肌群，同时能体验到自身肌肉的紧张和松弛的程度以及有意识地去感受四肢和躯体的松紧、轻重和冷暖的程度，从而取得松静的效果。我国的气功、印度的瑜珈和日本的坐禅等都能起到类似的作用。本疗法无禁忌症，老少皆宜，已经得到了比较广泛的运用。

自发训练法是德国脑生理学家格特（Vogto）1890年根据自我暗示可以得到类似催眠的放松而提出的。自发训练法有六种标准程度，即沉重感（伴随肌肉放松）、温暖感（伴随血管扩张）、缓慢的呼吸、心脏慢而有规律地跳动、腹部温暖感和额部清凉舒适感。训练时在指导语的暗示下，缓慢的呼吸，由头到足逐部位体验沉重、温暖的感觉，即可达到全身放松。

一般认为，不论何种松弛反应训练技术，想要产生松弛反应都必须有安静的环境、舒适的姿势、心情平静、肌肉放松等条件。松弛反应疗法由于简便易行，还可以自我训练，故它不仅是系统脱敏法的一个重要环节，而且与生物反馈仪并用可收到生物反馈疗法单独进行时所得不到的效果，对于高血压、失眠、头痛、心律失常以及各种由于心理应激（紧张）所造成的疾患都有良好的疗效。当今各种放松训练技术已应用至各种临床问题上，特别是用来处理与压力及焦虑有关的问题。它已经成为人们用来增强体质，预防高血压、心脏血管病变、偏头痛等慢性病的一种有效方法，而且还广泛地运用于体育竞赛、文艺表演、考试以及一切可能产生紧张、焦虑的情境，以对抗紧张和焦虑，从而保持和发挥良好的竞赛和表演效果。

（二）系统脱敏

系统脱敏又被称为对抗条件疗法、交互抑制法或缓慢暴露法等。于20世纪50年代由精神病学家沃尔普所创，它是整个行为疗法中最早被系统应用的方法之一。最初，沃尔普是在动物实验中应用此法的。他把一只猫置于笼子里，每当食物出现引起猫的进食反应时，即施以强烈电击。多次重复后，猫即产生强烈的恐惧反应，拒绝进食。最后发展到对笼子和实验室内的整个环境都产生恐惧反应。即形成了所谓"实验性恐怖症"。然后，沃尔普用系统脱敏法对猫进行矫治，逐渐使猫消除恐惧反应，只要不再有电击，最终回到笼中就食也不再产生恐惧。此后，沃尔普便把系统脱敏疗法广泛运用于人类的临床实践。系统脱敏是根据沃尔普提出的交互抑制原理，用松弛对抗紧张，即在松弛条件下，按照轻重强度顺序将诱发反应的境遇呈现给来访者，让他逐步习惯这种刺激，消除敏感状态。

操作起来主要有三大步：第一步进行肌肉放松训练，直至来访者完全放松。可运用渐进性肌肉松弛法，对机体每组肌肉依次训练，即"集中注意—紧张—坚持—放松—松弛……"，对儿童可用音乐和游戏等方法使之放松。第二步由咨询师与来访者共同设计出一个引起焦虑的由轻到重的等级表，即按刺激的不同大小确定一个刺激梯级表。通常是靠来访者的口头报告，并评价出对每一件事感到焦虑（或恐怖）的主观程度。例如，某来访者小时候被蛇咬过之后，一直是闻蛇色变，听到有人谈论或是看到相关的音像资料都会紧张不已，对该来访者就可以采取脱敏疗法进行咨询：先给他看与蛇相似的物体，例如蚯蚓，甚至是一截绳子，直到他对这些东西的恐惧感基本消失；再逐渐和他谈有关蛇的事情，让他从各种方面来客观了解蛇；然后给他看蛇的图片，直到他可以接受为止；再让他远距离看蛇，最后让他近距离看蛇，等等。刺激梯级表一般分5—10级，从轻到重，逐步递增，来访者进入放松状态时向咨询师示意。第三步让来访者在完全松弛时依次想象或经历梯级表中的不良刺激情景，咨询师通过口述让来访者想象，当进入到所指定的情境想象时来访者示意，让来访者保持这一想象中的情境30秒左右。每情景重复数次，其间休息片刻，每一次咨询呈现2—5项事件，持续时间15—30分钟，直至呈现最强刺激事件，让来访者学会使自身在克服焦虑或恐惧的过程中保持轻松，直到他（她）不出现不良反应为止。还有学者认为，在实施此技术之前，咨询师应首先跟来访者会谈，以了解焦虑的情形，并收集对方的背景资料。有些咨询师还会以问卷方式调查引起来访者焦虑情境的其他资料。

总之，系统脱敏法是在放松条件下从弱到强呈现刺激或情景，让来访者由轻至重逐渐暴露于容易引发其不良情绪的场景，同时给予奖励，使之产生逐步适应，达到脱敏目的。此法适应于焦虑、恐惧等不良情绪的咨询，是行为疗法中的一项基本技术,最初用于治疗动物的实验性神经症,现被广泛运用于恐怖症和强迫症的咨询。另外,系统脱敏还有内爆疗法和暴露疗法两种亚型。内爆疗法(implosive therapy)的刺激物是假想的情景,暴露疗法(flooding therapy)的刺激物是真实场景或实物。还有磁带放音脱敏、团体脱敏等多种形式。

(三)厌恶疗法

厌恶疗法(aversion therapy)又称对抗性条件反射疗法,是行为疗法的一种,即将厌恶刺激与不良强化物多次重复配对,以减少不良行为。具体来说,是用引起痛苦反应的非条件刺激与形成不良行为的条件刺激结合,使来访者在发生反应的同时感到痛苦,从而对不良行为感到厌恶而逐渐减少至最终放弃该行为。厌恶疗法在应用的技术手段上一般可采用电击厌恶、药物厌恶、机械厌恶、社会不赞成厌恶、想象性厌恶以及暂停技术等。例如可在酗酒者的酒中加入催吐剂或电击,使其形成对酒的厌恶,抵消了饮酒的欣快感,促进戒酒;社会不赞成厌恶疗法可运用图片、影视、舆论等手段使来访者在做出不良行为的同时产生一种社会制约感,从而在心理上造成威慑作用,例如一些公共场所所贴的"司机一滴酒,亲人两行泪"之类的标语,对司机的酗酒行为在心理上有一定的抑制效果;想象性厌恶疗法是让来访者用想象事件过程和结果的办法使自己对不良行为产生厌恶感,从而减弱不良行为产生的频率;暂停技术是在某种特定时间对不良行为不予强化,同时转移情景,使来访者对新情景产生厌恶,为了逃避产生厌恶的新情景,从而减少不良行为。

厌恶疗法也是行为疗法中最早和最广泛地被应用的方法之一。在临床上多用于戒除吸烟、吸毒、酗酒、各种性行为异常和某些适应不良行为,也可以用于咨询某些强迫症。厌恶刺激可采用疼痛刺激、催吐剂(如阿朴吗啡)和令人难以忍受的气味或声响刺激,也可以采取食物剥夺或社会交往剥夺措施等,还可以通过想象作用使人在头脑中出现极端憎厌或无法接受的想象场面,从而达到厌恶刺激强化的目的。例如,要戒除抽烟过多的不良行为,可以采用"戒烟糖"、"戒烟漱口水"等,都可以直接或间接使吸烟者在吸烟时感觉到一种难受的气味,而对吸烟产生厌恶感,以至最终放弃吸烟的不良行为。当然,厌恶刺激应有足够的强度和持续时间,从而才能使来访者难以忍受而消除不良行为。如果来访者能主动掌握这一要领,自觉接受厌恶刺激的惩罚,疗效会更好。

(四)行为塑造法

行为塑造法是一项通过强化而造成某种期望的良好行为出现的行为治疗技术。行为塑造法是根据斯金纳的操作条件反射原理设计出来的,这种疗法主要是通过某种奖励系统,在来访者做出预期的良好行为表现时,马上就能获得奖励,即可得到强化,从而使来访者所表现的良好行为得以形成和巩固,同时使其不良行为得以消退。奖励可以用不同的形式表示,如用记分卡、筹码等象征性的方式。只要来访者出现预期的行为，强化马上就能实现。例如当小孩子第一次开始使用礼貌用语时便及时夸奖他"真乖"、"真棒"等，让他的文明礼貌行为及时、逐渐地得到强化和巩固。

在使用这种疗法时要注意按具体对象订出具体的、由简单到复杂的逐级行为要求。并一定要坚持兑现，也不能为迁就个别人、个别情况而随意变动，以此来促进坚定的趋向行为动机。让来访者在现实的生活环境中通过对更为接近目标的行为进行强化，逐步形成新的良好行为。这种咨询方法可以改善恐怖症、神经性厌食症、肥胖症及其他神经症的症状，对于孤独症儿童和精神发育不全的儿童亦有疗效。

另外，还可让来访者把自己每小时所取得的进展正确记录下来，并画成图表。这样做本身就是对行为改善的一种强大推动力。根据图表所示的进展，可应用其他强化因子，当作业成绩超过一定的指标时即给予表扬或奖励。为了使咨询效果得以保持和巩固，在应用这一疗法时，需要特别注意如何帮助来访者把在特定咨询情境中学会的行为转换到家庭或工作的日常生活现实环境中来。

行为塑造法不仅可用于个体，而且可在集体行为矫治中实施。可以在医院、学校中广泛使用，甚至可在精神病院、在特殊教育的班级中以及在工读学校、管教所和监狱中使用。临床实践表明，在多动症、恐怖症、神经性厌食症、肥胖症、药瘾者和酒癖者等的矫治中，行为塑造法都有良好的效果。

（五）满灌疗法

满灌疗法又称冲击疗法，是让来访者暴露在使其感到强烈恐惧或焦虑情绪的各种不同刺激情境中的一种行为疗法。满灌疗法的咨询原则是让来访者较长时间地想象恐怖的观念或置身于严重恐怖的环境，从而达到消退恐惧的目的。咨询过程是在保证来访者身心安全的前提下，将来访者完全置于最感到焦虑、恐惧的事物或情境之中，让其面对和体验这种焦虑的感受，并保持相当长的时间，而且在此过程中不允许来访者逃避，直到来访者逐渐适应于该事物或情境，焦虑或恐惧有所下降为止，最终达到消除不良情绪反应的目的。满灌治疗过程中，每次暴露持续的时间在十几分钟至一两个小时不等。不过在满灌疗法中，来访者由于会面临较大的精神紧张与痛苦，有时难以坚持下去。

在满灌疗法实施过程中，恐怖情境出现时无需采用松弛或其他对抗恐怖的措施。需让来访者暴露于恐怖情境的时间较长，如对严重的广场恐怖并伴有严重焦虑的来访者，每次咨询时间约需两小时或更长。常用于咨询严重的来访者，是一种主要用于克服恐怖症的行为治疗技术。还可用于集体咨询，如对广场恐怖症可对5—6名来访者同时进行咨询，疗效与个别应用时相同。

（六）生物反馈疗法

生物反馈疗法是通过电子仪器让来访者学会有意识地控制自身的心理生理活

动。生物反馈疗法（biofeedback）是在 60 年代开始由美国心理学家麦勒（Miller）提出的。他根据操作条件反射学习理论，首先在动物身上进行内脏反应训练的实验研究，于 1967 年首次获得成功，从而创立了这一崭新的咨询技术。此种疗法是借助仪器将体内原不能察觉的生理活动信息记录放大，并转换成视听信号，通过仪表显示出来，让人们能够知道自己身体内部正在发生变化的行为矫治技术。生物反馈疗法有助于来访者调整和控制自己的心率、血压、胃肠蠕动、肌紧张程度、汗腺活动和脑电波等几乎包括所有的身体机能的活动情况，从而改善机体内部各个器官系统的功能状态，矫正对应激的不适宜反应，达到防治疾病的目的。此法适应对象是紧张性头痛或偏头痛患者，也用于由于过度紧张导致的心理功能障碍和各种心身疾病。常用的生物反馈仪有肌电、皮温、皮电、脑电反馈仪等。

生物反馈疗法要定期进行，一般来说每次 30 分钟，每周 3 次，一个疗程 4—8 周，可配合家庭自我训练，巩固放松体验效果。临床实践证明，生物反馈确实是一种行之有效的行为疗法技术。生物反馈和松弛反应训练相结合，可以使人更快、更有效地通过训练学会使用松弛反应来对抗并消除一般的心理、情绪应激症状；同时在临床上，已被广泛地应用于咨询各科心身疾病、神经症和某些精神病。

（七）示范疗法

示范疗法（modeling）是以某人或某团体的行为作为一种刺激示范，使观察者发展近似的想法、态度与行为。是指根据一套特定程序，以一种机体反应去改善另一种机体反应。

班杜拉曾指出示范具有三种效果，而每一种效果对临床实践都具有重要意义。第一个效果是学会新的反应技巧并表现出来。第二个效果是抑制恐惧反应，当观察者在某些方面的行为被抑制后，就产生这种效果。第三种效果是促进反应，这是指示范者提供线索供人模仿，其效果在于促进个体表现更多已学会而又不受禁止的行为。

另外，咨询师在咨询中的实际行为最能教导来访者的自我表露、冒险、开放、诚实、通情等特质，不管效果如何，咨询师会不断地成为来访者活生生的示范者。另外，在团体咨询中，示范法可让来访者通过观察团体中成功的同伴，而改变态度及学习新技能。

示范法可用于治疗动物恐惧症，协助面临开刀的儿童减轻恐惧，教导在教室里有社交障碍的儿童学习新行为，心智障碍者学习基本生存技能，自闭症儿童学习口语及动作技能，成年精神病患者学习重返社会所需的社会技能，吸毒、酗酒者学习人际关系技能等任何观察和模仿学习可影响的范围。例如一个害怕与人交流的青年，可引导他多看些人们交往、谈话的录像，或让他听人们聊天的录音，或由咨询师做示范等方式，要求他在此过程中注意看别人是怎样做的，怎样说的，并进一步和他讨论在与人交流时要注意些什么，逐步让他进行表达和演练，从而习得适当的人际沟通行为。

二、行为疗法的应用

目前，行为疗法的种类和应用范围正在日益增多和扩大，不仅在临床实践中被广泛地应用，而且已成为一个跨学科的研究领域，在现代临床精神病学、学校教育、行为医学、心身医学、社区心理卫生、组织行为管理和运动心理等方方面面都有广泛的应用。行为疗法在孤独症咨询中的应用已经取得了较好效果，在学术界、来访者及其家庭以及有些国家的政府主管部门均已得到广泛的认同。

行为疗法的主要适应症可归纳为以下7项：1. 神经症或神经性反应，如焦虑症、恐怖症、强迫症、轻性抑郁状态及持久的情绪反应等；2. 习得性的不良行为习惯，如抽动症、肌痉挛、口吃、咬指甲和遗尿症等；3. 人格障碍性的适应不良或自控不良行为，如肥胖症、神经性厌食、慢性便秘、烟酒及药物成瘾等自控不良行为；4. 精神分裂症等疾病患者的获得性适应不良行为；5. 精神发育不全的行为问题；6. 一些心身疾病，如高血压、心律不齐等；7. 阳痿、早泄、阴道痉挛、性感或性乐缺乏等性功能障碍，以及恋物癖、异性服装癖、露阴癖等性变态。

三、对行为疗法的评价

行为疗法是以心理学中有关学习过程的理论和实验所建立的证据为基础的。与传统的心理咨询相比，它具有更高的科学性和系统性，可以进行客观的科学检验、演示和量化，即使重复试验也可得出同样可靠的结果，有一整套定型化的咨询形式，有坚实的理论根据和大量的实验证明，所以临床效果更为显著和稳定。另外，行为疗法在一开始时，就确认明确的咨询目标，与其他一些心理咨询方法相比，咨询师通常会扮演主动及指导的角色，虽然常由来访者决定要改变何种行为，但却是由咨询师决定如何矫正此行为。

（一）贡献

行为疗法最主要的优点是，它使用科学、系统的方法去发展特定的咨询程序和应用咨询技术，强调咨询效果的评估。行为疗法以客观的工具显示其效果，并不断地收到来访者的直接反应，有助于它自身不断地改进，精益求精。

另外，行为疗法有很好的普及性。行为咨询师并不限定在学习理论所得出的方法里，他们能运用广泛的行为技术。因为行为疗法强调"具体行为"，有许多的行为策略，可帮助来访者拟定改变行为的行动计划。使其应用范围一直在不断被拓宽，行为技术不仅可以引用到其他心理咨询里，而且处理的领域早已超过一般临床咨询，深入到医学、儿童问题、压力管理等各个领域。

此外，行为疗法对道德实践的贡献也得到了不少学者的认同。"行为学派的另一相关优点是负责，行为疗法既未表示要改变哪些人的行为，也未表示要改变哪些行为，一般而言，行为学派咨询师特别关切他们实践上的道德问题，即使他们握有改变行为的强有力的方法，也会乐于让来访者在咨询中的各阶段参与，因此来访者有良好的保障。"（Gerald Corey，1996）

（二）局限

由于行为疗法的咨询师们往往急于处理来访者的行为问题，改变来访者的外显行为，仅处理表面的"问题行为"，而未能倾听出对方内心更深层的讯息，因此，他们在咨询中常常会忽略了对来访者内心感受和情绪的处理。另外，行为疗法中咨询师的"控制"与"操纵"一直是学者们抨击的对象。不少批评认为，行为主义对来访者的"操纵"和"控制"损害了人的基本权利。而且，由于行为疗法强调来访者外在问题行为的改变，不够重视内在冲突，因此心理动力学派的咨询师们常常抨击行为疗法是"症状替代"，即"只改变外显行为是表面的、无效的，因为内在冲突并未消除，它会导致新的行为障碍和症状。"

还有一种批评是，一些行为疗法的咨询师由于过分强调使用多种技术而只狭隘地处理特定的行为问题，并且又过于专注症状本身，因而忽略了来访者的社会文化背景，并漏掉了一些来访者生活中的重要因素。此类的实践工作者很难使弱势群体的来访者产生有益的改变。

【建议参考资料】

1. IVEY A E, DOWNING L S. 谘商与心理治疗 [M]. 阳琪，译. 台北：桂冠图书股份有限公司，1990.
2. 科尔西尼，韦汀. 当代心理治疗的理论与实务 [M]. 朱玲亿，译. 台北：心理出版社，2000.
3. 柯里. 心理咨询与心理治疗 [M]. 石林，等，译. 北京：中国轻工业出版社，2000.
4. 科瑞. 谘商与心理治疗的理论与实务 [M]. 李茂兴，译. 台北：扬智文化出版社，1996.
5. 钱铭怡. 心理咨询与心理治疗 [M]. 北京：北京大学出版社，1994.
6. 郑日昌，江光荣，伍新春. 当代心理咨询与治疗体系 [M]. 北京：高等教育出版社，2006.
7. BANDURA A. Social foundations of thought and action: a social cognitive theory [M]. Englewood Cliffs, NJ: Prentice-Hall, 1986.
8. CORMIER W H, CORMIER L S. Interviewing strategies for helpers: fundamental skills and cognitive behavioral interventions [M]. Pacific Grove, CA: Brooks/Cole, 1991.
9. SPIEGLER M D, GUEVREMONT D C. Contemporary behavior therapy [M]. 2nd ed. Pacific Grove, CA: Brooks/Cole, 1993.

【问题与思考】

1. 什么是经典条件反射？

2. 斯金纳的下列术语各是什么意思：
   - 操作性条件反射
   - 正强化
   - 负强化
   - 一级强化物
   - 二级强化物
3. 请描述观察学习的每个过程。
4. 你有通过经典条件反射获得的行为吗？如果有，请举例说明。
5. 你有通过操作性条件反射获得和保持的行为吗？你有因为缺少强化而消退的行为吗？如果有，请举例说明。

第八章　认知疗法

【本章提要】

在现实生活中经常会看到这样的情形，面对同一件事，不同的人会有不同的反应，比如同一个宿舍的同学面对明天即将到来的期末考试，有人从容备考，优哉游哉，有人焦虑不堪，难以入睡。为什么对于同一件事，不同的人会有不同的反应呢？这源于人们对事物有不同的信念、看法、评价和解释。这些对事物的不同信念、看法、评价和解释是通过人的认知过程得到的，是人对事物的认知反映。人对事物的不同认知，造成了人对事物的不同反应，这就使人生有了更为丰富的色彩。人的不同认知既可使人产生消极的情绪及行为，如气愤、悲观等及与之相关的行为，也可使人产生积极的反应，如高兴、乐观及与之相关的行为。改变人的认知可以改变人的情绪和行为，改善人的生活质量。认知疗法就是这样一种行之有效的心理咨询方法。

认知疗法中比较有代表性的几种咨询方法是：埃利斯的理性情绪行为疗法，贝克的认知疗法，本章将对这两种心理咨询的理论、方法等进行详细的介绍。

【学习重点】

1. 认知疗法的发展
2. 理性情绪行为疗法的人格理论
3. 理性情绪行为疗法的咨询模式
4. 理性情绪行为疗法的常用技术
5. 贝克认知疗法的人格理论
6. 贝克认知疗法的咨询理论
7. 贝克认知疗法的常用技术

【重要术语】

ABC 理论　　ABCDE 模型　　自动式思维　　认知图式　　认知歪曲

第一节　认知疗法的兴起与发展

认知疗法是心理咨询的主要流派之一，是上个世纪六七十年代在美国崛起的心理咨询方法。我们这里所说的认知疗法并不是狭义地仅指贝克的认知疗法，而是对以改变认知或认知过程的方式，来达到减轻或消除情绪障碍和非适应性行为目的的一类心理咨询方法的总称。本节将简要回顾认知疗法的早期发展，追溯其发展历史，并对目前的使用状况及未来的发展趋势进行介绍。

一、认知疗法的理论起源

关于认知疗法究竟是从行为疗法中发展而来，还是对行为疗法的一场革命，一直是一个有争议的问题。但不管怎么说认知疗法都被越来越多的心理咨询师所接受。认知疗法将行为的和传统的心理咨询方法进行了整合，认识到个人事件、个人内在的因素与外部环境对人的影响同等重要。

认知疗法的起源可以追溯到哲学体系和关于自我改变的心理学理论。其中斯多噶学派的哲学家埃皮克提图（Epictetus）在公元一世纪所说的"人并不是被某个事件所困扰，而是被自己对于这个事件的看法所困扰"对埃利斯影响甚深，其看待事物的方式与其他一些哲学家的思想一同构成了埃利斯理性情绪行为疗法的哲学基础，另外，霍妮（Horney）、阿德勒（Adler）以及凯利（G. A. Kelly）和罗特（Rotter）等人的理论都对埃利斯产生了重要的影响。

二、现代认知疗法的兴起

现代认知疗法兴起于20世纪的50年代，以艾尔伯特·埃利斯（Albert Ellis）创立的理性情绪行为疗法（Rational Emotive Behavior Therapy，REBT）为标志，他的《理性生活指导》（1961）一书对心理咨询实践有着重要的影响。但是直到上个世纪的70年代中叶，认知疗法才在心理咨询领域盛行起来，在当时，出现了贝克（A. T. Beck）的认知疗法（Cognitive Therapy，CT），梅钦鲍姆（Donald Meichenbaum）的认知行为疗法，心理咨询师们正在寻找一种改变人内在体验的方法。

为什么认知疗法直到上个世纪70年代才会盛行开来呢？主要有以下三个原因：

第一，采用行为疗法的咨询师们开始对行为疗法的技术感到不满意，因为他们发现这些技术不能改变来访者的内部对话，而恰恰是这些内部对话使来访者保持病态的行为。戈德弗雷德（Goldfried）认为认知技术最初是由临床需要而来，而不是实验发现的结果。

第二，是发生在实验心理学中的认知革命。

第三，由于许多学习精神分析的咨询师们对其不满意以及研究传统精神分析咨询效果的文献较少，这也推动了认知疗法被采用。

三、认知疗法的现状和未来的发展

由于临床、理论和实际的需要，认知疗法很快地发展起来。这个领域最近的新发展是出现了建构主义认知疗法，比如建构认知疗法、人格结构理论、认知发展疗法。

建构主义理论在哲学基础、心理病理理论和临床方面都不同于理性情绪行为疗法。理性情绪行为疗法理论假设：咨询师通过逻辑和观察知道事情的真实状况，而建构主义认为，每个人产生他们自己的真实，咨询师不能假设知道真实并且简单地把所谓的真实告诉来访者。建构主义理论强调来访者自己的真实，而非驳斥他们正确或理性与否。林斯利（Lindsley）强调咨询师可以鼓励他们的来访者去重新考虑绝对性的判断，从好、坏的二分法转移到实际的情境上。凭借着运用建构主义者的观点，咨询师可以让来访者修订他们痛苦的信念、价值以及解释，而不需要将咨询师自己的价值系统或信念强加在来访者身上。

梅钦鲍姆曾谈到他个人在认知疗法上的演化，到了1997年，他致力于发展建构论的叙说咨询观点，这个取向强调人们为自己以及生活中重要事件所说的故事。梅钦鲍姆假设：存在多重的真实，咨询师的工作之一就是帮助来访者去了解他们如何为自己建构了真实，以及如何去导演自己的故事。

梅钦鲍姆认为，建构论者的认知取向比传统认知疗法的取向具有较少结构，较多的探索导向。建构论取向比较强调过去的发展，倾向触动较深的核心信念，理性情绪行为疗法挑战来访者的思想和非理性信念，而建构论的咨询师注重帮助来访者探索他们如何建构了自己的真实，以及在这样建构之后所产生的后果。

由于建构论的哲学涵盖了关于人类理解和改变的架构，它也显现出一种能系统性整合多种取向的希望。建构论也开始渗透到当代心理学的许多领域中。

第二节　理性情绪行为疗法

理性情绪行为疗法（rational emotive behavior therapy，REBT）是20世纪50年代由埃利斯在美国创立的，它是认知心理咨询中的一种方法，本节将对其进行详细的介绍。

一、埃利斯和他的理性情绪行为疗法

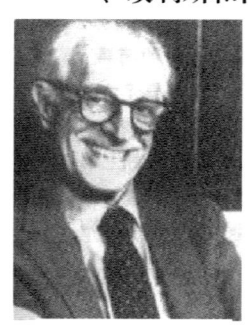

艾尔伯特·埃利斯

艾尔伯特·埃利斯是理性情绪行为疗法的创立者和发展者，他生于1913年，4岁时随家人从匹兹堡搬到纽约定居。埃利斯是家中的长子，幼年时因患有肾炎经常住院，这段经历培养了他自我负责的个性。他的父亲是个商人，经常出门在外，而他的母亲是一个很忽视家庭的人。青春期的埃利斯羞于与女孩子说话，因此他逼迫自己在一个月的时间里在某一固定地点主动与100个女孩子说话，虽然他最终没有在规定时间内完成任务，但这一做法还是帮助他减轻了被拒绝时的恐惧。后来他用类似的方法克服了在公众面前演讲的恐

惧。他当时的理念和所使用的方法可以说是理性情绪行为疗法的雏形。

埃利斯 1934 年从纽约的城市学院大学毕业，之后他做过人事部门的经理，写过小说，28 岁时又开始攻读研究生，34 岁时在哥伦比亚大学获得临床心理学博士学位。这之后他开始在新泽西州的精神卫生医院工作，并接受精神分析的训练和督导。在精神分析的教学和实践中，埃利斯逐渐对此感到不满，因为他发现，采用精神分析的疗法虽然能使来访者感到好一些，但并不能使他们彻底摆脱症状，此时他开始转向哲学，希望能够找到更好的帮助来访者的方法。受到古代各种思想的影响，特别是受埃皮克提图所说的"人并不是被某个事件所困扰，而是被自己对于这个事件的看法所困扰"的启发，埃利斯创立了自己的咨询方法，并于 1956 年在美国心理学会的年会上发表了他的第一篇关于理性情绪行为疗法的文章。在这篇文章中埃利斯使用的是理性疗法（Rational therapy），而并不是现在所用的理性情绪行为疗法，这使得当时很多咨询师误以为此种咨询方法没有涉及到情绪。但这并不是埃利斯的本意，因此他不惜花费时间去阐释自己的观点。在当时虽然有许多咨询师创立了自己的咨询方法，但没有一个人能像埃利斯这样进行详细解释和说明的。

理性情绪行为疗法的基本假设是，我们的情绪主要来自于我们的信念、评价、解释，以及我们对生活情境的反应，通过咨询过程，来访者学到一些驳斥非理性信念的方法。他们学习如何用有效的、理性的认知来取代无效的思考方式，从而促成他们对特定情境所产生的情绪反应的改变。咨询过程不但让来访者将理性情绪行为疗法改变的原则应用在特定问题上，也同时能将所学的技术运用在生活中遇到的各种问题上。

理性情绪行为疗法强调思考、判断、决定、分析与行动。这个方法基于一个假定，人们对事物的看法、情绪和行为有明显的交互作用，其中有可逆性的因果关系存在。在理性情绪行为疗法的发展中不断强调这三者的特性和它们的因果关系，因此可将理性情绪行为疗法视为一种整合取向的咨询方法。

埃利斯一生著述颇丰，先后出版了 60 多本书，超过 700 篇文章，其内容大部分都是理性情绪的理论与应用。

二、理性情绪行为疗法的人格理论

（一）ABC 理论

理性情绪行为疗法的基本理论主要为 ABC 理论。ABC 来自于 3 个英文单词的首字母，A 是指诱发性事件（activating events），B 指个体在遇到诱发事件之后相应而生的信念（beliefs），C 指在特定情景下，个体的情绪及行为的结果（consequences）。通常，人们会认为人的情绪及行为反应是直接由诱发性事件 A 引起的，即是 A 引起了 C，但理性情绪行为疗法不这样看。ABC 理论认为，诱发性事件 A 只是引起情绪及行为反应的间接原因，而 B——人们对诱发性事件所持的信念、看法、解释才是引起人的情绪及行为反应的更直接的原因。举例如下，考试不及格的学生，面对失败，可能会有不同的想法。某个学生可能会想："不及格真让人伤心，我要是能考好就好了。还是复习得不够充分！"而另一个学生可能会认为："我是应该考好的，没能考好真是遭透了！连考试都考不好，我还能干什么，我可真是一文不值！"这两个学生的不同想法，会导致他们产生不同的情绪和行为反应。对第一个学生来讲，考试失败的确是一件让人伤心的事，他希望事情不这样发生，他会因此而难受，但也会查找失败的原因，并重做努力。而第二个学生的情绪反应可能不仅仅是难受而是非常抑郁，并可能一蹶不振。从这个例子我们可以看出，人们的情绪及行为反应与其对事物的解释、评价和看法有关，而解释、评价和看法都源于人们的信念。人倾向于存在有理性的、合理的信念和无理性、不合理的信念。在上述例子中，第一个学生在理性情绪行为疗法中被称之为合理的信念，而第二个学生则被称之为不合理的信念。合理的信念产生合理的情绪和行为反应，不合理的信念则产生不合理的情绪和行为反应。当人们坚持某些不合理的信念，长期处于不良的情绪状态之中时，最终会导致情绪障碍的产生。

（二）不合理信念的特点

埃利斯在 1962 年曾总结了他认为在西方社会具有普遍意义的、通常会导致神经症症状的 11 种信念。20 世纪 70 年代以后，他进一步把这些主要的不合理的信念归并为三大类，即人们对自己、对他人、对自己周围环境及事物的绝对化要求和信念。韦斯勒（Wessler）等人则从另一个角度总结了不合理信念的特征，认为不合理信念都包含有这样几个特征：绝对化的要求、过分概括化和糟糕至极。

埃利斯所提出的第一类不合理信念，是人们对自己不合理的要求。如：我必须出色地完成我所有的事情，赢得人们的赞赏；否则，我会认为自己是一个毫无价值的人。从韦斯勒等提出的不合理信念的特点看，上述人们对自己的不合理要求中，第一句话是一种绝对化要求的体现，而第二句话则是过分概括化的体现。

绝对化的要求是一种不合理的走极端式的要求。在这里，人们给自己提出的是难以达到的目标。因为人们不可能在每件事上都获得成功，即使某件事取得了成功，也不可能得到所有人的赞赏，或并不可能件件事都得到他人的赞赏。在这样的情况下，持有此类信念的人就会感到受不了，因此而产生情绪上和行为上的问题，甚至产生情绪障碍。理性情绪行为疗法的咨询师们认为，理性的人们不会这样做，他们会努力在自己原有的基础上做好每件事，不是忙于和他人比较；他们会把别人的话当做参考，而不会把自己的生活重心放在别人的评价之上；他们会学习怎样在努力的过程中得到乐趣，而不是把眼光仅放在事情的结果上；他们会学习如何把事情办得更好，而不是试图去做一个完美的人。

过分概括化是一种以偏概全、以一概十的思维方式。按埃利斯的看法，这种思维方式是一种"理智上的法西斯主义"。人们在自己的绝对化要求中常会走极端。认为自己某一件事没办好、未获成功，就是自己一无是处、毫无价值的证明。这种以自己的某一件事、某个言行对自己进行整体评价的方式，只可能使人陷入消极情绪的泥沼而难以自拔。理性情绪行为疗法认为，当人们一件事没有做好时，并不能说明这个人一无是处，而只是说明他在这件事上办糟了。因此，理性情绪行为疗法鼓励人们摆脱那种以某事对自己进行整体评价的不合理的思维方式，而代之以对自己的某种行为、行动或表现进行评价，不能因一件事而否定一个人的存在价值。由于在这个世界上不存在十全十美的完人，因此埃利斯指出，每个人都应承认和接受自己是一个有可能犯错误的人类一员。

埃利斯所提出的第二类的不合理信念，是人们对他人的不合理要求。例如："人们必须善意地对待我、体谅我，以我所希望的方式来待我，否则，社会应该对他们那种轻率之举给予严厉的谴责、诅咒和惩罚。"在这段话中，显而易见，存在着人们对他人的绝对化要求。埃利斯认为，人们无权对他人提出绝对的要求，要求别人按自己的意愿行事。因此，人们只希望他人的所作所为与自己的愿望符合。超越此界限，则一旦人们发现他人的言行不符合自己的绝对化要求时，即会陷入消极的情绪状态之中，如大怒、抑郁等。此外，正如每个人自己都不是完美的人一样，尤其是当别人冒犯了自己就要受到最严厉的惩罚，这也是一种对他人的绝对化要求的体现。理性的人们会尊重他人，不要求别人行事时以自己的意志为转移。如果别人责备了他们，他们会设法认识和改正自己的问题；如果他们没做错什么事，他们会认识到那种责备是别人的情绪问题和表现。如果别人犯了错误，他们会努力理解他人，在可能的情况下阻止他人继续犯错误；如果阻止是不可能的，他们就会努力使自己少受别人行为的影响。

埃利斯所提出的第三类不合理信念，是人们对周围环境及事物的不合理要求。如："我周围的环境与条件，必须是安排得很好的，以便我能很舒服地、很快地、很容易地得到每一样我想得到的东西，而我不想要的东西一件也碰不到。"这也是绝对化要求的一种体现。世界上各种事物都有其各自的规律性，不可能为某个人的意志所左右。如果一味要求周围事物都顺遂自己的心意，那么最终一定会碰壁。在生活中，遭受挫折的事是常见的，如果因此就陷入情绪困扰，那就不仅不能改变现状，反而会使情形变得更糟。在生活中一旦遇到问题，理性的人们会尝试去改变或改善自己周围的环境事物；如果改变被证明是不可能的，他们就努力学会接受这种现实。埃利斯认为，令人不快的环境确实会引起人的情绪波动，但决不是可怕的或灾难性的，除非人们自己把其看成是一种灾难。

从对上述三类不合理信念的分析可以看出，不合理信念常常带有绝对化的要求和过分概括化的特征。其中绝对化的要求在言语表达上，多伴随着"必须"、"应该"、"决不能"等字眼。这可能是帮助我们寻找不合理信念的钥匙。而韦斯勒等人提出的"糟糕至极"，则多半是陷入极度的消极情绪时的言语表达，可能不宜将其看做是不合理信念的特征之一。

三、理性情绪行为疗法的咨询理论

（一）咨询的目的

理性情绪行为疗法的目的是帮助来访者能够更理性地进行思考，情绪反应适度，以更有效地行动，获取幸福的生活。通过咨询，来访者学会有效地处理诸如悲哀、遗憾、挫败感和烦恼等负性情感。

（二）ABCDE 的咨询模型

理性情绪行为疗法的核心是将 ABC 理论应用在来访者问题上并将其贯穿于咨询过程的始终。咨询师不仅会帮助来访者找到 ABC 并进行解释，还会教授来访者与不合理信念进行辩论，从而使来访者认清其信念之不合理，进而放弃这些不合理的信念，帮助来访者产生某种认知层面的改变，这是咨询中最重要的一环。在理性情绪疗法的整个咨询过程中，与不合理的信念辩论的方法一直是咨询师帮助来访者的重要方法。这一方法几乎不变地应用于每一个来访者，而其他方法则是视来访者情况而选用之。因为辩论一词的英文字头是 D（Disputation），效果一词的英文字头是 E（effects），加入这两个字母，理性情绪行为疗法的整体模型就变成了 ABCDE。在使用 ABCDE 模型的过程中，咨询师将会遇到一些问题和困难，下面我们将提供一些例子帮助大家更好地理解和掌握这个模型。

1. 诱发性事件

诱发性事件被分成两部分，即发生了什么，来访者认为发生了什么。确定诱发性事件并问问细节是非常有助于咨询的。在对诱发性事件进行清晰了解的同时，应当避免不必要的细节。偶尔，来访者会呈现许多诱发性事件，咨询师需要集中在一件或少数几件上。这里还有一点需要提醒，即不要把由某一件事引发的，使某种不合理信念被激活而导致的消极情绪反应变成新的诱发性事件。

2. 个体的情绪及行为的结果

来访者经常以他的情绪或行为开始其第一次咨询，比如，他会说："我觉得很沮丧。"在理性情绪行为咨询过程中，有时咨询师很难区分信念和结果，即 B 和 C，这两者的主要区别是 C 不能被讨论，它们是体验，而信念 B 是可以被讨论的。当处理情感时，来访者可能不清楚他们的情绪，错误地标识或夸大它们。来访者情绪及行为的结果经常会因信念的改变而改变。但不管怎样，来访者必须愿意去改变。例如，一位女性希望在工作中的感觉好一些，她就应主动改变以消极的情绪去面对自己的老板。

3. 信念

正如前面所讨论的，信念有两种，合理和不合理的。不合理的信念是夸大和绝对化的，导致了情感的失衡，对来访者达到目标无益。熟悉典型的不合理信念有助于与之进行辩论。

4. 辩论

在理性情绪行为疗法中一个普通但却重要的方法是教会来访者与不合理信念进行辩论。辩论有三个部分，发现、分辨和辩论。首先，来访者要学会如何发现他们的不合理信念，特别是那些绝对性的语句，例如"应该"、"必须"，以及"自我威胁"、"自我贬抑"的信念。然后，要学习与这些功能障碍的信念辩论，借着学习对这些信念进行合理而验证性的质疑，使自己与这些信念激烈地辩论，并得出不同的结论而且做出新的行为。最后，来访者要学习去分辨合理信念与不合理信念。比如，一个来访者可能体验到工作中的压力，因为他觉得每个人应该对他的能力留下深刻的印象。发现不合理信念"其他人必须承认我的聪明和机智"是辩论的第一部分。从合理信念中区别不合理信念是第二步，意识到必须、应该和其他不现实的要求，帮助来访者分清哪个信念是合理的，哪个信念是不合理的。在理性情绪行为疗法中主要强调与不合理信念辩论。咨询师会问来访者，"你为什么在工作中必须比其他人做得好？""你为什么必须知道办公室正在发生的每件事？"与不合理信念辩论，帮助来访者改变不合理的信念，这样会减少他们情绪上的不适感。

下面我们举例使大家了解 ABCDE 模型。

咨询师：小李，你在发现不合理信念方面做得很好，你的沮丧和抑郁不是因为你被拒绝，你可能会说你不仅多需要你的女朋友，而且如果得不到她，你将会去死。这样一来，你就使自己变得越来越沮丧。

来访者：是的。

咨询师：那 ABCDE 告诉你我们怎么做可以走出痛苦？

来访者：与不合理信念进行辩论。

咨询师：那你打算从哪开始？

来访者：嗯……

咨询师：我觉得你可以从以下三个不合理信念入手。因为我被拒绝，所以我很蠢；你必须使你的女朋友幸福；当你被拒绝时你不能忍受。我将挑选一个。

来访者：好。

咨询师：怎么样，我们以前曾经讨论过，你因为个人的一些失败，就把自己看得一无是处，这使你感到很沮丧。

来访者：我知道我不该这样，我知道说自己很笨是件很蠢的事，因为别的事情我还是做得很好的。

咨询师：比如？

来访者：我把家里开的小商店的生意打理得很好，我在机械方面也很擅长。

咨询师：很好。所以说你不是一个笨人。当你抓住自己说"我很笨"，或者其他一些自我贬抑的话时，对自己说一些像"虽然我不喜欢失败，但这没关系，我做其他的事情还是做得很好的。"我们继续，你认为你必须拥有一个可爱、迷人、光芒四射的女友，那你告诉我，你为什么必须拥有这样一个女朋友？

以上例子咨询师运用了苏格拉底式的语言与来访者的不合理信念进行辩论。除了与不合理信念进行辩论，理性情绪行为疗法还有许多其他常用方法，我们将在下一节进行介绍。

四、理性情绪疗法的常用技术

理性情绪行为疗法使用各种不同的认知、情感与行为的技术，依来访者的个别需求而选择不同的技术。这些技术适用于多种问题的咨询，比如：焦虑、沮丧、愤怒、婚姻问题、教养子女问题、人格失常、强迫性行为、精神异常等，下面介绍一些常用的认知、情绪与行为的主要技术。

（一）认知技术

理性情绪疗法使用了许多认知技术帮助来访者发展出新的合理的信念。

1. 自我对话

通过发展自我对话，使合理信念得以加强。例如，一个害怕在公共场合讲话的人可能写下或每天对自己说几次这样的话，"我虽然想在大家面前有一个完美的演讲，但是我做不到也没关系"，"没有人会因为做了一个糟糕的演讲就会被杀死"，"我是一个说话清晰的人"。

2. 对比

这种方法对物质成瘾或承受力较低的人更有帮助。比如，要求一个沉溺于吸烟的人列一张表，上面写上不吸烟有什么好处、有什么坏处，然后咨询师指导他们每天 10—20 次认真思考这些利与弊。这种做法给那些吸烟成瘾的人很好的克服成瘾的理由。

3. 心理教育的方法

咨询谈话的结束并不等于理性情绪行为疗法的结束。埃利斯和他的同事出版了许多自我帮助的书籍并把它们推荐给读者。听讲授理性情绪行为疗法原则的录音带是经常被推荐的方法，通过听咨询过程的录音带，来访者能够更好地记住咨询过程中的要点。

4. 教授其他人

埃利斯向来访者推荐教他们的朋友和同事理性情绪行为疗法的原理，当其他人表现出不合理的信念时，埃利斯建议来访者努力给他们指出合理信念。努力说服其他人不要使用不合理信念的做法，能够帮助来访者自己学会更多有效的方法与自己的不合理信念辩论。

在咨询过程中学习到的策略，离开咨询室后要继续使用。像自我对话技术，一天只需要花费几分钟。重复地使用这些方法可以防止复发。

（二）情感技术

与其他技术一样，情感技术既要在咨询中使用，又要作为家庭作业布置给来访者回家后继续做。一些技术比如想象等，既是认知的又是情绪和行为的。当强调情感方面，想象就变成了情感的方法。角色扮演也是既有认知的成分又有情感和行为的成分。埃利斯相信有力的方法对于改变不合理信念是必需的。

1. 想象

理性的情绪想象技术是一种想象方法，但其中被注入了理性情绪疗法的思想内容。做时先让病人想象引起其情绪困扰的场景，如某个来访者报告说对受到批评感到无法忍受，可让其想象受到批评的场景。当来访者可以想象这一场景时，让其报告此时的心情如何。来访者可能报告说自己感到窘迫和难堪，此时让他保持想象的场景，但要想办法改变自己的情绪，由非常消极的情绪改为适度的情绪反应。要求他将窘迫、难堪的情绪改为不安、有些难受的情绪。一旦来访者在想象中做到了这一点，就要求他们讲出来是怎样做才达到了这一目标。上述来访者可能说自己想受批评也不一定是那么糟的事，还有更糟的事，等等。通过这一想象技术，咨询师帮助来访者达到了某些新的认识。那就是：自己的情绪是由自己的想法造成的，情绪也是可以通过想法的改变而改变的。咨询师还可以通过留家庭作业的形式，让来访者回到家中自己去做这种想象，为以后来访者在现实生活中也能运用较为合理的信念作出努力。

2. 角色扮演

在角色扮演这个技术中包含了情绪和行为两个部分。在执行角色扮演时，咨询师会先打断咨询过程，向来访者示范他在内心对自己说的话，这些话如何制造他们的困扰，并表演出他们可以采取的改变，以正确的情绪取代不适宜的情绪。来访者可以重复某个特定的行为，引发出在某个情境中的情绪。重点是在处理那些和不愉快感觉有关的潜在非理性信念。例如，一位妇女可能放弃考研究生，因为她怕不被接受。"不被她所选择的学校接受"这个想法，导致她产生"我很笨"的感觉。在接受系主任面试她的角色扮演中，她注意到自己的焦虑和不合理信念导致了她觉得"我很笨"的感觉，因此她开始向"我必须被接受"和"不被接受就是笨和没有能力"这些不合理信念的挑战。

3. 攻击羞愧感练习

埃利斯发展出许多练习来协助人们去除某些情境中表现出的不合理的羞愧情形。他认为我们能够坚决地拒绝感到羞愧，只要告诉自己，就算有人认为我们是笨蛋也不是什么大灾难。这种练习的主要重点在于当其他人都清楚明白地表示不认同来访者时，他仍然不觉得羞愧，这个技术也包括了情绪和行为两部分，来访者会被指派家庭作业——要他们冒点险去做原本他们担心别人的想法而不敢做的事，但是并不鼓励来访者去尝试那些可能伤害到自己或他人的事；对于社会习俗小小的违反一下，常常是克服羞愧有效的方法，例如，可能要求来访者在公共汽车或火车上大声喊停，穿一些很花哨的衣服上街吸引别人的注意，用最大的声音唱歌，在演讲会上问一个傻问题，等等。来访者实施这些家庭作业后，他们可能会发现别人并不像他们所想的那么在乎他们的行为。这时候来访者往往就不再感到羞愧或丢脸了，他们会继续不断地进行这些练习直到能了解羞愧的感觉其实是自己制造的，并不是他人或情境造成的，摆脱了这些感觉后，便能以较自然的方式来表现行为，来访者最后也会学到，他们没有理由继续让别人对他的反应或别人可能提出的反对意见来阻止他去做自己想做的事。

（三）行为技术

理性情绪行为疗法的咨询师使用各种行为咨询的方法，包括系统脱敏、放松技术等。大多数行为技术可以以家庭作业的形式布置给来访者。下面详细介绍几种。

1. 家庭作业

理性情绪行为疗法的咨询师要求来访者将他们的问题列出来，寻找出他们的绝对化概念，然后质疑这些信念。给来访者家庭作业，是追踪来访者内化的自我信念中蕴含的"绝对"、"应该"和"一定"的方式。部分家庭作业是将理性情绪行为疗法的 ABC 理论运用到他们日常生活中所遇到的困难上。他们要填写理性情绪行为疗法的自助表格，其中鼓励当事人把自己放在一些假设的冒险情境里，以便挑战他们自我设限的信念。例如，一个有表演才华的人因为害怕失败，不敢在观众面前表演，咨询师也许会要求他在舞台剧中扮演个小角色，教导他改变原来挫败的自我陈述，"我会失败"，"我看来很愚蠢"，"没有人会喜欢我"；而以更积极的想法来取代，"尽管我偶尔会表现得很笨拙，但这并不能使我变成一个笨蛋。我能表演，我将尽力而为。被人喜欢是挺不错的，但不是每个人都会喜欢我，而这也不是世界末日"。这一类作业的背后理论是：来访者时常创造出一种否定的自我应验预言，而实际上也真的让他们失败，因为他们事先就告诉自己会失败。鼓励来访者在咨询过程中，尤其是在日常生活中完成特定作业的方法，他们渐渐学会处理焦虑，并向基本的不合理信念挑战。

2. 强化和惩罚

当一个人完成了任务，对其进行奖励是有用的，这会使他更多地去做在给他们这种奖励之前他们正在做的那些事情，例如，一个害羞的人，当其主动与陌生人聊天时，奖励他读一本自己喜欢的杂志，这会使他更主动地去与陌生人接触。

与之相反，没有完成任务的人要惩罚自己。埃利斯曾举个例子，他因为没有完成任务，就烧了20美金，这样的自我惩罚能很快鼓励来访者去完成任务。

3. 技能训练

开办各种工作坊和团体训练，教授参与者重要的社会技能。例如，自信训练工作坊能够帮助那些害羞或不敢向别人提出要求的人。沟通技能工作坊、面试工作坊和其他社会技能工作坊能够学到很多东西，可以起到对理性情绪行为疗法的补充作用。

虽然这些技术被分成认知、情感、行为技术，但在实际咨询中一些技术既是认知的，又是情感或行为的。埃利斯在使用各种技术时将幽默放在其中，比如他会教来访者唱他写的挑战不合理信念的歌。究竟使用哪种技术取决于咨询过程中对于来访者的倾听。上述技术一般都是在辩论后使用。当咨询师评价了来访者完成各种作业、建议的情况后，他们会修改或重新设计一些技术。

五、洞察

咨询过程中来访者经常发展对自己问题的洞察。理性情绪疗法强调对认知的洞察。埃利斯认为改变不适当的情感和行为就要求有三种洞察。第一种水平的洞察是承认情绪的失衡源于对诱发性事件不合理的信念，每个人都会因为自己不合理的信念而出现情绪失衡。第二种水平的洞察是一个人必须处理反复出现的同样的不合理信念。虽然诱发性事件可能被遗忘，但不合理信念会持续出现。第三种水平的洞察是来访者意识到洞察不能使人自动发生改变。仅仅意识到不合理信念是不够的，主动调整不合理信念和发展合理信念才是关键。每个人不仅要改变情感、行为和认知，还要知道怎么做以及为什么要这么做。

六、对理性情绪行为疗法的评价

（一）贡献

埃利斯理性情绪行为疗法的优点表现在以下几个方面。第一，它注重人的认知层面，强调人应该对自己的情绪和行为负责，ABC模式很明白地解释了认知、情绪和行为三者之间的关系。第二，强调把新的领悟付诸行动，比如，给来访者布置家庭作业，这不仅可以帮助来访者练习新的行为，还可以帮助他们达成重新制约的过程。第三，教授来访者一些方法，让他们可以继续进行自我咨询，而不需要咨询师的直接处理。理性情绪行为疗法的一个重要贡献是，它很强调运用广泛且兼容并蓄的咨询方法。大量的认知、情绪和行为技术被引用来从改变个人的认知结果入手，进一步地改变来访者的情绪和行为。此外，理性情绪行为疗法相当开放，他们并不避讳其他学派的技术，特别是行为疗法的技术。

（二）局限

著名心理学家科瑞（2003）在谈及理性情绪行为疗法的不足时认为，理性情绪行为疗法否定和忽视来访者的生活层面。理性情绪行为疗法流派的咨询师并不愿意倾听来访者的过去，他们也不鼓励来访者详述自己的故事。埃利斯本人认为通情、咨询师的关怀等并不是有效咨询的必要因素，但是很难想象在没有通情、了解和关怀的情况下会产生有效的咨询。理性情绪行为疗法是一种面质性的咨询方法，这样的方法有优点也有缺点，有些来访者在还没有感受到咨询师的尊重，并开始信任咨询师之前，很难和这种面质性的咨询师相处，如果来访者没有感到咨询师真诚的倾听和关怀，那么对他而言，这就是一个结束咨询很好的理由。理性情绪行为疗法是一种指导性取向的咨询方法，这就要求咨询师随时提醒自己要避免将自己个人的生活哲学强加在来访者身上，由于咨询采取了大量的说服方法，因此，理性情绪行为疗法比其他任何一种指导性较低的咨询方法更容易伤害来访者。

第三节　贝克的认知疗法

认知疗法（cognitive therapy，CT）的产生和发展是与贝克的工作分不开的，认知疗法强调信念系统和思维在决定行为和情感方面的重要性。认知疗法的关键是对扭曲信念的理解，并运用各种技术改变病态的思维，本节我们将对贝克的认知疗法进行详细的介绍。

一、贝克生平和他的认知疗法

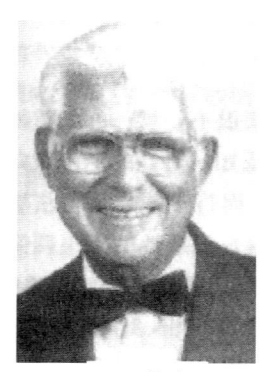

A. 贝克

认知疗法是由贝克发展出来的。贝克生于 1921 年，1946 年在耶鲁大学获得博士学位。从 1946 年到 1948 年，他在美国的普罗维登斯一家医院的病理系做实习医生，这之后他又在马萨诸塞州一家医院的神经科和精神科实习。在 1953 年他获得由美国精神和神经委员会颁发的证书后，进入到宾夕法尼亚大学工作，1958 年从费城的精神分析研究所毕业。贝克早年从事对抑郁的研究，出版了许多相关的书籍，这些书籍中都谈到了认知在抑郁咨询中的重要性。他先后独自或与他人合著了许多有关认知疗法和各种情感障碍咨询的书籍和文章。

在贝克精神分析的实践中，他观察了病人的言语表达和自由联想，令他吃惊的是，病人所经历的思想他们自己是意识不到的，在自由联想时也不能把它们说出来，他把病人的注意力转移到这上面来，显然这些思想是自动产生并且不受病人控制的，这些没有被意识到的自动思维常导致来访者消极的情感。通过询问来访者当前的思维，贝克能够识别消极的图式，比如挫败感等，这正是来访者看现在、过去和未来的特点。

贝克把他观察到的自动思维和弗洛伊德的前意识作了比较，他感兴趣的是人们对自己所说的和人们监控自己的方式，即内部对话体系。从内部对话，个人形成了自己的信念，从这些重要的信念，个人形成了他们的标准和规则，也就是图式，思维方式决定个人如何知觉和解释体验。贝克注意到，他的来访者特别是那些患有抑郁症的来访者，使用的是自责和自我批评的内部对话，这些病人经常预测未来是灾难性的，用消极的语言解释本来是正向的东西。

从这些观察，贝克明确提出了消极认知转移的概念。在消极认知转移的过程中，个人忽视了很多与他们有关的积极信息，取而代之的是更多关注那些消极的信息，这样做的结果是病人通过夸大事情的消极一面来歪曲他们所观察到的，看事情绝对化，非黑即白。他们经常会这样说，"我不可能做对任何事情"，"生活决不会善待我"，"我毫无希望"等，这都是典型的过分概括化、夸大的语言。贝克发现这样的思维是自发产生的，是没有被意识到的。这样的思维会发展成无价值、不被爱的信念。贝克假定，这样的思维在生命的早期阶段形成并且变成有意义的认知图式。例如，一个在下周有几门考试的学生对自己说，"我肯定通不过，我做不好任何事"，这样的表达是认知图式的语言化，表明这个学生缺少自我价值感，尽管这个学生为考试做了充足的准备，平时课业成绩也很好，这种信念持续存在，尽管有证据表明它们是自相矛盾的。

虽然贝克的早期工作主要集中在抑郁症上，但他也成功地将认知疗法应用到焦虑、恐慌、酗酒、毒瘾、饮食失调、婚姻关系问题、人格障碍等来访者身上。他还发展出评量抑郁、自杀危机、焦虑、自我概念以及人格特质的量表。

二、贝克认知疗法的人格理论

认知疗法特别关心思维对人格的影响。虽然认知过程并不一定导致心理障碍，但却是重要的因素。特别是个人很难意识到的自动思维对人格发展具有重要意义。这样的思维是个人信念和图式的一个方面，它对于理解一个人如何作选择非常重要。在理解心理障碍方面，认知疗法特别感兴趣的就是认知歪曲和个人错误的思维。

正像贝克所说的，抑郁症是生物、环境、社会等因素相互作用的结果，很少有单一原因导致的精神障碍。有时童年经历可能导致后来的认知歪曲。经验的缺乏会导致无效的或病态的思维，例如不现实的目标或作出错误的假设。在有压力的时候，当个人预期或觉察到受威胁的境况，他们的思维就可能歪曲。引发心理障碍的不单是错误的思维，它是生物、发展、环境等因素共同作用的结果。自动思维除了是心理失衡的原因，还可能是可觉察的抑郁的重要部分。

（一）认知模式的发展

认知咨询师认为个人信念开始于童年早期并伴随整个生命过程。早年经历导致基本的关于自我和世界的信念。通常地，一个人从父母那里感受到支持和爱，就会使一个人相信自己是值得被爱和有能力的，这会使一个人在成年后积极地看待自己。与心理健康的人比，那些心理不健康的人在他们的生活中有更多的消极体验，这导致他们产生了诸如"我不值得被爱"，"我是错误的"的信念。这些成长过程中的体验随同危急事件或创伤体验影响着一个人的信念系统。消极的体验，例如被老师讽刺就可能导致一个人产生诸如"如果别人不喜欢我所做的，那我就是一文不值的"的信念。这样的信念可能成为一个人基本的消极认知图式。

（二）自动式思维

正像前面所提到的，自动思维（automatic thoughts）是贝克认知疗法的关键概念。这种思维自然产生，不需要经过任何的努力和选择。在心理障碍中，自动思维经常是歪曲的、极端的或错误的。例如，一位大学女生拖延着不去申请超市售货员的工作，她觉得自己现在太忙，而且不愿意去做售货员，等假期结束时再去找份工作。在心理咨询过程中，这位女大学生认识到这些想法只不过是借口，她在心理咨询师的帮助下识别与找工作有关的自动思维，比如"我在面试时不会表现得很好"，"其他人比我优秀"，"我对售货员的工作了解得很少"。通过与该女生讨论她的思维过程，咨询师发现其很多自动思维，通过组织这些自动思维，咨询师能够明晰女大学生一系列的核心信念或图式。

（三）认知图式

一个人如何思考世界以及关于他人、事件、环境的重要信念和假设构成了他的认知图式（cognitive schemas）。有两种基本的认知图式：积极的和消极的，在某种情况下是积极的图式，在另外情境下就可能变成消极的图式，这取决于当时的环境。举例来说，一位67岁的男士，最近从某跨国公司CEO的职位上退下来。他虽然只有高中学历，但凭借自己的努力，在公司工作的50年里，从一个普通职员做到了公司的高层。他现在不仅身体健康，家庭幸福，也有自己的朋友圈子，但他却患上了中度抑郁症，驱使他获得成功的图式是"一个人要通过自己所做的被人认识"，"如果一个人不能工作了，他也就没有价值了"，正是这样的图式导致了他的抑郁。同样的图式，在他生命的不同阶段对他的影响是非常不同的。

在解释图式时，贝克说图式发展于童年和与他人的互动中，一些图式与认知弱点有关。例如，一个患有抑郁的人可能有如下的消极认知图式，"我做不好任何事情"，"任何人都比我对此项工作更熟练"，如此的认知弱点在歪曲的或消极的认知图式里随处可见。

有人总结出图式的五个因素。第一，图式有强烈的情感因素，这些情感因素与信念有关。第二，图式的变化与一个人持有特殊信念的时间长短有关。第三，图式经常是从重要他人那里获得的，这个人对你越重要，从他那里获得的图式也越重要。第四，认知元素解释了在一个人的思维中图式是如何具体和深入的。第五，图式有行为的因素，这些行为因素决定着一个人如何按图式行事。虽然认知图式有情感和行为的因素，但也是认知的一部分。在描述图式时，一些认知咨询师把他们组织在一起。

（四）认知歪曲

一个人重要的信念或图式受认知歪曲的支配。因为图式经常开始于童年，支持图式的思维过程反映了早年的推理错误。当信息加工过程是错误或无效时出现认知歪曲（cognitive distortions）。在贝克早期的治疗抑郁症患者的工作中，他认识到几种重要的认知歪曲，这些认知的歪曲同样被发现于其他心理障碍中，它们是：

1. 任意的推断

任意的推断（arbitrary inference）指证据缺乏或面对相互矛盾的证据时，武断地作出结论。例如，一个女孩可能得出这样的结论，她的男朋友不再爱她了，因为他不陪她逛街。

2. 选择性提取

选择性提取（selective abstraction）是只以整个事件中小部分的细节作为判断的基础来下结论，而不考虑整个事件。比如，身为一个咨询师，你可能常以自己的错误和弱点来评估自己的价值，而不是由你的成功来评价自己。

3. 过分概括化

过分概括化（over generalization）指将某意外事件产生的极端信念不恰当地应用在不相似的事件或情况中。例如，某人试图与一陌生人谈话但未成功，其所得出的结论便是：因为我不会和人接近，所以我永远也不会和别人建立良好的关系。

4. 夸大或缩小

夸大或缩小（magnification and exaggeration）是指对某些事物的过分重视或轻视与其实际情况不相符合。比如，一位老师一次公开课没有上好，就认为自己实在是一个糟透了的老师。

5. 个人化

个人化（personalization）即在缺乏相应联系的情况下，把外部事件的发生全都归因于自己。例如，一位来访者在第二次咨询时没有来，咨询师就认为是自己第一次咨询时差劲的表现所至。

6. 极端化思考

极端化思考（polarized thinking）即极端式的思维方式。把生活往往看做要么全对，要么全错；非黑即白，没有中间色。如一位公司里的推销员想，我在公司里一定得是最好的推销员，不这样就是彻底失败了。

7. 标签化和错误标签化

标签化和错误标签化（labeling and mislabeling）是以过去的缺点或错误来建立自我认同，例如一位心理咨询师没办法满足所有来访者的期望，他就对自己说："我是个完全没有价值的人，我应该从这行当中退出去。"

三、贝克认知疗法的咨询理论

（一）咨询的目的

贝克认为：广义而言，认知疗法和其他的疗法一样，是希望减轻来访者心理上的痛苦；它所用的方法是修正错误的概念和错误的自我暗示。因此，认知疗法的咨询师会教导当事人如何通过评估的过程，去辨识扭曲与功能不良的认知，通过来访者与咨询师互相合作的努力，使来访者学会区分哪些是自己的想法，哪些是真实发生的事件。来访者了解到认知如何影响他们的感情和行为，甚至会继而影响外界的环境事件。来访者学会去确认、观察以及监督他们的思想与假设，特别是他们的负向自动化思维。

认知疗法主要通过认知、行为和情感这样几个渠道进行。认知的改变会推动行为的改变，行为的改变反过来又会对认知改变的有效性加以证实。尊重事实及对事件给予不同的解释，会使情绪反应变得适度。此外，情绪在认知改变中也起着重要的作用，情绪的参与使认知的矫正变得更为容易。

（二）认知改变的不同层次

认知的改变可在不同层次上发生。如可在自发式思维、自动式思维和假设几种水平上发生。这些不同水平是按其易变性和稳定性等级排列的，即最易改变和最不稳定的认知类型是自发式思维，这种思维可由意愿激发出来，持续时间很短暂。

自动式思维是作为刺激事件和对此事件的情绪、行为反应的中介因素自动出现的。这种思维比自发式思维稳定，不易改变。咨询师常常需要帮助病人识别这种自动式思维。自动式思维往往非常强，由情绪所伴随，对人们的推理始终产生巨大的影响。尽管认知的歪曲以自动式思维的形式出现，但因其为个体所熟悉，所以对个体来说会认为其是准确和真实的。由于自动式思维表现了认知的歪曲，由于其是刺激和反应的中介因素，因此咨询的初始阶段，应注意找到与来访者心理障碍有关的那些自动式思维。

自动式思维来自于潜在的假设或信念。假设在被刺激激活的情境下产生相应的自动式思维，所以借助于自动式思维，咨询师可找到其潜在的假设。假设一般为人们关于自身和周围世界的内在规则，这些规则是从个体和他人的经验中获得的。他们形成知觉进入认知，构成目标和价值观，为周围事件提供解释。这些假设相当稳定牢固，常常是人们意识不到的。

被称之为图式的核心信念是最稳固的认知结构。咨询要改变不适应的图式并消除其消极影响。如果这些核心的信念或假设可以被改变的话，那就减少了心理障碍的易感性。

（三）咨询过程

与其他咨询方法相比，认知疗法更多地使用了结构化的方法。在咨询的开始阶段是要评估来访者的问题，建立咨询关系，对来访者进行概念化。在咨询过程中，咨询师指导来访者发现、了解他们自己的错误思想。咨询过程中识别自动式思维和家庭作业的设计也是非常重要的方面，所有这一切将贯彻在咨询过程的始终。当达到咨询目标后，就可让咨询结束，在咨询结束后，来访者将继续使用他们在咨询中学到的各种方法。在咨询工作的过程中，来访者从洞察他们的思维到改变他们的思维，其中比较复杂又很重要的问题是对消极认知图式发展的洞察。关于咨询过程的这些方面，我们将在下面进行介绍。

1. 指导发现

有时我们也把它称做苏格拉底式对话。指导发现意在帮助来访者改变病态的信念和假设。咨询师通过问来访者一系列的问题，让现有的信息质疑来访者的信念，从而让来访者发现新的思维方式和行为方式。

来访者：对于每周一汇报我一周工作的进展我感到害怕，我想大家一定觉得我什么都没做。

咨询师：是什么告诉你这样的信息？

来访者：我好像有读心术，会提前知道将要发生什么。

咨询师：你作出的假设是什么？

来访者：我知道我的新同事将怎样认为我。

2. 三问题技术

这是苏格拉底式方法的特殊形式，三问题技术由一系列专为来访者设计帮助其修正消极思维的问题组成。每一个问题都会使来访者的消极信念进一步呈现以及迫使来访者产生更多客观的思考。

（1）你信念的证据是什么？

（2）你怎样解释你的状况？

（3）如果它是真的，意味着什么？

下面我们举例，看它是如何扩展苏格拉底的对话和如何帮助个人改变他们的信念的。

咨询师：你告诉我当别人知道你患有艾滋病后将会瞧不起你，你的证据是什么？

来访者：我没有什么证据，只是这样觉得。

咨询师：你只是那样感觉？你是如何看待这种状况？

来访者：我想我真正的朋友是不会抛弃我的。
咨询师：如果一些人抛弃了你，这对你意味着什么？
来访者：我想只要我真正的朋友不抛弃，那是可以忍受的。

3. 家庭作业

认知疗法的更多工作是要在两次咨询之间完成。布置家庭作业给来访者可以帮助他们收集信息，检查认知和行为的改变。如果来访者不能完成家庭作业，说明咨访关系建立得不好，或家庭作业不清晰，或有其他问题。一般而言，每次咨询时都要讨论家庭作业，并布置新的家庭作业。

4. 咨询形式

虽然咨询师针对不同来访者的问题会采用不同的形式，但在每一个咨询中都会有一些共同的东西。比如，咨询师和来访者需在咨询的议程上达成一致；回顾过去一周部分的事件和出现的问题；咨询师也反馈以前咨询时来访者关心或来访者提出的问题；咨询师和来访者还会回顾家庭作业；咨询师和来访者共同合作，使来访者在咨询中获得更多；处理特殊问题，设计与来访者主要问题有关的家庭作业。

5. 结束

因为认知疗法是一种结构化咨询，所以在咨询刚开始的时候就要对咨询结束进行计划。通过咨询，咨询师鼓励来访者监控他们自己的行为和思想，记录它们，评估它们，在结束阶段，咨询师和来访者讨论，在没有咨询师的情况下来访者该如何做，重要的是要来访者成为他们自己的咨询师。通常情况下咨询要逐渐停止，从每周一次变成每两周一次或一个月一次。

四、贝克认知疗法的常用技术

不管认知疗法的对象或处理的问题为何，认知咨询师最主要的兴趣在于应用技术来帮助来访者为生活事件作新的替代性解释。贝克曾归纳过五种认知技术，它们是识别自动式思维、识别认知错误、真实性检验、去注意、监查苦闷或焦虑水平。

（一）识别自动式思维

来访者在认知咨询过程中，首先要学会识别自动式思维。这种思维是介于刺激事件与个体对事件的情绪及行为反应之间的那些思维。这种自动式思维，一般人不会注意到、意识到它的存在，因为在个体对某个事件进行反应之前出现的这种思维已成为其思维方式的一部分了。咨询开始时，来访者即要学会辨认出在出现焦虑、抑郁、愤怒等不良情绪及行为反应之前出现的自动式思维。也有作者称此项工作为填空，即如埃利斯的 ABC 理论一样，是在 A 与 C 之间找到 B 的填空工作。

(二) 识别认知错误

自动式思维的产生,源于个体对某一类事物的信念或假设。对于来访者来说,不良的自动式思维源于其不良的信念或假设。因此,识别认知错误则是更深一层的工作。咨询师可依靠对来访者提问,采用想象技术,以及采用角色扮演等方法,帮助来访者找出其在事件与反应之间的想法。但要发掘其背后的潜在的假设,则需要咨询师记取来访者在不同情境中的问题及其自动式思维,从中找出共同特点,找出其一般规律,这就是来访者某种假设、信念或规则。来访者的信念、假设或规则中所最易出现的认知的歪曲或错误,就是我们前面所提到的任意的推断、选择性提取、过分概括化、夸大或缩小、个体化、两极式思维、标签化和错误的标签化。那些来访者所持有的核心信念——图式,则是咨询师最终要帮助来访者去识别和辨认的。

(三) 真实性检验

仅仅做到能识别自动式思维、假设、图式并不是目的,咨询师接着要与来访者一起对其自动式思维、信念、图式进行严格的真实性的检验。即把来访者的信念看成是某种假设,咨询师与其一起,对这种假设是否合乎逻辑、是否合乎实际、是否真有道理进行检验和辩论,并鼓励来访者对自己的信念进行调查,以验证其正确与否。在绝大多数情况下,来访者所得到的结果都是不利于消极信念的。

对来访者的信念进行真实性检验,是认知疗法的核心工作,是改变来访者歪曲的认知的主要手段。除此之外,还有一些类似行为疗法的方法,通过记录和观察行为达到对现实的正确认识,进而改变来访者的认知。去注意和监查苦闷或焦虑水平,就是认知疗法常用的此类技术。

(四) 去注意

这是为了改变来访者认为自己是使所有人注意的中心的不良认知而设立的。患有抑郁和焦虑的人往往认为自己的言行均受他人的注视,因此而处于软弱无助的地位。去注意要求来访者采取某种行动,如在拥挤的商场中行走,记录其所受注意的反应发生次数等,以事实为准绳,纠正那种认为别人对其言行非常关注的不良认知。

(五) 监查苦闷或焦虑水平

这也是帮助来访者认识事实的一种手段,但与"去注意"要求来访者客观地认识外部事实不同。监查焦虑水平,是要让来访者认识自身情绪波动的规律。患有焦虑的人常常认为,其焦虑会一直持续不变地影响其生活,而实际上焦虑的产生到高峰后自会慢慢出现消退过程。要求来访者对其焦虑或苦闷进行自我监测,会有助于认识这一规律,增强抵抗焦虑的信念,从而能较容易地控制情绪。

除了上述贝克发展出来的方法外,许多从事认知疗法的咨询师们在自己的临床实践中也发展出其他的方法，下面进行介绍。

（六）理解特质的意思

同一个词语对不同的人有不同的意思，这取决于一个人的自动思维和认知图式。咨询师仅凭来访者的某几个词就假设他们知道来访者的意思是什么，这肯定是不行的。例如，抑郁的人经常喜欢用一些含糊的词，像心烦、失败、抑郁、自杀等，这时弄清来访者所用词语的含义对于来访者和咨询师都非常必要，询问来访者，可以帮助咨询师和来访者本人更好地理解来访者的思维过程。

来访者：我是一个真正的失败者，我所做的每件事都表明我是一个失败者。

咨询师：你说你是一个失败者，失败者意味着什么？

来访者：就是从来没有得到过我想要的东西，在每件事上都失败。

咨询师：你都在什么上失败了？

来访者：我无法确切地说出来。

咨询师：那你能告诉我你在什么上面失败了吗？因为在理解你是一个失败者这一点上我有些困难。

（七）挑战绝对化

来访者经常通过极端化的陈述表现出沮丧，像"我的每一个同事都比我有魅力"这样的陈述经常使用像"每一个人"、"总是"、"绝没有"、"没有一个人"和"所有时间"这样的词汇。对于咨询师而言，质疑或挑战来访者的绝对陈述可以帮助来访者将这种绝对化的陈述变得适度。

来访者：我的每一个同事都比我优秀。

咨询师：每一个人？你的每一个同事都比你优秀？

来访者：可能不是吧，毕竟有很多同事我还不认识。但是我的老板看起来比我优秀，她看起来知道每件正在发生的事情。

咨询师：注意，我们是如何从工作中每一个人都比你优秀变成只有你的老板比你优秀。

来访者：我想就仅是我的老板比我强，她有很多经验，知道工作该怎么做。

（八）再归因

有时来访者会把别人的错误也完全归咎于自己，这会使他们感到抑郁。使用再归因技术，可以帮助来访者进行合理的归因。

来访者：如果不是因为我自己的原因，我的女朋友就不会离开我。

咨询师：恋爱中总会出现一些问题，让我们看看它是否全是你的错，你的女朋友可能也有责任。

（九）歪曲的标记

前面讲到的极端化思维、过分概括化、选择性摘要等，标识这样的歪曲有利于帮助来访者对干扰他们的自动思维进行分类。例如，咨询师问一个认为他妈妈总是爱批评他的来访者,是否他的这种想法是一种歪曲,是否他过分概括化了他妈妈的行为。

(十) 利与弊列表

有时让来访者分别写出他们某些特别信念或行为的利与弊对咨询是非常有帮助的,列出信念的利与弊能帮助个人更好地远离"全有"或"全无"。

(十一) 认知预演

使用想象的方法帮助来访者处理即将发生的事件。比如,一位女性想象与自己的老板谈关于自己提升的事情,老板愤怒地对她说:"你敢跟我谈这件事",这种破坏性的想象会阻碍该女性去找老板,通过认知预演的方法,可以帮助这位女性用积极的想象取代头脑中消极的画面,比如,咨询师让来访者想象与老板成功地进行面谈,面谈过程中老板耐心倾听了她的要求,这样的认知预演可以帮助该女性不再恐惧去找老板,并能以一种合适的方式向老板提出自己的要求。

认知咨询师除了采用认知的技术还会使用行为的技术。在心理咨询中,不同的时间使用不同的技术,使认知、情感和行为发生变化。

五、对贝克认知疗法的评价

(一) 贡献

贝克在对抑郁症的咨询中发展了明确的认知方法,有效地挑战忧郁症患者的假设和信念,并且提供新的认知,引导正向的改变行为。认知疗法致力于发展概念来了解来访者对世界的观点。有人认为贝克的主要贡献之一是把个人的咨询经验带到严谨的科学方法上。

(二) 局限

对于认知疗法的不足,批评者认为太把焦点放在正向思考上,有肤浅和简化之嫌。另外,否认来访者过去的重要性、过于技术导向、不使用咨询关系,只注重除去症状、没有探索困扰潜在的原因、不鼓励情绪的自由表露,或是重新体验痛苦的事件也都被认为是它的缺点。

【建议参考资料】

1. 科瑞. 谘商与心理治疗:理论与实务 [M]. 郑玄藏,译. 台北:双叶书廊有限公司,2002.

2. 钱铭怡. 心理咨询与心理治疗 [M]. 北京:北京大学出版社,1994.

3. 温泉润. 矫正人生——心理治疗学 [M]. 济南:山东教育出版社,1992.

4. BECK A T. Cognitive therapy of depression: new perspectives [M] // CLAYTON P. Treatment of depression: old controversies and new approaches. New York: Raven, 1983: 265-290.

5. DRYDEN W. Rational-emotive counselling in action [M]. London: SAGE publications Ltd., 1990.

6. NELSON-ONES R. Theory and practice of counselling and therapy [M]. 4th ed. London: SAGE publications Ltd., 2006.

7. SHARF R S. Theories of psychotherapy and counseling: concepts and cases [M]. Brook Publishing Company A division of International Thomson Publishing Inc., 1996.

【问题与思考】

1. 简述理性情绪行为疗法的 ABC 理论。
2. 简述理性情绪行为疗法的各种认知技术。
3. 什么是图式？为什么图式如此重要？
4. 简述认知疗法的咨询过程。
5. 举例说明你有的不合理信念（对自己、他人、环境）。
6. 选择一个你希望改变的不合理信念，你将怎样运用认知技术、情感技术、行为技术对其进行改变。
7. 思考生活中你遇到的一个具体问题，与之有关的自动思维有哪些？
8. 认知疗法的理论与实践对于你的生活有何指导和帮助？

第九章　家庭治疗

【本章提要】

家庭是社会的一个功能单位，它与每个家庭成员的关系最为密切。家庭中每个成员的个性、价值观，以及对社会的适应模式等，皆在家庭的熏陶下形成。家庭成员之间密切交往，互相产生正性的和负性的影响。但是，由于家庭功能不良，诸如家庭界限不清、家庭内部互相折磨、家庭关系扭曲、单亲家庭、重组家庭、寄养家庭、家庭松散、互不关心、中老年人的困难，以及家庭交流模式不同等，都能使所有家庭成员在不同程度上卷入家庭纠纷，在病态的家庭关系中都占有一角，从而导致各种病态情感和行为障碍。近几年来，针对整个家庭进行心理咨询受到人们越来越多的青睐。

本章首先介绍家庭治疗产生的社会背景和专业背景，家庭治疗与个体心理咨询的区别以及家庭治疗发展的历史；然后介绍家庭治疗的一些重要概念，家庭治疗的主要流派，每个流派对家庭问题的看法和相应的咨询思路；最后介绍家庭治疗的一些重要的或经典的技术。

【学习重点】

1. 家庭治疗发展的历史
2. 家庭治疗的重要概念
3. 家庭治疗的理论和流派
4. 家庭治疗常用技术

【重要术语】

家庭系统　家庭发展阶段　家庭结构　家庭规则　三角关系　过度卷入　替罪羊　代际传递　假亲密与假敌意　蒙蔽　自我分化　双重束缚　跨代家庭系统　未分化的家庭自我团体　程序化的问题　教练技术　循环提问　假装技术　意志考验　亚系统　界限　家庭代际图　家庭结构图　再定义　反其道而行之　家庭雕塑　表演技术

第一节　家庭治疗的兴起与发展

家庭治疗是随着社会的需要和专业的发展而产生的，其关注整个家庭的交往模式、沟通方式等，认为症状是家庭的产物，而不是某个家庭成员自己的问题。家庭治疗和个体咨询在咨询对象、咨询内容、对症状的原因以及作用的解释和看待患者的角度等方面都有很大区别。家庭治疗的兴起和发展经历了开始、发展、黄金和融合几个阶段。本节重点介绍家庭治疗的理念、家庭治疗与个体咨询的异同、家庭治疗的作用。

一、家庭治疗的兴起

（一）家庭治疗的开始

家庭治疗始于20世纪40年代末50年代初，当时第二次世界大战刚结束，战争带来的许多问题急需解决，如战争创伤、离婚率上升等问题。传统的心理咨询，如精神分析已经不能满足人们的需要，于是许多从业者开始探讨新的咨询理论和方法，投入到对家庭和婚姻的研究中，逐步形成和发展了家庭治疗理论和方法，认为必须改变家庭成员的互动方式和家庭结构才能改善患者的症状。

（二）家庭治疗的理念

家庭治疗是指通过改变家庭成员围绕症状所表现出来的交往方式，从而达到治疗症状的一种心理咨询的理论和方式。这个定义至少包括两个方面的含义：（1）症状的形成源于家庭成员的不良交往方式，即便不是如此，症状的维持也是家庭成员不良交往方式强化的结果；（2）通过改变家庭成员的不良交往方式可以达到治疗症状的目的。

一般情况下，实施家庭治疗需要全家人或者有关的主要家人参与，以家庭群体的方式进行咨询工作。当然，全家人都能参加是最好的选择，如果不能做到，只要直接有关的家人参加即可；而且随着咨询的需要，可随时变更参与的家人，如处理夫妻关系时，孩子就不需要参加咨询。极端的例子是咨询师只跟家里其中一人接触，但其辅导的重心却是如何改善全家的心理状态与关系。因为，家庭治疗是一种治疗的观念，以"全家"为其治疗的着眼点，并不意味着每次都要"全家参与"。

（三）家庭治疗与个体心理咨询的区别

与个体咨询相比，家庭治疗具有如下突出的特点：

1. 从咨询的对象来讲，家庭治疗是对整个家庭进行咨询。咨询时，整个家庭成员都要在场，尤其是咨询的初期阶段。随着咨询的进行，家庭治疗的对象还会发生改变，从初期的整个家庭成员，到家庭的部分成员。而个体咨询，只是对家庭中的个体进行的咨询，而且咨询的对象始终不会发生改变。

2. 从咨询的内容来讲，家庭治疗并不直接针对患者所表现的症状，而是对家庭成员间的交往模式和家庭结构进行咨询。通过改变家庭成员的交往模式或家庭结构可以达到减缓或消除症状的目的。而个体咨询，在很大程度上都是直接针对患者的症状进行，通过对引发症状的原因的探讨或者直接行为矫正来减缓或消除症状。

3. 从症状的原因或作用来讲，家庭治疗认为患者是家庭不良交往模式的替罪羊，家庭成员间的不良交往模式使得患者表现出某种症状，而且患者的症状起到了掩盖家庭成员不良交往模式、维持家庭关系现有平衡的作用。

4. 从划分患者的角度来讲，家庭治疗并无明显的患者和非患者之分，患者只是症状的表现者、承担者而已，有问题的是家庭成员的交往模式和家庭结构。而个体咨询有明显的患者和非患者之分。

（四）家庭治疗的作用

家庭治疗的作用在于让几代家庭成员在一起以改变他们的互动关系。对很多家庭成员来说，他们很难认识到自己也介入到了折磨他们的问题中。成员常常将目光紧紧地盯着那些问题表现者所做的事情上，但很难意识到他们与问题表现者的互动模式对问题行为有何影响，家庭治疗的咨询师的部分工作在于唤醒人们对这一过程的认识。当丈夫抱怨妻子总是不停地唠叨时，咨询师会询问丈夫做了什么使妻子有如此的叨唠，咨询师通过挑战丈夫使其意识到妻子的唠叨是他们互动关系的产物。

二、家庭治疗的发展

家庭治疗已有六十多年的历史，发展过程大致可以分为以下几个阶段：

（一）早期阶段

20世纪40—50年代属于家庭治疗的早期发展阶段。尽管有些精神分析咨询师已经初步认识到家庭对精神病患者的重要性，把家庭看做是不利于患者的环境，但是在咨询的时候，还是经常将患者和家庭隔离开，以确保让患者在一个远离不良家庭氛围的环境中得到康复。在这一阶段，有许多人都对家庭治疗的发展作出了贡献。弗洛伊德（Freud）是最早探讨家庭在患者症状的产生和维持中所起作用的人，他认为患者症状的产生与患者在儿童期与父母的不良交往有直接关系。但是弗洛伊德的理论与家庭治疗有着明显的不同，家庭治疗更重视现在的家庭环境，而弗洛伊德则重视过去的家庭环境。进入20世纪50年代，有几个研究小组开始对精神分裂患者和他们的家庭进行调查和咨询。其中，贝特森（Gregory Bateson）和温尼（Lyman Wynne）都指出沟通障碍正是精神分裂症年轻人家庭的典型特征，南吉（Ivan Boszormenyi-Nagy）和同事逐步认识到应该考虑到上一代与下一代之间的联系和更加广泛的家庭系统。

（二）发展阶段

20世纪60年代属于家庭治疗的发展时期。这一时期出现了具有明显家庭治疗特点的理论和流派，以策略性家庭治疗和结构性家庭治疗影响最为显著，并开办了家庭治疗杂志和出版了家庭治疗的书籍。

海利（Haley）是策略性家庭治疗的倡导者，属于这一时期对家庭治疗的发展作出突出贡献的人物之一。1963年，他出版了《心理治疗的策略》，随后又出版了一系列著作。这些著作的出版确立了他"家庭治疗之父"的地位，并且成为家庭治疗中最有创造性的人物。

20世纪60年代在家庭治疗领域还有另外一个重要人物，那就是米纽秦（Salvador Minuchin）。他发现用心理分析训练的方法在咨询青少年罪犯和他们的家庭时是非常有局限的，于是他与同事一道发展了咨询这些罪犯和家庭的"结构性家庭治疗"。他所领导的费城儿童指导中心成为全球最有名的家庭治疗中心。

1961年，阿克曼（Ackerman）与杰克逊（Jackson）一道创办了《家庭过程》杂志，这是第一份属于家庭治疗的杂志。此外，许多有关家庭治疗的论文和著作纷纷面世，如萨提亚（Virginia Satir）的《联合家庭治疗》。

（三）黄金时期

进入20世纪70年代，家庭治疗发生了如下两个明显的变化，一是出现了大量专门进行家庭治疗的中心和诊所；二是家庭治疗的研究和咨询的领域进一步扩大和转移，越来越多的问题成为家庭治疗关注的中心，对精神分裂患者及其家庭的关注越来越少。

70年代建立了许多新的家庭治疗中心，费城儿童指导中心在米纽秦的领导下成为世界著名的家庭治疗中心之一。海利在费城儿童指导中心工作几年后前往华盛顿特区，与妻子麦德尼思（Cloe Madanes）一道建立了华盛顿特区家庭研究所。鲍恩（Murray Bowen）也在华盛顿特区建立了乔治敦家庭中心，并继续改进他有关家庭治疗的理论。

除美国外，世界其他国家在这一时期也开始了有关家庭治疗的研究和临床工作。在加拿大，爱普森（Epstein）与同事一起在麦克马斯特大学成立了精神病学系，并使之成为家庭治疗教学和实践的一个重要中心。在意大利米兰，经帕拉佐利（Mara Selvini Palazzoli）等人的努力建立了家庭研究所，提出了"患精神分裂交往方式的家庭"。在1978年出版的《反其道而行之和反反其道而行之》一书中，可以看到他们对这类家庭的描述及咨询方法。在英国，罗宾·斯金纳（Robin Skynner）于1976年出版了《家庭系统和婚姻治疗》。同年，沃尔德龙·斯金纳（Sue Walrond-Skinner）出版了《家庭治疗：家庭系统的治疗》。1979年，沃尔德龙·斯金纳主编了《家庭和婚姻治疗》一书，该书由11位英国家庭治疗的咨询师共同完成，是对那一时期英国家庭治疗的一个总结。

（四）融合时期

20世纪80年代是家庭治疗不同学派相互融合的时期。信奉不同家庭治疗流派和观点的咨询师开始彼此接纳和使用对方的概念和方法。由于不同家庭治疗流派的融合，开始出现许多新的概念和咨询技术，诸如咨询家庭问题的认知方法，系统家庭治疗等。人们还对短期的、以解决问题为中心的咨询产生了浓厚兴趣。许多有关家庭治疗的书籍对家庭治疗的不同方面进行了阐述，丰富和发展了家庭治疗的理论与方法。

从家庭治疗的发展历史中可以看出，在家庭治疗的早期发展阶段，家庭治疗所涉及的范围还是精神分析的传统领域——精神分裂症，直到 20 世纪 60 年代，具有明显家庭治疗特征的流派才开始出现，家庭治疗师开始将咨询的领域扩展到精神分裂症以外的领域。到了 70 年代，专门研究和进行家庭治疗的研究所和诊所纷纷出现，家庭治疗的领域进一步扩大。到了 80 年代，家庭治疗的不同流派开始整合，推动了家庭治疗的进一步发展。

第二节 家庭治疗的重要概念、理论和流派

家庭治疗是一种心理咨询方法和理念，有许多特有的概念，家庭系统、家庭发展阶段、家庭结构和家庭规则是家庭治疗的咨询师研究和分析整个家庭的角度，三角关系、过度卷入、替罪羊、代际传递、假亲密与假敌意、蒙蔽、自我分化和双重束缚等概念是不同流派对一些引发家庭问题情形的描述和界定。家庭治疗发展出多种咨询理论和模式，系统流派强调代际传递；策略流派以独特的咨询技术著称；结构流派重在改善家庭的结构和界限；经验流派鼓励家庭面对真实的感情。本节重点介绍鲍恩的家庭系统治疗、策略家庭治疗、结构派家庭治疗和经验派家庭治疗的相关概念、理论。

一、家庭治疗的重要概念

（一）家庭系统

它是经验派家庭治疗首先提出来的重要概念，在鲍恩系统家庭治疗和结构派家庭治疗中也有提及。家庭治疗的咨询师将家庭成员的问题放回到家庭系统（family system）中去考虑，个体咨询将家庭中所发生的事情看做是个人品质的产物，如自私、忍耐、反抗、屈服等。从关注个体转变到将家庭看做一个整体，就意味着要把关注的重点转移到人际交往的模式中来。某个人表现出的行为可能是人际关系的产物。同一个人可能在一种人际关系中处于服从地位，而在另一种人际关系中则处于支配地位。家庭治疗的咨询师用大量概念描述人际关系的两个人是如何影响彼此关系的，包括追逐者—逃避者，功能亢进—功能不足，控制—反抗的循环，等等。

家庭系统是一个稳定的系统。家庭成员交互作用时所产生的有形和无形的规则构成了比较稳定的家庭结构，成员间形成特定的交往模式。杰克逊关于家庭动态平衡的观念强调功能紊乱的家庭总是抵制变化，他们总是花费很大的精力解释

原因，而无视为改变所做的努力，所以，很多来访者滞留在原始状态。

同时，家庭系统又是一个开放的系统。家庭不断与家庭外系统发生交互作用，如与扩展家庭、原生家庭、单位、学校、邻居等发生的交互作用。家庭内成员之间、亚系统之间也不断发生交互作用。家庭作为一个系统，一个整体，可以主动地与家庭外系统进行交互作用，也可以主动地脱离与家庭外系统的交互作用。

20世纪40年代产生的大系统论扩展了对家庭系统的理解。大系统论指出一个系统可以是由小系统组成的，也可以是大系统的一部分。因此，同一个实体既可以被看做是系统，也可以被看做是亚系统。家庭治疗的咨询师既要把家庭看做一个系统，也要看到家庭是社区、文化，政治大系统的一个亚系统。

(二) 家庭发展阶段

它是结构派家庭治疗在描述家庭发展中提出的重要概念。两个人步入婚姻殿堂的那一天，一个家庭就形成了。家庭的发展变化经历了四个主要的阶段，每个阶段都有其不同的发展任务，面临不同的主要问题和危机。对发展任务、主要问题和危机应付得当与否，关系到家庭的正常运作与家庭功能是否能够正常发挥。

第一阶段：家庭形成。两个相爱的人为建立家庭的目的结合在一起就形成了家庭。家庭一形成，在家庭中就出现了夫妻亚系统。这一阶段的主要发展任务为：（1）家庭界限的确立：家庭作为一个独立的单位而存在。（2）角色的转化：儿子要成为丈夫，女儿要承担妻子的角色。角色转化的快慢和好坏也直接影响家庭的正常运作和功能的正常发挥。（3）夫妻的相互适应：来自两个不同家庭环境的人结合在一起，原生家庭的许多规则、习惯或多或少都会有所差别，这些差别对新家庭规则的形成会有所影响。

第二阶段：第一个孩子出生。出现了父母亚系统和父母—子女亚系统。这一阶段的主要发展任务、面临的主要问题和危机是：（1）初为人父、初为人母的技能。如何养育孩子将成为摆在年轻父母面前迫切需要解决的问题；（2）有了孩子以后，夫妻的关系问题。

第三阶段：孩子进入青少年时期。这一阶段的主要发展任务是，父母必须协调自己与上学孩子的关系。孩子在不断地发展，开始寻求自主和独立，要求父母在养育方式上也必须作出相应的调整和改变。

第四阶段：孩子长大成人，离家独立生活。家庭结构再次回到只有夫妻亚系统的阶段。这一阶段的主要发展任务包括：（1）再适应的问题，即如何适应只有两个老人单独生活的问题；（2）与长大成人的孩子发展成人与成人间的关系；（3）照看第三代即孙子孙女的问题；（4）应付老年疾病与死亡的问题。

(三) 家庭结构

它是结构派家庭治疗在描述家庭状况中提出的重要概念。从发展阶段中可以概括出，一般家庭结构（family structure）存在四个亚系统。

1. 夫妻亚系统

家庭一形成,就会出现夫妻亚系统。夫妻亚系统的主要任务是互补与相互适应,主要功能是相互支持,为对方提供安全和依赖。

2. 父母亚系统

父母亚系统是随着第一个孩子的出生而出现的。父母亚系统必须形成这样的界限,即孩子可以接近父母,但又不能干扰夫妻亚系统的功能。随着孩子成长,父母亚系统会面临不同的问题,必须适当调整以适应这些问题。

3. 父母—子女亚系统。在第一个孩子出生之后,也就有了父母—子女亚系统。父母—子女亚系统面临许多的发展任务:父母如何共同面对孩子,父母如何承担养育子女的责任,孩子如何通过与父母亲的相互作用学会服从权威并培养自己作决定、维护自己利益和观点的能力,等等。

4. 兄弟姐妹亚系统。当家庭中第二个孩子出生时,家庭系统中又出现了新的亚系统,即兄弟姐妹亚系统。兄弟姐妹亚系统是儿童实践、练习同伴关系的第一个场所。

每个亚系统都有特定的任务,看不见的界限调节与其他亚系统的接触构成了家庭结构。界限保护家庭及其亚系统的独立性与自主性。各系统之间如果既保持了独立,又有适当的联系,这就说明亚系统之间形成了清晰的界限。一项只需要某个亚系统去完成的任务,如果亚系统外家庭成员过多参与活动,则导致混乱的界限,例如孩子介入夫妻争吵中,母亲替孩子承担责任等。僵硬的界限是指各亚系统互相孤立,联系很少,例如父母无暇顾及孩子的生活,忽视了对孩子的教育等。

(四) 家庭规则

它是策略派在解释家庭时提出的重要概念。家庭规则(family rules)是一种由规则来管理的系统,家庭成员按照有组织的、已经建立的模式互动。家庭成员在家庭中成长,都知道在家庭沟通时,被期待或被允许的行为是什么。这些规则也许无需说出,但全体成员都心知肚明。这些规则可以调节并有助于安定家庭系统。杰克逊用术语"家庭规则"来对规律性进行描述。在家庭中,没有人制定规则。事实上,家庭通常都没有意识到它们的存在。杰克逊认为家庭功能的恶化是因为家庭缺乏规则来适应环境的变化。

(五) 三角关系

鲍恩关注原生家庭在症状发生和维持中的作用,并由此提出了"三角关系"(triangle)的概念。当第三个人介入或者被拉入到另外两个人的交往中时,就会形成三角关系。在家庭中,经常是孩子被拉入到父母交往中而形成三角关系。三角关系形成后,父母之间不再直接进行沟通,而是通过孩子进行沟通。与此同时,父母的问题依然没有得到解决。

家庭中的三角关系包括结盟关系、稳定同盟和迂回关系。结盟关系是指家庭中的成员或者家庭外的成员卷入到家庭中其他两个成员的冲突中去。当冲突双方都不能占上风时，常常会要求第三方选择站在自己的一边。结盟关系带来的后果是孩子面临"背叛与忠诚"的两难境地，非常焦虑或出现行为问题；有时父母为了拉拢孩子，向孩子作出一些许诺，孩子会利用所处地位达到自己想要达到的目的；夫妻间的冲突是成人都难以处理的事情，孩子的心理发展水平更无法完成裁决的任务，对孩子而言这会形成非常大的压力。

稳定同盟是指无论何时何地，两个或者两个以上的家庭成员总是结成统一战线来反对另外一个或者一些家庭成员。当这种特殊的同盟在家庭中占据主导地位时，父母中另一方的权威就会受到暗中破坏。父母中另一方可能因此而疏远家庭，或者与孩子竞争以便赢得配偶的注意，但这一做法从来都不会取得成功。最常见的是母亲与孩子结成同盟反对父亲，每当父母有不同意见，孩子总是站出来支持母亲。稳定同盟带来的后果是代际关系破坏；被反对一方与结盟的一方关系疏远；被反对一方变本加厉地惩罚结盟关系中的弱者。

迂回关系是指矛盾或者冲突不在应该发生矛盾或冲突的两个人中直接发生，而是通过家庭中的第三个人发生，如父母不再直接向对方表示不满，而是向孩子抱怨对方的不是，通过孩子进行交流。孩子不能处理冲突时，会表现出问题行为，成为替罪羊。

（六）过度卷入

过度卷入（over-involvement）是指家庭中亚系统界限混乱，家庭成员过多参与到其他系统的任务和活动中，行使或替代某位家庭成员的功能，所以与家庭结构一样属于结构派家庭治疗的重要概念。例如，孩子介入父母的冲突，每次父亲与母亲吵架，儿子总是安慰哭泣的母亲，形成一种类似配偶关系的关系，母亲把注意力全放在儿子身上，儿子也觉得需要保护母亲。双方高度依赖，自主和自由会因为对方而受到很大的限制。再有，家里的长子或长女常常行使父母的职责，阻碍父母和其他子女接触，这样很容易造成长子或长女承担过多，也容易使其他孩子表现出问题行为，以获得父母的注意。

（七）替罪羊

替罪羊（scapegoat）是结构派治疗的咨询师常用的概念。在某些家庭中，会有某个成员（通常是孩子）表现出问题，将家庭冲突（通常是父母冲突，因为父母的关系破裂对于家庭的威胁实在太大了）转移开，使家庭成员注意他的问题，而暂时避开父母的冲突。这个成为"来访者"的家庭成员就是替罪羊。

替罪的家庭成员常常是主动地去参与家庭的替罪过程。当孩子表现出攻击行为、违规行为或者不负责任行为时，往往会受到父母的惩罚或控制。当父母联合起来改造和控制"行为表现不好"的孩子时，孩子就将父母的注意从他们的婚姻冲突上转移开，从而成为婚姻冲突的"替罪羊"。

（八）代际传递

鲍恩于1960年提出精神分裂是经过三代逐渐形成的观念。他认为，祖父母一辈的不良交往模式会影响父母一辈，而父母一辈的不良交往方式又会影响孙子一辈。三代人重复同样的不良交往模式，最终出现精神分裂。例如，祖父母中一方非常成熟，而另一方非常不成熟。他们的这种方式会在某个子女的身上重现，该子女会与一个不成熟的人结婚，而他们的子女中会出现非常不成熟的孩子。而这个孩子为了适应成长的需要，非常有可能出现精神分裂症状。

（九）假亲密与假敌意

温尼提出了"假亲密"（pseudo-mutuality）和"假敌意"（pseudo-hostility）的概念。当某个个体有了与某人交往的需要时（也许这种需要源于早期的分离焦虑所带来的痛苦体验）就会产生假亲密。而处于假亲密关系中的某人又总以为自己在满足他人的需要，换句话说，两个人之间存在一种互补的关系，即一方为了避免分离所带来的焦虑或痛苦与另一方保持一种假亲密的关系，而另一方又以为自己在满足对方的需要。处于假亲密关系中的人主要关心相互间的适合问题，而这种适合是以牺牲各自的个性特点为代价的。与此相反，真正的亲密是在尊重双方的不同和差别的基础上形成的。处于真正亲密关系中的人都希望对方能够充分实现自己的愿望和想法。温尼和他的同事认为具有假亲密特征的家庭容易出现精神分裂患者。

假敌意是一种非常明显的情绪反应，由敌意取代真正亲密的关系，使得亲密关系难以形成。假敌意更像情景喜剧中家庭成员之间的争吵，而不是真正的仇恨。与假亲密一样，假敌意遮掩了亲密性、情感表达以及强烈的敌对情绪。同时，假敌意歪曲了沟通过程，削弱了对现实的感知以及对人际关系的合理性思考。

（十）蒙蔽

莱茵（Rhine）提出了"蒙蔽"（mystification）的概念。蒙蔽既指制造蒙蔽的行为，也指蒙蔽的状态。莱茵认为，日常生活中经常出现蒙蔽的事情和行为。有时，人们会否认他人的感受，而用自己的感受来代替它。例如，在让孩子上床睡觉这个问题上，有些母亲可能会直接告诉孩子"该上床睡觉了"；而有些母亲则会用"蒙蔽"的方式，这样的母亲会对孩子讲"我敢保证，你已经觉得很累了，想上床睡觉了，是吗？"使用"蒙蔽"方式的母亲用担心和关心来掩饰对孩子的命令，把上床睡觉说成是孩子感到累了，但事实上孩子可能根本没有这种感觉。

蒙蔽就是一个人试图控制他人的手段和方法。试图取得控制的人并不使用直接的方式，相反却把自己以为的某些观点、感受或价值观归在他人身上。

莱茵将自己的蒙蔽概念与温尼提出的观点联系起来。他认为，与假亲密和假敌意一样，蒙蔽也是通过牺牲现实来维持家庭中僵硬的角色。蒙蔽普遍存在的两种表现形式是拒绝承认儿童的需要和掩饰家庭中的紊乱局面。

（十一）自我分化

自我分化（differentiation of self）是鲍恩理论的核心概念，指个人从家庭中分离出来成为独立个体的过程。自我分化程度越低的人越情绪化，越容易被家庭、周围人的情绪反应所击倒，越容易发生功能失调。他们更倾向于与他人发生情感的缠结，特别是面对焦虑问题时，他们更难维持自主性。分化程度较高的人具有强烈的情感和自发反应的能力，但是也拥有拒绝情感冲动的自我控制能力，他们能够思考整个事情并能确定问题的水平，决定他们相信什么，按照自己的信念行动。

自我分化既是个人内部的又是人际间的概念。大约类似于本我的力量，与本我的区别之处是思考和反应的能力，而非对内在和外在的情感压力的自动应答。这是一种即使面对焦虑也能富于弹性和聪明行事的能力。

（十二）双重束缚

双重束缚（double bind）的概念是贝特森在研究精神分裂患者家庭时提出的，是指精神分裂患者的父母，特别是母亲，常向来访者提出两种相反约束的要求，使来访者无所适从，产生矛盾心理，从而表现奇怪的反应，属于策略派的重要概念。形成双重束缚需要的6个条件是：

1. 两个或更多的人身处重要关系中；

2. 重复经历；

3. 呈现第一个负性强制指令，如"不要做什么事，否则我会惩罚你"；

4. 第二个强制指令更抽象，并且与第一个指令有所冲突，也伴随着惩罚和感知到的威胁；

5. 第三个负性指令禁止来访者逃跑，并要求他作出反应。如果没有这个限制，"受害者"不会感到被约束；

6. 最后，一旦受害者条件化地用双重束缚的观点感知这个世界时，所有的上述因素已不再需要，任何一个特征都足以引发恐慌和暴怒。

如，一个父亲要求他的孩子积极地参与到家庭建设中来，但实际上，当孩子提出意见时，父亲常常觉得不符合实际，否认孩子的观点，甚至斥责孩子的不懂事，这样孩子倾向于不再发表自己的意见，因为他们觉得自己的意见不受重视或会受到嘲笑，而当父亲最终要求孩子提出意见而没有得到任何反应时，他显得很生气——"孩子们这么被动，这么没有想法"。于是，孩子们将认识到其实父亲只需要他自己的观点被大家赞同和认可。

我们每个人都会偶尔受双重束缚的影响，但精神分裂症患者却持续不断地处理双重束缚问题——结果是使人发狂。由于无法对这种两难局面作出评价，精神分裂症患者会作出防御性的反应，可能是具体或文字的反应，也可能以隐喻的形式表达出来。最终精神分裂症患者会认为在每个陈述背后，都隐含着其他意思。

二、家庭治疗的理论和流派

（一）鲍恩的家庭系统治疗

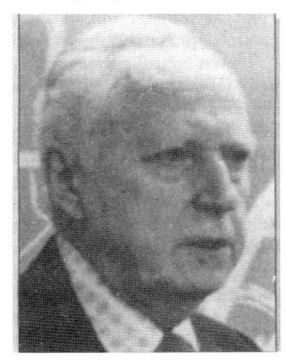

莫瑞·鲍恩

20世纪40年代后期，鲍恩（Murray Bowen）开始对家庭发生兴趣，并将注意力转向研究精神分裂症患者的家庭，50年代开始进行家庭治疗研究。鲍恩注重理论，倾向于把系统理论作为一种思维方法而不是一套干预的方法，因此，鲍恩系统家庭治疗有较为完整的家庭治疗理论。

1. 主要观点

鲍恩提出一种跨代家庭系统的观点，认为家庭成员在思想、感觉和行为上是与家庭系统相联系的，因此，当个人出现问题便会借着与其他家人的联结关系而持续下去。一个与家庭有着最强烈情感联结的人，最容易在家庭压力下受到情绪伤害。鲍恩用"自我分化"描述家庭成员与家庭的分离程度。他认为越容易产生功能失调的小孩越容易卷进家庭的冲突中，最依附的小孩将是自我分化程度最低、最不成熟的，也因此在离开家庭时最痛苦，将来可能会选择分化程度较低的人作为婚姻伴侣。他们的自我分化较差的后代也将会和同样分化不完全的人结婚，代代如此。这样，问题会经由多代遗传的过程而一代代传下去。

"未分化的家庭自我团体"是用来描述家庭中过度的情感反应或缠结。在原生家庭中，自我分化程度低的人在婚后会出现与父母情感的隔离，接下来产生婚姻中的缠结，因为情感资源有限的人们会将他们的需要投射到彼此身上。例如，丈夫对妻子保持疏远的关系，妻子就会转而关心孩子，她越是对孩子担心，就越会阻碍孩子的成长。这种成长缓慢的表现又会鼓励母亲滞留在孩子身边，这缓解了母亲自己的焦虑，却导致了孩子自我分化程度较低。

"情感三角关系"是鲍恩家庭治疗理论的另一个重要概念，导致情感三角活动的主要因素是焦虑。随着焦虑的增加，人们更需要彼此情感的接近，当两个人之间出现不能处理的问题时，被伤害的感觉会促使人们去寻求他人的同情，或者将第三方拉入冲突，以便处理问题或者偏袒其中一方。第三方的卷入，可以将焦虑分散至三角关系当中，使前两者的焦虑程度减轻。例如妻子因丈夫的疏远而与孩子产生过度卷入。造成这种三角关系的原因是能量的转移，这种能量的转移以不同的方式出现在婚姻当中。妻子花时间和女儿在一起，可以减少因为丈夫缺少对她的关注而造成的压力。然而，这也减少了丈夫和妻子共同培养一起分享的可能性，并损害了孩子的独立性。

家庭发展的最佳模式是家庭成员能够很好地自我分化，低焦虑，并且与自己的家庭有很好的情感联系。从青少年到成年，大多数人是在与父母关系的转换中离开家庭的。人们经常通过减少与父母和亲属的联系，来避免这些关系导致的焦虑。但是我们中的有些人，甚至成年人与父母或亲密的人的关系，仍然像儿时与父母的关系。

自我分化和与家庭的情感缠结是鲍恩系统治疗的咨询师分析家庭问题的主要角度。自我分化的功能实际上就是一个人处理压力的能力。当焦虑增加，超出了系统处理的能力时，症状就出现了。在遗传中出现心理问题的主要原因是跨代情感缠结。从一代传给下一代，缠结越多，一个人就被原生家庭情感占据得越多，与他人的情感就越脆弱。

鲍恩的咨询方法不鼓励咨询师与来访者建立稳定的咨询关系，而是鼓励他们在使用程序化问题揭示冲突关系的情感过程时保持中立。鲍恩流派的咨询师很少给来访者建议，他们只是提问，目的不是解决问题而是帮助人们学会看清楚自己在家庭系统运转时的角色是什么。这种自我觉察不仅是自我反思，而且还是修复家庭关系和增加个人自主能力的工具。

在鲍恩家庭治疗的实践中有特定的技巧，包括家庭代际图、程序化的问题、教练技术。

画家庭代际图是一种了解三代人家庭关系、发生重大事件等信息的技术。通过家庭代际图可以了解这个家庭的历史，直观地看到家庭的发展变化。

程序化问题是家庭治疗的咨询师常用的技术。向每个家庭成员询问一系列问题，目的是调和情感和观察客观反应。程序化问题也用于帮助管理和压制在家庭成员和咨询师之间产生的三角关系，包括潜在的三角关系；还可以缓解焦虑，构成家庭觉察问题及其产生机制的信息渠道。如果程序化问题能减轻焦虑，人们就能更清晰地思考，这使他们能够发现更多管理他们问题的潜在选择。

教练技术是鲍恩家庭治疗对于较多情感卷入角色所选用的技术，这在其他咨询中也常见。作为教练，咨询师希望避免对来访者过多干涉或被卷入三角关系。教练并不意味着教人们如何去做，而是询问设计好的问题帮助人们找出家庭情感过程和他们在其中的角色。咨询师鼓励来访者获得"我的位置"。在紧张增加的情况下，"我的位置"将个人从情绪性中分离出来。采取个人的姿态——说出自己的感觉而不是他人做得如何，是打破情感反应循环的最直接的方法，如说"你很懒惰"和"我希望你多帮我一点"两者之间是有差别的。

2. 评价

鲍恩的理论描述了人们管理与他人关系的情绪力量，追溯自我分化缺乏的起源，解释如何在家庭中保持情感独立，如何应用情感在家庭中培养人际关系，强调使用倾听而不是自我防卫或失去自我信念的方法进行自我控制。由于鲍恩对理论的重视，他提出了一些重要概念，如自我分化、代际传递、未分化的家庭自我团体、情感三角过程等。并且发展了家庭代际图、程序化问题等一系列可操作的技术。

鲍恩方法的缺点是它过于集中于个体和他们扩展家庭的关系上，忽视了直接作用于核心家庭的工作力量。扩展家庭系统原理不是建立在经验研究之上，而是建立在关于家庭框架的科学概念、成功咨询的临床报告以及致力于从原生家庭自我分化出来并获益的人们之上的。

（二）策略家庭治疗

策略家庭治疗的代表人物有杰克逊（Jackson）、海利（Haley）、麦德尼思（Madanes）。

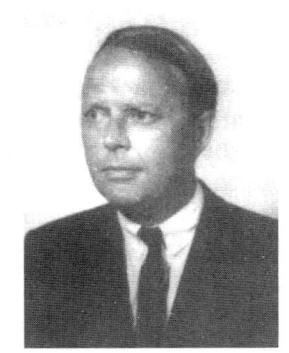
唐·杰克逊

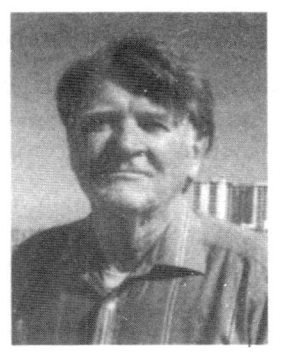
杰·海利

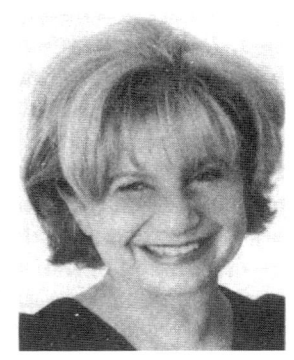
克隆·麦德尼思

杰克逊是对策略派家庭治疗影响很大的一位咨询师。他提出了交往中的"行为过度或者沟通过度"概念。指出家庭成员之间，以及家庭成员与家庭外成员之间经常通过这种方式形成固定的交往模式。他还就家庭平衡机制、互补与对称、双重束缚等写了许多文章。他对家庭常规、家庭价值观和家庭平衡机制作出了划分。

海利是一个杰出的策略家，他聚合了每个创新思想家的思想来形成他自己独特的家庭治疗体系。海利发展了一个策略治疗模型，这个模型聚焦于环境、来访者症状产生的功能，按照来访者的不适行为，设计指令改变行为方式。他相信，让来访者对他们的问题积极地做一些事情更重要。海利对控制论的解释加入了机能主义者的观点，感兴趣于人际间的行为报偿。例如，海利会注意到当儿子和爸爸争吵时，妈妈通常都是批评爸爸对儿子太严厉，妈妈想通过这样的做法来保护儿子。海利可能也会注意到当妈妈批评爸爸时，儿子会变得越来越不安，他试图使父母的注意力由冲突转向他。海利相信在家庭中，环绕等级结构的规则是至关重要的，并且还发现了在许多问题背后，潜伏着不恰当的父母等级。

麦德尼思也强调问题的机能方面，特别是当儿童用他们的症状来与父母交战时，所使用的挽救性措施。例如，当女儿看到妈妈很沮丧时，女儿可以引发一场战争，让妈妈来看管她。麦德尼思使用了许多方法，包括为儿童寻找方法以公开地帮助他们的父母，而不是用症状来帮助他们的父母。

1. 主要观点

策略派治疗的咨询师认为症状最基本的功能就是维持家庭系统的固有平衡。有症状的家庭维持了功能失调的固有平衡交互作用模式。这些家庭死板地应对家庭中出现的问题，试图恢复以前的功能失调的状态，他们把症状看做是种威胁，而不是改变的机会。

策略治疗的咨询师使用正反馈回路的概念，这个概念是其模型的中心概念。如同空调的运行，当温度升高或降低到某个温度时，空调就开始工作。在生活中，家庭遇到许多困难，困难是否变为需要干预的"问题"，依赖于家庭成员对这个困难怎样反应。即家庭常常做一些常识性的但是误导性的尝试来解决他们的困难，并且当发现问题继续存在时，会继续采用更多相类似的尝试性的解决方法。这不仅加剧了问题，而且会引发更多相类似的问题，最终形成恶性循环。

策略派发展出来的一些咨询方法，包括反其道而行之、循环提问、假装技术、意志考验等。反其道而行之是咨询师指导家庭成员持续表现他们症状的行为，如果他们顺从，就表示他们能够控制自己的行为，如果他们反抗，则表明他们放弃了症状。

循环提问是贝特森的双重束缚概念在临床上的转化。设计循环提问的目的是促使家庭成员在相关联的背景中看待他们自己，并且从其他家庭成员的观点中来看那个背景。例如，一个咨询师可能会问："你爸爸怎样看待你妈妈和你姐姐的关系？他曾经与你谈论过这个问题吗？"这样的问题是结构化的，因此一个人不得不回答相关联的问题。

假装技术是麦德尼思创立的，她在咨询中观察到，如果以游戏的形式进行，人们会做一些他们在常规情境下不会做的事情。麦德尼思利用这个观察结果发展了整个假装技术系列，如让一个有症状的儿童假装表现出症状，并鼓励父母假装帮助他表现症状。既然这个孩子可以用假装症状行使同样的家庭功能，那么他就可以放弃真正的症状。

开意志考验处方是为了使症状表现比实际情况更麻烦。"如果一个人使另一个人表现出症状比放弃症状更加困难，那么他将会放弃症状"。例如，对于某个来访者而言，一个标准的意志考验就是——如果一个来访者在白天表现出症状，那么他就要在半夜起床，努力地练习症状。例如埃里克森给一个失眠症患者开出一个这样的处方：要他在每晚都设置报警器来让自己醒来，然后将厨房的地板打蜡。

2. 评价

策略方法中包含着控制论和系统论的思想，注重实务和以问题解决为中心，为其他流派提供了很多有价值的东西：咨询有一个清晰的咨询目标；预期家庭会对干预进行反应的方式;追踪交互作用;以及创造性地使用指导。策略治疗流派在 20 世纪 80 年代初期达到了盛行顶峰,因为策略派的咨询技术是策略性的、说明性的和系统性的,与那些在咨询中被家庭情绪性淹没的咨询方式截然不同。

在 20 世纪 80 年代中期,人们开始批判策略治疗操纵性的方面。90 年代处于主导地位的咨询方法提升了认知的地位,使认知的地位超过了行为,并且鼓励咨询师与来访者进行协作咨询,而不是操控来访者。为了替代解决问题和激发改变,咨询师开始强化解决方案和鼓励改变。在 90 年代,本章阐述的策略方法被合作的方法所替代。策略治疗的咨询师在跟随后现代精神步伐的同时,注重融合其他思想。

(三)结构家庭治疗

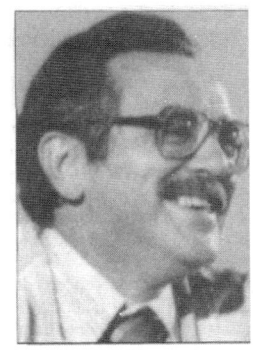

结构派家庭治疗的创立者是米纽秦(Salvador Minuchin),他出生并成长于阿根廷。20 世纪 60 年代早期开始了他家庭治疗咨询师的职业。1965 年,他被邀请成为费城儿童指导诊所的主任,创造了世界上最大的、最有威望的儿童指导诊所之一。到了 70 年代,结构家庭治疗成为所有家庭治疗系统中最广泛应用的咨询方法。1981 年,米纽秦离开费城之后,在纽约建立了自己的中心,随着米纽秦的退休,纽约的中心以他的名义改名为米纽秦家庭中心,这个中心培养了大量的学生。

萨尔瓦多·米纽秦

1. 主要观点

理解结构家庭治疗需要首先理解几个基本概念:家庭结构、亚系统和界限。家庭是由家庭成员构成的,但不是所有成员的简单相加,而是要大于相加之和。家庭成员与成员间逐渐形成的相互关系组成一个综合交错的网络结构。所有家庭都有特定的结构,如家庭成员的角色,谁是权威、谁有权力、谁是行为的发起者等。家庭中潜藏的或明确的规则构成家庭结构。

亚系统是由于家庭成员不同的角色和任务而构成的,一般家庭主要包括夫妻亚系统、父母亚系统、亲子亚系统和孩子亚系统。每个亚系统都有其独特的任务和功能,例如在亲子亚系统中,父母和孩子可以一起吃饭,并且分享彼此生活的绝大部分。在夫妻亚系统中,丈夫和妻子作为相爱的两个人而维系关系,他们需要享受二人世界。

划分不同系统的潜在规则就是界限,人际界线从严格到松散都不同,主要有清晰的、僵硬的、混乱的三种界限。僵硬的界线是限制性的,并且它只允许与亚系统之外的系统进行很少的联系,会导致脱离。脱离的亚系统是独立的,但也是孤立的。从有利的一方来看,脱离促进了自主,但是另一方面,脱离限制了感情交流和支持。脱离的系统在其他成员援助之前,必定处于极度压力的情况下。而清晰的界限给人以强烈的支持感。混乱的界限即过度卷入，会导致父母给他们的孩子提供封闭的保护，使孩子的进取心和主动性受影响。

两个人成为夫妻时，这个新的联合体需要适应和制定界限。首当其冲的是两人之间的相互适应以管理日常生活中繁杂的琐事。其次夫妻必须限定一个界限将他们从自己的原生家庭中分离出来。他们的原生家庭必须退居到新婚家庭的二线。孩子的出生立即改变了家庭结构，必须发展出在父母亚系统和孩子亚系统之间的交互作用模式，然后再修正这个模式来适应正在变化的环境。一个清晰的界限会使孩子能够在被排除在夫妻亚系统之外的情况下，与父母进行交互作用。一个清晰的代际界限建立了一个等级结构，并且允许父母行使领导权。

在离婚父母再婚时需要大力度的调整家庭结构。如此的"混和家庭"不是重新调整他们的界线就能转变冲突。夫妻离婚时，夫妻和孩子都必须学会适应一个新的结构，建立一条清晰的界线以与离婚的配偶相分离，但是仍然允许另一方和孩子之间的联系。然后，如果带着孩子的一方再婚，这个家庭必须重新适应与新的配偶和继父母一起生活。

在家庭或是其成员之一遇到外部压力时，在发展的转变来临时，结构的修正是必须的。健康的家庭能够适应改变，而适应性较弱的家庭增加了结构的严格程度，反而不再起作用。

米纽秦在进行家庭研究与咨询时发现问题家庭的两种常见模式：一些家庭是"过度卷入的"，家庭成员间紧密地相互联结，家庭界限过于模糊松散，家庭成员之间变得更依赖，过多干扰其他成员的行为。干涉的父母将阻碍孩子的发展，影响孩子自己解决问题能力的发展，反过来，没有能力的孩子会制造困难。另一些家庭则是"脱离的"，看起来家庭成员间似乎是不相干的。在脱离的家庭中，界限是严格的，并且家庭在成员需要帮助的时候不能动员各方面的支持。脱离的父母可能没有意识到孩子正处于抑郁状态或是孩子在学校遇到了困难，直到问题变得严重时他们才发现。

结构治疗用来改变家庭结构，以使成员能够更好地处理他们自己的问题，咨询的目标就是结构的改变，问题解决只是一个副产品。家庭拥有共同的结构目标，所以咨询最重要的一个工作就是确定一个有效的等级。期望父母能掌权，能够管理和约束孩子的行为。对于过度卷入的家庭，目标就是通过明确界限以区别个体和系统。对于脱离的家庭，目标就是通过使界限更加有渗透性而增加家庭成员之间的交互作用。

结构家庭治疗过程有一个比较清晰的逻辑顺序：首先是介入，与家庭建立咨询关系，然后是对家庭的功能和互动模式进行观察诊断，最后对家庭结构进行改造。

咨询师通过介入，探索弹性领域，然后激发潜在的可选择的结构来使家庭发生改变。介入使咨询师得以"进入"这个家庭，适应他们的风格。然后去理解家庭对于他们的问题所持的观点，追随他们观点的轨迹就可以完成这个任务。在这个过程中，家庭成员会表述自己的观点，表述的过程即展示自己的过程。这样，家庭治疗的咨询师便可以根据这些表述，描述出对这个家庭结构的理解。

咨询师通过调整界限和重新组合亚系统，改变来访者家庭成员的行为。结构治疗的咨询师不认为家庭天生就有瑕疵，咨询师将他们的工作视为激发潜在的适合的模式，这种模式已经存在于来访家庭的储藏库中。这并非是创造出一个新的结构，而是激发潜伏的结构。

总的来说，结构治疗遵循下面这些步骤：（1）介入并且适应家庭；（2）与家庭进行交互作用；（3）画结构图；（4）突出和修正交互作用；（5）设定界限；（6）失去平衡；（7）挑战没有效果的假设。

2. 评价

结构派家庭治疗理论在 20 世纪 70 年代占据了统治地位，影响广泛。米纽秦的理论非常简洁、实用。他的一些基本概念，像界限、亚系统、结盟和补充等，是很容易掌握和应用的。结构派治疗的咨询师重视个体、家庭和社会背景，并且他们提供了一个清晰的组织框架来理解家庭和对家庭进行咨询。

许多研究证明了结构家庭治疗的效果。在《贫民窟的家庭》一书中，米纽秦和其同事描述了低社会经济收入的家庭的结构特征，并且证实了针对这些人群所进行的家庭治疗的效果；一系列的对心身疾病儿童和青年吸毒的研究结果表明，结构派家庭治疗对心身疾病儿童的咨询有明显效果。

当然，结构家庭治疗也受到一些批评，因为它仅仅定位于家庭内部，忽略了外延家庭、邻居和其他社会机构的作用。

（四）经验性家庭治疗

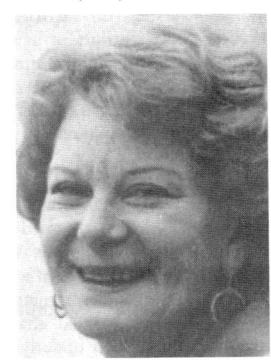

弗吉尼亚·萨提亚

经验性家庭治疗的代表人物是惠特克（Carl Whitaker）和萨提亚（Virginia Stair），其中萨提亚是最重要的代表人物。

惠特克倡导了一种自由的、直觉的方法，目的是打破伪装，解放自我，使每个家庭成员回归真我。咨询师除了依赖具体的技能外，更多的是依赖他的人格和智慧来搅动家庭，帮家庭成员开放，更充分地成为他们自己。

萨提亚强调情感体验，也强调沟通。萨提亚是原型养育咨询师，在这个领域她倾心于抽象的概念和策略性的技能。当她旅行各国，领导示范工作坊时，她的温暖和真诚赋予她巨大的吸引力。她用自己的能力打动了大量的观众，使她的家庭治疗更具人性化。

最新的经验性家庭治疗方法是格林伯格（Leslie Greenberg）和约翰逊（Susan Johnson）的聚焦情感的夫妻咨询和施瓦茨（Richard Schwartz）的内部家庭系统治疗。

1. 主要观点

经验性家庭治疗深受人本主义思潮的影响，建立在人性本善的假设上，强调了即时的、此时此地的经验作用。经验性家庭治疗更多的是强调情感经验，而不是交往中的动力。经验性家庭治疗的咨询师认为，促进个体成长和家庭内聚力的方法是释放冲动、降低防御和揭示深层体验。有困扰的家庭需要一种"成长经验"，来自于与咨询师之间的一种亲密的人际经验。经验治疗的咨询师主张借助咨询师经常的自我揭露及表现出真实的自我使家人学会更坦白、更勇于表达他们的情感和需要，更能善用他们自觉的潜力来达成个人及人际间的成长。

经验性家庭治疗的前提是：家庭问题的产生原因和影响因素是情感的压力。许多父母混淆了情感的工具功能和表达功能。他们试图通过控制孩子的感受，来调控他们的行为，结果使孩子为了避免产生情绪波动，逐渐学会了模糊他们的情感体验。例如，孩子因为伤心想哭时，家人会在一旁说："有什么好伤心的，不要哭。"功能不良的家庭不太容易忍受对情感的明显个体化表达，使在这种家庭中成长的孩子与家庭疏离，他们感受的只是压制的后果，如枯燥、冷漠和焦虑。

理想情境中，父母的控制不要过多，孩子在一种支持他们的感受和创造性冲动的气氛中得到成长。父母倾听孩子的心声，接受他们的感受，丰富他们的体验，鼓励孩子充分体验生活，完全表达自己的情感。功能良好的家庭有足够的力量支持和鼓励各种经验，而功能不良的家庭害怕面临那种场面。

否认冲动和压制感受是家庭问题产生的根源，功能不良家庭是自我保护和逃避的。他们寻求安全，抱怨很多，但基本的问题是掩盖了情感和愿望。萨提亚强调在沟通中掩盖自己感受的破坏性，人们沟通中有四种不良的方式：指责型、讨好型、打岔型、超理智型。这些不良沟通模式背后是什么呢？是低自尊。如果人们对自己的感觉很差，也很难说出他们的真实感受，如果别人说出了真实感受，那在他们看来是具威胁性的。

经验性家庭治疗的咨询师相信保持情感健康的方法是揭示深层次的经验。萨提亚提出家庭改变的步骤。首先，家庭成员应该在他人在场时能完整真实地报告自己和他人的所见、所听、所感、所想。第二、每个人应该明白自己的独特性，作决定时不是基于被强迫而是对自己的探索和协商。第三、公开承认差异才能对成长有作用。经验主义者强调人性中感性的一面，如创造性、自发性和娱乐能力。经验性家庭治疗的咨询师所设想的改变是：当家庭成员敢于接近并变得亲密时，就会更敢于表达分歧，甚至愤怒，家庭会有一定突破。经验性治疗的咨询师给予来访者各种鼓励和温暖的支持，帮助来访者敢于承担这些风险，使家庭成员去除他们的保护性防御，以开放的态度对待别人。

经验性治疗没有技术，只有人。为了鼓励来访者开放和真诚，咨询师本身必须开放和真诚。因此，经验性家庭治疗的咨询师必须是一个生动、真实的个体，以他个人的影响促进家庭的变化，对萨提亚来说，关注和接受是帮助人们向他人开放自己体验的关键。惠特克的咨询很深入和个人化，抱着开放的态度同家庭分享自己的感受。不管是煽动性的还是支持性的，经验性家庭治疗的咨询师通常都是特别活跃的。

在咨询过程中，咨询师不是让家庭成员自己解决问题，而是鼓励家庭成员开放他们的感受，与其他成员讨论自己的感受。有些咨询师会使用结构性工具，如家庭雕刻和舞蹈术，家庭艺术表演和家庭木偶剧等。

经验性家庭治疗发展出两种情感聚焦的方法，即格林伯格和约翰逊的聚焦情感的夫妻咨询和施瓦茨的内部家庭系统治疗。聚焦于情感的夫妻咨询在两个连续的层面上运行：一是揭示气愤和退缩防御性表达后的伤害和渴望，二是帮助配偶理解这些感受如何在他们的关系中发生作用。接触到他们内在的依赖愿望能帮助配偶更真实地表达自己，并以更合情的角度看待彼此。这种更准确和合情的角度帮助他们拥有了对对方的新体验，从而改变他们的交往模式。在内在家庭系统模型中，内在冲突的声音被称为亚人格或者人格的部分。这种方法起作用的地方在于虽然来访者家庭成员之间经常是在争吵中，但他们的冲突经常表现为极端化，实质是人们同他人的冲突也经常是他们同自己的冲突。它直达家庭内部的情感生活，来访者内部冲突的声音是人格化的"部分"，运用多种心理动力技术使这些部分得到重新整合。

2. 评价

经验性家庭治疗帮助家庭成员深入到他们的交往模式中去，探索影响他们最深的感受。这种方法最大程度帮助他们消除防御，使他们表现得更直接、真实。经验性家庭治疗帮助来访者发现他们体验中感受性的一面，是一个受欢迎的想法。

但是当这种方法完全聚焦在家庭成员之间交往模式的缺陷上，就显得过于集中在个体和他们的情感体验上了。

第三节 家庭治疗常用技术

各个家庭治疗流派发展出一些家庭治疗独有的技术，家庭代际图清晰地显示了家庭发展的历史；家庭结构图则反映了家庭成员之间的关系；再定义是通过重新界定问题和行为，改变家庭看待问题的角度；反其道而行之通过鼓励儿童更多表现出症状来达到减少症状的目的；家庭雕塑是通过具体生动的场景促进家庭成员的领悟；表演技术是让问题表现者演出与症状相关的情形，根据表演的情况改变家庭。

下面具体介绍常用的几种重要技术：

一、家庭代际图

家庭代际图（genograms）是指用图示的方式描述家庭的发展、变化过程，是鲍恩系统家庭治疗发展的一种了解家庭的方式。典型的家庭发展图，一般包括三代。需要列出每一代所包含的家庭成员以及他们的关系；每一代所发生的重要事件以及时间，例如结婚、离婚、死亡的日期等。

家庭代际图比静态家庭历史的描述更为丰富，它包含了冲突关系、分割和三角关系。像死亡、结婚和离婚等这些重要事件的日期很值得仔细研究。这些事件在家庭中传递情感的冲击，也可以形成新的沟通和接触方式，或者这些事件可能被掩盖而使家庭成员日益与家庭隔离。

在代际图中，男人用方格表示，女人用圆圈表示，并将他们的年龄记录在里面。水平线表明结婚，水平线上加一斜线表明离婚，虚线表示同居，虚线加斜线表示分居，垂直线将父母和孩子联系起来。在线上面写明年份和年限。如图 9-1 所示：

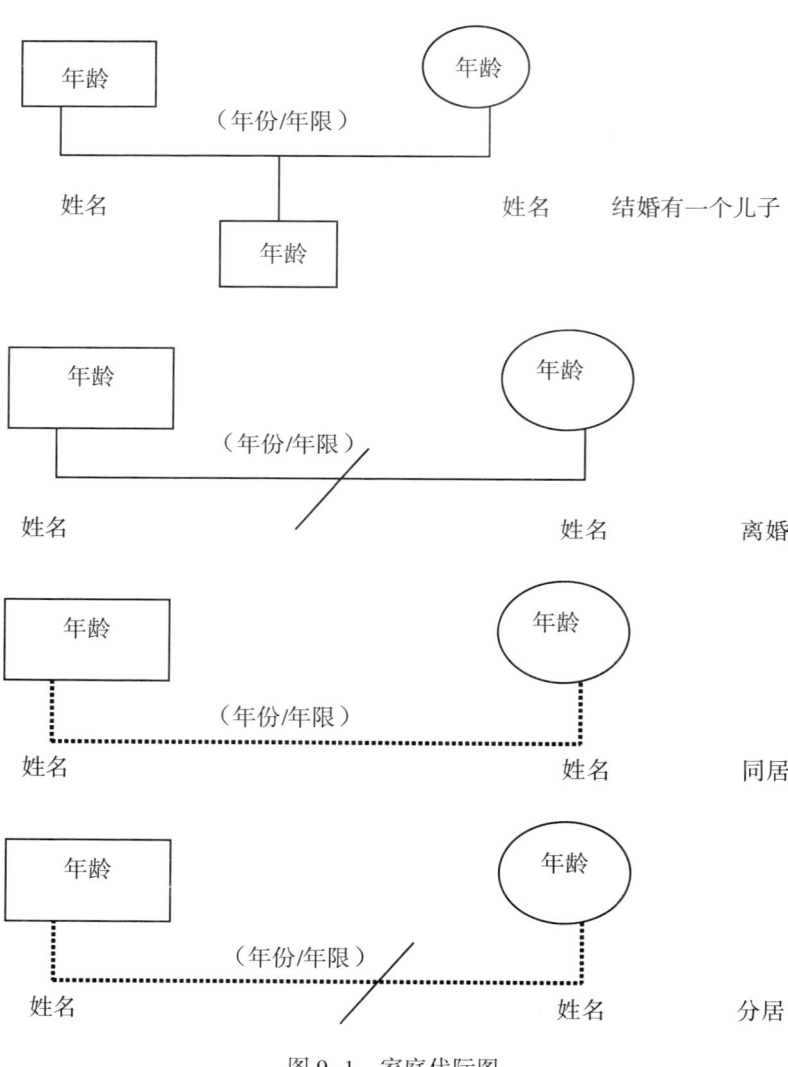

图 9-1　家庭代际图

为了表示家庭成员间的关系，需要一些符号来表示成员间的互动。三条平行线表示过于亲密的关系（缠结），点线表示感情疏远，折线表示冲突，断开的线表示疏远隔离（分割）；三代之间的三角关系会被生动地表现出来。

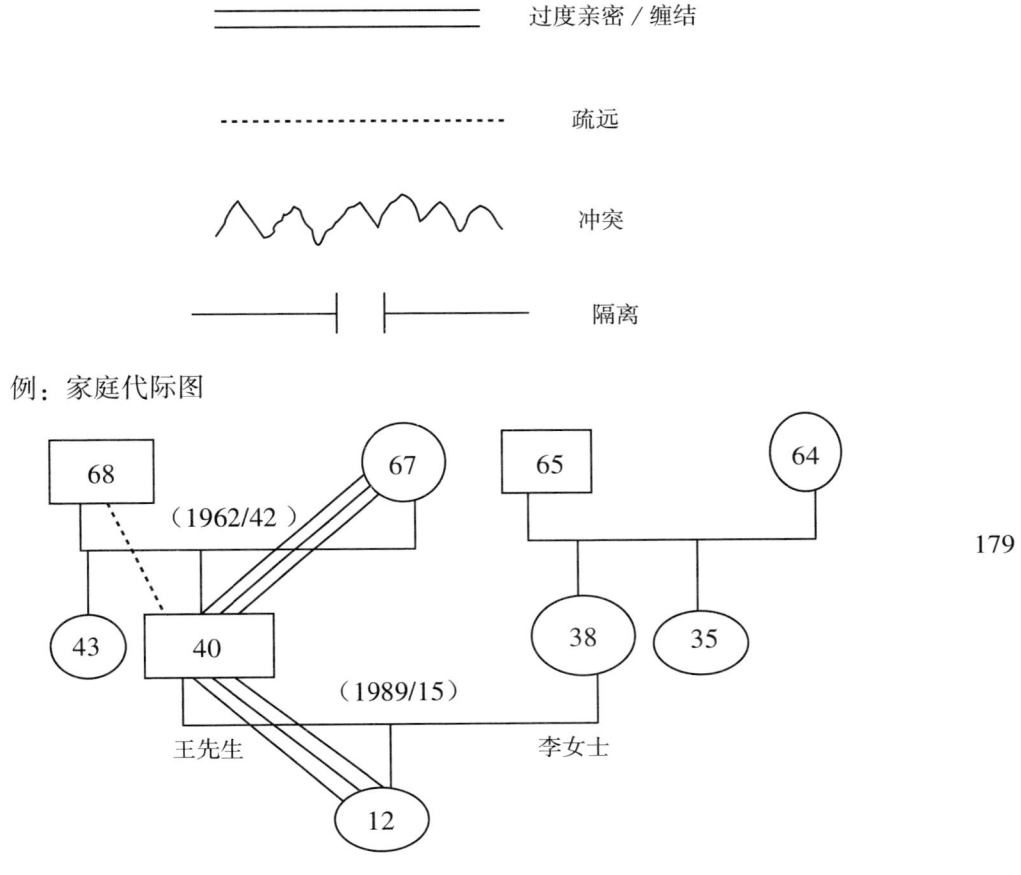

图 9-2　家庭代际图

家庭代际图的优点是简洁、清晰、信息量大，可以清晰地了解三代的成员，看到成员间的关系，适用于咨询过程中收集信息时以及案例讨论呈现家庭信息时。但家庭代际图不能涵盖所有信息，仍需要搜集扩展家庭的信息。

二、家庭结构图

家庭结构图（family structure map）是结构派家庭治疗的咨询师用来表示家庭结构的图示。结构治疗的咨询师使用一些简单的符号来图解结构问题，这些图解通常显示需要什么改变。

绘制家庭结构图涉及四类符号：人物符号、界限符号、交往符号和三角关系。人物符号是指描述家庭成员的符号，用英文首字母或缩写表示。例如：F——父亲（father），M——母亲（mother），S——儿子（son），D——女儿（daughter），GF——（外）祖父（grandfather），GM——（外）祖母（grandmather），C——孩子（child），PC——起父母作用的孩子（parental child），IP——患者（identified patient），CO——咨询师（counselor）。

界限符号是指描述规定哪些家庭成员可以参与到哪些家庭交互作用领域，以及如何参与到这些交互作用领域的规则符号。如图所示：

清楚的界限　　— — — — — —
僵硬的界限　　————————
混乱的界限　　· · · · · · · ·

交往符号指描绘家庭成员之间交往关系的符号。如图所示：

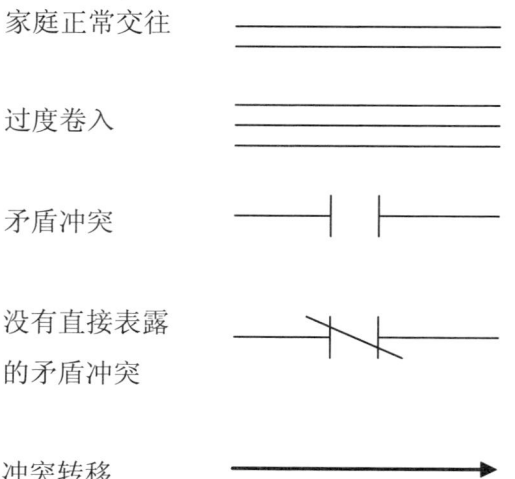

家庭中的三角关系包括稳定同盟、结盟关系和迂回关系。

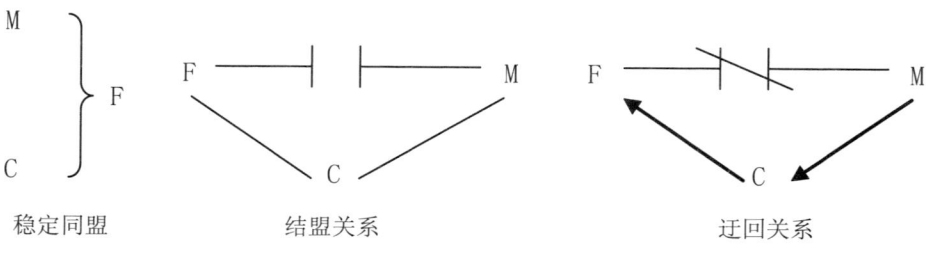

稳定同盟　　　　结盟关系　　　　迂回关系

一个同样常见的模式就是在"夫妻间发生冲突时——在他们将冲突推向不同的方向时，困惑的孩子成了受害者"。如父亲说母亲太娇纵孩子，母亲却说父亲太严厉了，父亲可能会退缩，以免引起妻子批评自己缺少对孩子的关心和爱护。过度卷入的母亲过分关注孩子的需要，脱离的父亲则对孩子的需要漠不关心，他们二人都可能会批评对方的方式，但是他们自己却保持彼此的行为方式。结果是形成了母亲和孩子之间的跨代联盟。

家庭结构图是评价、诊断家庭交往模式和家庭结构的工具，咨询师可以通过结构图看到家庭结构中的不合理之处，初步了解产生问题的原因，帮助确定咨询假设。

三、再定义

再定义（reframing）是改变家庭看待问题的认知和观念的一种技术，策略派家庭治疗的咨询师常用，分为积极再定义和消极再定义。

积极再定义是指将家庭成员认为是消极的行为重新赋予积极含义。咨询师赋予症状积极的含义，让家庭从一种新的角度去看待症状，使家庭成员明白症状与维持家庭功能之间的相互关系。例如，将夫妻之间的"吵架"再定义为"为了保持沟通的正常进行"，如果不吵架，可能就无法保持夫妻间正常的沟通；将夫妻之间的"退缩行为"再定义为"害怕伤害对方"，如果不退缩，就会与对方产生争吵，甚至打架，就会因此而伤害对方；将夫妻之间的"忍受痛苦"再定义为"自我牺牲"，通过自我牺牲使家庭中的其他人得到解脱；等等。在积极再定义时，要注意将症状与家庭成员联系起来，使家庭成员认识到症状不是患者一个人的事情，而是与其他家庭成员有非常直接的关系。

一般情况下，家庭成员因为受到症状和问题的折磨，更多看到的是患者身上或者症状不好的一面。通过积极再定义可以将家庭成员消极的看法转化为积极的看法，让家庭成员看到症状或者问题积极的一面。积极再定义至少可以起到两个作用：（1）让家庭觉得问题并不如自己所想象的那么可怕，从而减少对患者或者症状的担忧和焦虑；（2）增加对患者和症状的接纳程度。

消极再定义是指将家庭成员认为是积极的行为重新赋予消极含义，例如将妈妈每天叫孩子起床的行为定义为"替孩子承担责任"。通过消极再定义，使家庭成员认识到一些维持问题行为的互动模式，领悟这些行为对改变的阻碍作用。

四、反其道而行之

所谓反其道而行之法（paradoxical injunction），就是采用咨询过程与咨询目标相反的方法，这是策略派家庭治疗的咨询师常用的技术之一。具体而言，就是咨询师鼓励患者维持或者表现出更多、更强的症状。例如，增加症状表现的次数和强度，延长症状持续的时间，阻止症状的消除，等等。其核心的原则是在没有改变症状的情况下，达到改变症状的目的。例如，要减少儿童的咬手指行为，采用反其道而行之的方法就是在咨询的时候，咨询师人为地增加儿童咬手指的时间，以此达到减少和消除咬手指的行为。

反其道而行之起作用的原理有两个：一是在使用反其道而行之法的时候，核心的问题已不再是如何改变症状，而是如何努力维持所要改变的症状，使之表现得更突出、更明显。那么，原来家庭成员暗中或无意识中维持这种症状、拒绝改变症状所得到的好处和强化，现在必须付出意志努力才能得到，将逐渐使家庭成员失去维持症状的兴趣和乐趣，从而改变他们的行为；二是认知冲突，该方法的使用会让家庭产生强烈的认知冲突。家庭成员会发现：第一，完成反其道而行之的任务与家庭解决问题的愿望是背道而驰的。家庭想改变症状，想改变他们遇到的问题，而现在反而是在增加这些问题或者症状。第二，家庭会发现有意识地维持症状，通过症状调节家庭功能会越来越困难。当这些认知冲突达到一定的程度，就会引起家庭成员对咨询师布置的反其道而行之的任务的否定，而去寻找其他解决问题的办法，也就是用新的家庭交往模式来代替旧的家庭交往模式。

例如，咬手指的女孩，她的咬手指行为是对父母权力的一种反抗，父母每次在她咬手指的时候都试图制止她，但每次都以父母的失败而告终。对女孩而言，她通过咬手指战胜了平时无法战胜的父母，这样的结果对她而言是一种奖励，是一种强化，因此，她会不断通过咬手指行为来反抗她的父母，得到她想得到的东西。而现在，咨询师告诉她，为了战胜她的父母，她应该继续咬手指，而且要增加咬手指的时间，而且要在父母的监督下咬手指，那么，这种咬手指对她而言就不再具有奖励和强化的性质，而变成了一种惩罚。而且，她是在父母的监督之下咬手指的，这与她通过咬手指来反抗父母的初衷是相反的。因此，她会很快改变她的咬手指行为。

五、家庭雕塑

让家庭成员用言语表达他们对彼此的感觉或态度可能令人感到为难或危险，运用家庭雕塑（family sculpting）可以让每位家庭成员轮流当"导演"，把其他成员的身体分别安排在适当的位置，这是经验派家庭治疗的咨询师发展的一个重要技术。这样的结果往往可以揭露出"导演"对自己在家中地位的感受，以及对家庭结构、家庭互动模式的认识。即使"导演"不能或不愿说出其感受，但对家庭的界限、联盟、角色、亚系统等的感受可以通过雕塑看出来。家庭雕塑展现了生动的非语言的描述，可帮助咨询师了解家庭，也促进了家庭成员的领悟。

下面是一个家庭雕塑的例子，是家庭治疗的咨询师让李先生安排他的家庭成员，场景是他下班后回到家。

李先生：当我工作后回到家，是吗？好（对他的妻子），亲爱的，你在厨房里，是吗？

咨询师：不，不要说话。只是把你的家庭成员安排到你希望在的位置。

李先生：好的。

他引导他的妻子站在厨房里炉子的地方。把他的孩子放在厨房的地板上，绘画和玩耍。

咨询师：好，现在，仍然不要有对话，让他们活动起来。

李先生指导他妻子装作在做饭并不时地看看孩子们在干什么。他告诉孩子们装作玩一会，然后开始打架并向妈妈抱怨。

咨询师：当你回家时发生了什么？

李先生：什么也没有。我想同她说话，但孩子们不断纠缠她，她有点生气并说让她一个人静一静。

咨询师：好，表演这些。

李夫人表演一边做饭，一边照顾孩子们的打架。孩子们认为这是个有趣的游戏，尝试打他人得到妈妈的注意。当李先生"回到家"，走向他妻子，但孩子们夹在他们中间，直到李夫人把所有的人都推开。

之后，李夫人说她原来并没有意识到她丈夫感到被忽视了。她只是想到，他下班回来，问好，然后就退回房间看报纸、喝茶。

家庭雕塑也用来展现过去的场景。一般指导语是"记住你是站在童年的房子前，走进去，并描绘一下你看到了什么"，这个方法是描绘出每个人对家庭生活的感知。这种方法聚焦于提高自我意识和敏感性上。

六、表演技术

表演技术（enactment）是策略派家庭治疗的咨询师常要求患者和患者家庭成员按照咨询师的要求在咨询师的面前表演与症状有关的行为或者围绕症状的交往模式。通过角色扮演的方式将外在的家庭冲突带到会谈中，这样不仅可以让家庭成员示范他们如何处理冲突，也可以使咨询师着手拟定一套处置方式，以修正他们的互动模式并使家庭结构发生变化。

在咨询师的鼓励之下，家庭成员演出而非说出那些功能失调的互动模式。这种方式使咨询师有机会直接观察过程，不必依赖家庭成员来报告家中所发生的事。由于这是一种即时的方法，咨询师可以当场处理，并且目睹处理后发生的改变。通过表演，咨询师协助家庭成员从这种功能失调的家庭互动模式中"解冻"，进而修正这种互动模式。

表演分为三个阶段：（1）家庭成员自发的相互交往阶段，咨询师观察家庭成员自然发生的相互交往，并确定导致问题产生的原因；（2）咨询师引发家庭成员相互交往的阶段，设置任务，引发家庭成员相互交往；（3）咨询师引发替代性相互交往阶段，寻找新的可以替代原有交往模式的交往模式。

使用表演技术时咨询师需要说明表演的内容、确定参加表演的家庭成员、需要处理的突发事件；在表演中，咨询师应该密切观察家庭成员的交往，尽量多地获取信息。另外，鼓励家庭成员按照日常生活中的真实情景表演，要自然一些。

【建议参考资料】

1. 江光荣. 心理咨询的理论与实务［M］. 北京：高等教育出版社，2005.
2. 科尔西尼，韦汀. 当代心理治疗的理论与实务［M］. 朱玲亿，译. 台北：心理出版社，2000.
3. 萨提尔. 家族治疗入门［M］. 吴就君，译. 台北：大洋出版社，1986.
4. 曾文星. 家庭的关系与家庭治疗［M］. 北京：北京医科大学出版社，2002.

【问题与思考】

1. 简述家庭治疗的重要概念。
2. 简述家庭治疗的常用技术。
3. 简述结构派家庭治疗的观点。
4. 你的家庭如何影响了你重要图式的形成？
5. 请画一张自己的家庭代际图，并且在图中出现的每一个人旁边用三个形容词对其进行形容，从这样的一张图中你可以看到一些什么？

第十章 心理咨询与治疗的新进展

【本章提要】

20世纪后半叶,由于科学技术的飞速发展,人类逐渐进入了后工业和后现代社会。与此相应,在一些发达国家出现了所谓后现代主义(post-modernism),对世界和人的本质提出了许多新的看法,对现代主义做了全面反思和批判。作为一种重要的文化和哲学思潮,后现代主义不但在文学、艺术、建筑及各个学术领域产生了巨大影响,对心理学特别是心理咨询的理论与实务也带来强烈冲击。美国咨询协会(ACA)在1996年召开的世界会议上,曾以"后现代的伦理问题"对此加以讨论。后现代思潮的兴起,使心理咨询领域面临着世界性的第四次革命的契机,焦点解决短期治疗(solution focused brief therapy)、叙事疗法(narrative therapy)以及阴阳辩证疗法等颇具特色和可操作性的后现代咨询方法应运而生。

本章主要通过分析心理咨询方法的发展趋势,了解后现代心理咨询方法产生的历史背景,介绍焦点解决短期治疗、叙事疗法和阴阳辩证疗法的基本理念、常用方法和具体应用。

【学习重点】

1. 心理咨询的发展趋势
2. 后现代主义心理咨询的出现
3. 焦点解决短期治疗的基本理念、流程和方法
4. 叙事治疗法的基本理念和方法技术
5. 阴阳辩证疗法的理论和方法

【重要术语】

一般化 评量询问 例外询问 奇迹询问 最先出现的改变迹象 主流故事 问题外化 相关影响力 独特结果 替代故事 解构 见证 仪式和庆祝 太极图 阴阳辩证

第一节 心理咨询与治疗的发展趋势

近年来,心理咨询与治疗出现了一些新的发展趋势和苗头。本节将对心理咨询与治疗的发展趋势及后现代心理咨询的有关问题进行讨论。

一、心理咨询与治疗的发展趋势

(一) 方法兼容,打破学派分立的局面

在心理学短短百余年的历史中,学派林立,百家争鸣,对心理咨询与治疗理论和方法的发展各有建树。在发展初期,各派互相排斥、门户甚深,但由于心理问题的复杂性,在实践中学者们认识到,没有任何一种单一的理论和方法能在所有情境下解决所有人的所有心理问题,其效果或各有所长,或无显著差异。于是,人们逐渐抛弃门户之见,打破学派分立的局面,彼此借鉴、取长补短、不拘一格,根据不同情况选择不同方法,或同时采用几种不同学派的方法。在美国,持上述立场的临床心理学家已于1982年成立了一个专业组织——整合心理治疗学会(The Society for the Exploration of Psychotherapy Integration,SEPI),并创办了一种专业刊物——整合与兼容心理治疗杂志(*Journal of Integrative and Eclectic Psychotherapy*)。

方法上的兼容必然导致理论上的整合(integrative)。所谓整合是指将不同的理论作更高层次的统整和综合。从兼容到整合的过渡,是寻找各种理论与方法的共同要素(common factors)。兼容模式的代表人物为拉扎鲁斯(Lazarus)和博伊特尔(Beutle),整合模式的代表人物是贝特曼(Beitman)和帕特森(Patterson)。几乎所有的学派都强调"咨询关系"的重要性,甚至认为"咨询关系"可以作为整合咨询的基础。

(二) 强调内外因互动的行为生态观

生态心理学(ecological psychology)认为,人类行为乃是个体内在因素与外在环境相互作用的结果,即行为是个人与环境的函数:$B=f(P,E)$。行为的生态观(ecological theory)强调内外因的互动与平衡。生态心理学的创立者贝克(Baker)及其同事根据勒温(Lewin)在20世纪30年代提出的场理论(field theory)发展出行为情境论(behavior setting theory)。所谓行为情境指的是引发行为的小生态系统,不同的情境引发出不同的行为。人患心理障碍或疾病就表示个体行为与环境配合不良,是生态系统失衡(discordance)的结果。

在心理咨询与治疗领域,历来有内因论与外因论两大对立派别。分析学派(或称心理动力学派)强调驱力(drives)、需求(needs)与动机(motivation)等内在因素的作用;行为学派则强调外在因素,主张通过控制外界刺激或奖惩强化作用来改变个人行为。而行为的生态观则包容内在因素与外在因素,强调二者相互作用,而不苛求分辨孰为因孰为果。近年来广为流行的认知行为疗法以及家庭咨询便是应用此理论的典范。

行为的生态观提示我们,在心理咨询与治疗工作中,只有将促进个体心理成长与改变外界环境有机地结合起来,二者相互调适、同步改变,才能收到事半功倍的长远稳定的效果。

(三) 向常模挑战的多元文化主义

20 世纪末，多元文化主义（multicultureralism）成为继精神分析、行为主义、人本思想之后影响心理学的第四股思潮。各种心理咨询与治疗的理论都不得不面对这种多元文化思潮的冲击而不断修正和发展。

重视来访者的文化背景及文化结构是多元文化主义对咨询与治疗理论的直接影响。世界是复杂的，人们的生活经验是多样的，多元文化咨询主张承认差异、尊重多元，摆脱所谓"常态"或"常模"的束缚，改变个人与文化分离的现实，以宽容的态度，从多元的角度审视来访者的问题，采用有弹性的、多样化的方法，使来访者有更大的选择余地。这就使心理咨询与治疗从传统的以问题或疾病为中心的模式转向了以文化为中心（culture-centered）。

多元文化咨询强调情境导向，参照来访者的文化背景解释其认知、情绪和行为问题，并依据文化差异调整咨询的方法技巧。重视性别、年龄、教育、职业、宗教、种族等社会文化变量的影响，是以多元文化主义为旗帜的心理咨询第四大势力的共同特征。

在多元文化旗帜下的专业人员所走的路线并不完全相同。一些人努力摆脱欧美所谓主流文化的桎梏，探索适合本民族、本地区的所谓本土化（indigenous）的咨询理论与方法，这是以特殊文化为核心的多元路线。另一些人则尝试建构可广泛统整人类文化差异的咨询理论与方法，这是以整合文化为核心的多元路线。自 20 世纪 80 年代以来，两条路线均取得了一定进展。

二、后现代主义心理咨询与治疗的出现

在后现代哲学思潮的影响下，后现代主义心理咨询与治疗逐步发展起来。

(一) 后现代的哲学思潮

1980 年，托佛勒（A. Toffler）在他的名著《第三次浪潮》中明确指出，"未来社会将因科技工业的发展而使人类生活产生空前的剧变"。托佛勒所谓的剧变意指工业社会所强调的标准化、规格化、客观性等，将随着科技文明所引发的新生活方式而必须做空前的调整。科技发展的结果，使人面对更多的"不确定性"，"虚拟"反而成为生活中无可避免的真实。因此，什么是真实（reality）便成为后现代社会的一种新的哲学思维。

布拉德利和考克斯（Bradley & Cox，2001）指出，"真理"（truth）的概念在 20 世纪末受到严重的挑战，从后现代社会的观点来看，似乎不能从任何前置性的观点或任何假定，说明真理与真实的存在。布拉德利和考克斯的论点道出了后现代建构主义的主体精神，亦即人是经由主体经验的创造并与环境的互动才能被了解，人的行为无法从分析与解释中发现自我存在的事实。

(二) 后现代心理咨询与治疗的产生

长久以来，心理咨询和治疗深受分析学派和心理评鉴（assessment）的影响，

习惯把人的行为切割成许多部分再给予一个新的意义，心理咨询师期待从这样的过程中协助来访者产生洞察（insight）或自我觉察，进而能采取新的行为而获得所谓的"治愈"（cure），这种从旧经验中寻找自我存在的根据，却很难使来访者有能力响应相对的、变动的环境。换个角度来看，传统的心理咨询与治疗似乎相信人的行为因为存在着"因—果"的直线关系，只要找出一个人行为的病理因素（pathological），并且让来访者认知自己的病理，人便有改善自我的可能，这种聚焦于问题（problem focus）的咨询策略，不但使来访者无法脱离自我的限制（limitations），也使来访者在现实环境中无法找到改善自己的行动能量。

相对而言，后现代思维不认为剔除或修正个人对自我歪曲的认知或调整个人的情绪经验便能达到咨询或治疗的目的，人必须经由自我的创造与环境的互动才能建构真实的主体经验。在建构主义哲学影响下的心理咨询与治疗，认为来访者自己才是解决自己问题的专家，咨询或治疗师的专家地位被彻底摧毁，他（她）的任务和职责只是引导来访者重新审视和叙事自己的生活经验，利用自己的资源解决自己的问题，而不是把某种所谓的真理强加给来访者。

当代社会人们生活节奏加快，加之对经费和人力、物力的考虑，传统的长期咨询越来越不受欢迎，而强调时效的短期咨询越来越受到人们的青睐。20世纪70年代首先针对耗时费力的精神分析发展出了心理动力学的短期咨询。90年代后，整合各种理论和方法的短期咨询逐渐成为了热门。

在后现代主义思潮影响下，发展很快而又具有可操作性的咨询方法是焦点解决短期治疗和叙事疗法，以及颇具东方特色的阴阳辩证疗法。

第二节 焦点解决短期治疗

焦点解决短期治疗（solution-focused brief therapy，SFBT）是指以寻找解决问题的方法为核心的短程心理咨询技术，是一种新兴的心理咨询模式，它因其正向思考、省时省力等优点迅速在世界范围内崛起，并被广泛应用在不同的心理咨询和治疗的情境中。本节将介绍焦点解决短期治疗的发展背景、基本理念、基本流程、基本方法和应用领域。

一、焦点解决短期治疗的发展背景

焦点解决短期治疗是20世纪80年代初期由史蒂夫（Steve de Shazer）和茵素（Insoo Kim Berg）夫妇及其同事在美国威斯康星州米华基（Milwaukee）的短期家庭治疗中心（Brief Family Therapy Center，BFTC）发展起来的。史蒂夫和茵素及其同事注意到，如果引导家庭成员去谈咨询期间所产生的小的但是良好的改变，整个家庭会越来越注意咨询中具体的改变，并引导出令全家满意的解决方法。他们对这样的结果感到好奇和惊讶，因为这样的改变竟可以在第一、二次晤谈时就开始出现。经过不断地观察研究，他们的咨询工作就从促使改变的发生发展到引发更多的改变，进而扩大到探讨不同改变后的结果，并协助改变的持续发生，一步一步形成、发展出焦点解决短期心理疗法。

在理念上，SFBT 深受催眠大师米尔顿·埃里克森（Milton H. Erickson）和心智研究社（MRI）系统观的影响。BFTC 的成员早期都出自 MRI，但又有不同，他们不是着重问题的内涵和结构，而是把焦点放在探讨问题不发生时的状况。如太极图中有"黑"（问题发生时的互动）、有"白"（问题不发生时的互动），MRI 传统的做法是从黑的部分修改，但 SFBT 的做法却是从白的部分扩展。由于整个系统是固定平衡的，一旦白的部分扩大一些，黑的部分就减少一些，白的部分一点点增加，整个系统的改变就发生了。同时，他们也相信人本身已拥有解决问题的能力，当寻求协助时，往往为眼前的问题所困扰，在以往无效的方法里不断打转，因此要善用来访者已有的潜能，并且加以发挥。

SFBT 的产生也同心理咨询与治疗本身所存在的一些问题有关。首先是来自对心理咨询与治疗理论依附的疑惑。长期以来，咨询师被训练选择某一个咨询与治疗理论作为个人的参照系（personal frame of reference），并以此作为咨询与治疗来访者的依据：当咨询师对某一理论的假设具有信念（beliefs）时，咨询与治疗才有可能。然而，所有的理论都是假设性的或先验的，并不是从实际的经验中经由验证所获得的结论，在咨询与治疗过程中，当咨询师按照自己事先设计好的"剧本"让来访者"表演"时，则面临了"来访者为什么不照剧本演出"的问题。可见，对咨询与治疗理论（模式）的过分依赖使咨询与治疗的实践和理论都面临困境。其次是来自对咨询与治疗效果的疑惑。1952 年，艾森克（J. Eysenck）的研究指出：大约有 67% 的来访者疗效并非直接由咨询产生；1991年，兰伯特（Lambert）进一步探讨什么因素使咨询与治疗有效，发现 40% 的因素来自咨询与治疗外的改变。由此看来，促成来访者改变或出现咨询与治疗效果的因素将近六成与咨询与治疗理论和技术的关系不大。SFBT 则是面对这些困境，试图摆脱心理学对西方主流文化的单一依赖，探索出符合时代要求和实际需要的心理咨询与治疗的理论与技术。

再者，随着西方心理咨询与治疗费用的上升，以及心理咨询与治疗渐渐成为精神健康保险制度的范围之一，咨询师和治疗师们就力图寻求一种更短、更快速、更有效的解决模式，这也促成了焦点解决短期咨询模式在西方社会的普及化与广泛应用。

二、焦点解决短期治疗的基本理念

SFBT 与传统的咨询方法有很大的差别，其基本精神是：强调如何解决问题，而非发现问题原因；以正向的、朝向未来的、朝向目标的积极态度促使改变的发

生。具体精神可以从以下几方面得以体现:

(一) 事出并非有定因

SFBT 的一个重要的理念是——事出并非有定因。许多问题发生的因果关系常常很难确定,问题往往是互动下的产物,原来的因演变成后来的果,后来的果又变成因,不断循环下去。如果一味进行因果分析,容易陷入"鸡生蛋,蛋生鸡"的矛盾之中。在咨询中与其耗费时间去寻找原因,不如指向目标,尽快寻找解决之道。因而,SFBT 强调建构解决方法而不是寻找问题原因,咨询的核心任务是帮助来访者想象他所期望的情形会发生什么变化、有什么不同、想得到解决的必要条件是什么。

(二) "问题症状"同样也具有正向功能

SFBT 认为一个问题的存在,不见得只呈现出病态或弱点,有时也存在有正向功能,协助来访者寻求更好的方法取代问题行为,而又能保有其正向的期待,是问题解决的重要关键。给某种行为贴上某个症状的标签,来访者极易背上"有问题"的心理负担,"对号入座"式诊断反而不利于问题的解决。其实同样的行为在其他情景中或赋予不同的意义时,它们可能变成适宜的和正常的。咨询师的一个主要任务就是帮助来访者感到他们的状况一天比一天好,越来越满意,使他们的行为正常化并为他们的行为重新建构新的意义。

(三) 合作与沟通是解决问题的关键

SFBT 认为在言谈的过程中,来访者和咨询师的关系是一种合作互动的关系。SFBT 强调以"建构解决之道的耳朵"倾听来访者述说故事,通过配合来访者的声调、感情和用语,一步步进入来访者的世界,做积极的行动引导,促进来访者的进一步改变,协助他们搜寻并创造新的意义,产生新的想法与行为。咨询师与来访者合作的方式应是正向与未来导向的,支持来访者,通过正向的目标引导方式,并对模糊的陈述予以具体化。这里,咨询师是解决问题"过程"的专家,来访者则是最了解问题的专家,只有两者互动合作,才有机会使问题迎刃而解。

(四) 不当的解决方法是造成问题的根本

SFBT 认为问题本身不是问题,而是由于解决问题的方法不当,导致问题的出现,甚至会带来更大的问题,这是由于人们试图解决问题但却"形成不适当的习惯模式"。因此,SFBT 的咨询策略不是问题解决导向,而是解决发展 (solution development) 导向。它认为咨询师在面对每个问题时,应考虑问题的多面性及特殊性,发展弹性的问题解决方法,并且相信来访者有能力、有责任发展出适宜的解决方法。

(五) 来访者是自身问题的专家

SFBT 认为来访者有能力自己解决问题,咨询应从强调来访者的优点而非缺点着手。这一理念突出表现在 SFBT 技术使用的实用性与灵活性,因人而异,没有统一的模式,主要关注来访者的特性、力量与偏好。在 SFBT 的基本精神中,不以精神病理的缺点看待人类行为,不特别去深究问题行为的根源,而是相信来访者本身具备所有改变现状的资源,强调利用来访者本身的资源达到改变的目标,提供机会让来访者去积极发现改变的线索。强调问题解决的方法来自来访者本人,咨询师的任务只是"引发"来访者运用自己的能力及经验产生改变,而不是"制造"改变。

(六)从正向的意义出发

SFBT 强调来访者的正向力量,而不是去看他们的缺陷;强调他们成功的经验,而不是失败;强调来访者的可能性,而不是他们的限制。SFBT 是从正向的角度来拟定咨询目标,强调做什么能够解决问题。如一位来访者因为自己太胖,想恢复到十年前的好身材,但现在却又不能控制饮食,致使减肥失败而苦恼、沮丧。在这样的案例中,SFBT 的方法则是鼓励来访者去回想十年前好身材的正向感受,鼓励正向改变的决心;发现正向力量以及发现当年如何保持好身材,即是问题解决的契机。如果只停留在目前减肥失败的情绪上,去探讨失败的原因,则会使来访者感到更沮丧和苦恼。

(七)骨牌效应

SFBT 认为,小的开始是成功的一半,小的目标可以带动来访者解决行动的信心与动机,尤其是最先出现的小改变是曾经发生过的成功例外时,则行动起来就更容易。所以,SFBT 咨询师在咨询过程中,引导来访者看到小改变的存在,看重小改变的价值,促进小改变的发生与持续。对此,SFBT 通过提出赋予来访者以积极想法与行为的目标,来强化来访者已有的、改善处境的成功经验(无论这些经验是多么微小),帮助来访者意识到他们对自己的问题拥有比想象中要大得多的控制力,他们的所作所为肯定会有意义。

(八)凡事都有例外,有例外就能解决

凡事都有例外,只要有例外发生,就能从例外中找到解决方法。SFBT 在了解来访者问题性质的同时,特别持续地注意"例外"(exception)的存在。例外是指来访者的问题没有发生或严重程度较低、发生次数较少等较不被来访者注意的特定情境。也就是说"何时问题不发生","何时问题会少一点"。SFBT 认为,来访者所抱怨的问题一定有例外存在,只是来访者深陷困境,往往看不到而易全盘地否定自己,咨询师的责任是协助来访者找出例外,引导来访者去觉察所抱怨的问题没有发生或没那么严重时所发生的事件,让来访者看到以自己的能力和资源,带来问题解决的可能。

三、焦点解决短期治疗的基本流程

焦点解决治疗的基本流程和一般的疗法不同,其特点是将每次 60 分钟的咨

询分为三个阶段：建构解决的对话阶段（40分钟）、休息阶段（10分钟）和正向回馈阶段（10分钟）。

（一）建构解决的对话阶段

建构解决的对话阶段是会谈的主轴，主要以咨询师与来访者的对话为主，包括目标架构、例外架构和假设解决架构三个部分。

1. 目标架构

所谓目标架构，就是咨询师引导来访者进入咨询访谈，澄清他想要的目标，并建立咨询的工作目标。它是以"正向的开始"、"设定良好的目标"和"区分目标与抱怨、希望的差别"等为主要内容。

正向的开始是说咨询师和来访者从第一次会面开场白起，就需要进入正向的、未来的、解决导向的会谈之中。常常在第一次会谈时咨询师需要向来访者说明咨询师的角色与会谈的程序，让来访者有适切的期待，而无意外的惊骇，常见的说明为：

我会和你先谈四十分钟左右，谈的内容是有关你个人的情况以及你想要的目标。四十分钟后，我们会暂停几分钟，在这个时候，我会离开这个会谈室一下，仔细思考你所说的一切，然后我会再回来。再回来的时候，我会告诉你我的一些想法，也会给你一些回馈和建议（许维素，1998）。

在简要的开场后，咨询师常使用引导来访者以较为正向、较为解决的角度来思考问题的问句提问。其常见的是："你到这里来的目的是……""是什么事情把你带到这里来的？""你想要获得什么？""你觉得我可以帮你什么忙？""你今天想改变什么？"或者可以用一些未来导向的问句来引导来访者："你想一想，当这次咨询结束的时候，你希望自己的行为表现出什么样子？""你怎么样可以知道你什么时候不必再来晤谈？""当这个问题对你不再是个问题时，你的行为会有什么不同？""当这个晤谈成功地结束时，你认为你的生活会有什么不同？"

设定良好的目标主要在于协助来访者得到他想要的目标，而不是咨询师认为他应该要的目标。设定目标时不是用所谓的优秀的、合乎道德的、健康的意思去描述目标，而是用来访者会去做、会去想的说法叙述。这些目标是来访者可以立刻或可以继续去做的行动，是他们所能做的、所能想的，并要他们以动词的动态来叙述这些目标。如：来访者说"我想，等我两年后考上了大学，可能就能和我的母亲和平相处了。"咨询师可以问"假设你现在已经考上了大学，能和母亲和平相处了，你觉得你会如何表现？你对待妈妈的方式会有什么不一样？"

2. 例外架构

例外架构就是引导来访者说他的问题何时不会发生，或是引导来访者发现自己想要的目标或已经存在的解决方式。焦点解决短期咨询认为要让一个人在生活中获得更多的成功和快乐，就要让他首先看到自己曾经拥有过这样的好时光，然后再帮助他看是做了什么使他拥有这一切的，接着鼓励他多做这一类的行动，他就可以找回自己的成就与幸福。

例外架构常常用在下列情形：（1）当来访者说了一个目标，而不是一个问题时，问来访者：什么时候你做过一些你想要它发生的事情？如："你希望你可以向妈妈说出你的想法。你什么时候曾经向妈妈说过一点点你的想法呢？"（2）当来访者述说问题时，问来访者：什么时候问题不会发生？如："你说你考试的时候会很紧张、很害怕，有没有一些时候你比较不紧张、不害怕呢？"（3）当来访者提到有些事情有所好转的时候，或是情况有所不同的时候，问来访者：事情是怎样变得好些和不一样的？问"有什么不一样"，就是引导来访者朝例外的方向去思考。如："你刚才提到只要不谈学习，你和母亲的争吵就要少些。你和母亲平时在谈什么话题时，你们会很友好和开心地聊呢？"

焦点解决短期咨询就是使用"这个问题什么时候不发生？""这个目标什么时候曾发生过？"这一系列典型问句引导来访者以例外架构来思考与谈论自己的问题，以改变来访者面对问题的标准，改变对问题的看法与评估，愿意针对现在就可以立即开始做的而且能够做到的事情着手去做，容易产生信心和找到解决问题的方法。

3. 假设解决架构

假设解决架构主要是使来访者假想，如果问题已经解决或目标达成之时，他会是什么样子，跟现在会有什么不同，并鼓励来访者去做目前可以做得到的。通过假设解决架构可以开阔来访者的视野，使来访者从问题可以解决的认知中，找出问题解决的方法。

假设解决架构常用在以下情形中：（1）当来访者很难用正向的架构来看目标，或不易想到正向的目标时；（2）当来访者很难用例外的架构来看目标，或想不到"例外"时；（3）当咨询师要比较例外与来访者想象的解决办法之间的差异时；（4）目标不明确时，可以假设架构找出目标，再找出例外。

假设解决架构典型的问句是："当这个问题已经解决或是这个目标达到了，你的行为会有什么不一样？"

（二）休息阶段

这个阶段咨询师会离开会谈场所，回顾和整理第一阶段中来访者所提及的有效解决问题的途径，及思考如何对来访者进行有效回馈，也可以和观察员或其他咨询师进行讨论。

（三）正向回馈阶段

此时，咨询师再回到会谈场所，并以正向的回馈，有意义的讯息及家庭作业，提供在休息阶段所设计的介入策略给来访者参考，以促使来访者的行动或改变。

四、焦点解决短期治疗的具体方法

焦点解决短期治疗过程中，咨询师以焦点解决导向的介入技术，使来访者对自己问题情境的知觉、看法、思考和感受都能有所转变。

史蒂夫（1985）表示，焦点解决短期咨询所用的技术都十分相似，其目的都在协助来访者体验行为、知觉以及判断的改变。经由体验已经发生的小改变，维持、扩大并累积成大的改变，而且是利用来访者既存的力量（strengths）和资源（resources）达成改变的目标。针对整个咨询与治疗过程，史蒂夫等人设计了以语言为载体，通过例外的寻找和小的改变，帮助来访者从自身找到解决问题的资源，并最终建立起一个新的真实（reality）的系列咨询技术。这里选其主要的几种方法作介绍。

（一）一般化

咨询师在根据来访者的叙述，给来访者提供相关的专业信息时，为了让来访者觉得他的遭遇具普遍性，以降低或纾解来访者的情绪。可以使用一般化的技术。这样可以使来访者以不同的参照架构或比较专业、正向、健康的方式思考，确信许多人都有这样的问题，他们都可以走过来，这是一种发展阶段常见的暂时性的困境，而不是病态的、变态的、无法控制的灾难，藉此释放来访者被恐惧与忧虑所占据的心理能量和空间，以信心、勇气、决心与行动来代替，使他们可以接纳自己的问题。

例1：

来访者抱怨："我的孩子一定是得了学校恐惧症啦，我快要疯了。"

咨询师："你的孩子近来没有去上学的情形，让你最近的心情不太好。许多孩子在感到上学有困难时，父母都会这样担心。"

例2：

来访者抱怨："毕业到现在一直没有工作，一直找不到工作，我想我一定找不到工作了。"

咨询师："你目前还没有找到你想要的工作，让你觉得很失望，许多刚毕业的人都要经历这个找工作不太顺利的阶段，尤其是对一些不是那么热门的工作领域。"

（二）评量询问

评量询问是利用数值的评量（如：0—10），协助来访者将抽象的概念以比较具体的方式加以描述的询问方式，是请来访者将他的观察、印象和预测在一个0到10的量表上反应出来。

例3：评量咨询前的改变

咨询师："在一个0到10的量表上，0表示你在预约咨询时很不舒服的恐慌感觉，10是你刚刚对我描述的奇迹发生、问题不存在的感觉，今天你的位置在哪里?"

例4：评量动机

咨询师："在一个0到10的量表上，0表示你不想做任何发现解决的方法，只想坐着等一些改变发生，10表示你愿意做任何发现解决的方法，从0到10，你愿意做的位置在哪里?"

例5：评量信心

咨询师："在一个0到10的量表上，0表示你没有信心发现解决方法，10表示你很有信心发现解决方法，从0到10，现在你对发现解决方法有多少信心?"

例6：评量咨询进展

咨询师："在一个0到10的量表上，0表示你是在我们开始一起工作的时候，10的意思是表示问题解决（或奇迹发生）的时候，今天你的位置在哪里?"

注意在使用评量问句时，通常会限定来访者做评量的时间范围，如今天、下周的某一天、现在等。

评量询问的过程可与增强、赞许来访者力量、鼓励、简述等技术一同使用。

（三）例外询问

例外是问题严重程度比较轻微的情况，也可以是假设问题解决的景象中之解决方法或行动。来访者所抱怨的问题一定有例外存在，只是被来访者忽略，咨询师的责任是协助来访者找出例外，引导来访者去看抱怨的问题没有发生或没那么严重的时候，到底发生了什么事情，利用来访者的资源，从来访者所抱怨的问题例外之中寻找解决方法，协助来访者觉察他们现在和过去与他们目标有关的成功经验，增进来访者的自信与自尊，这是焦点解决短期咨询基本假设"凡事都有例外"精神的体现。

例外探讨与其他焦点解决技术相似，都要尊重来访者的参照架构，倾听来访者的叙述，反应来访者叙述的内容，让来访者觉得自己是专家。不管例外的发生是自发性的或有计划的、有步骤的进行，都要加以详细讨论，以作为任务分派的参考。

探索例外可以从来访者身上去觉察任何例外，也可以从来访者的重要他人方面去觉察。要注意各种细节，找出问题发生与未发生之间的差异，例如：谁、什么、何时、在哪里发生，这样才能进一步提供是否可以利用该例外的具体情形。

探索不同的例外经验，包括：新的例外（含咨询前的改变）、过去的例外（未再发生过）、规律的例外（重复出现）、假设问题解决景象的例外。

例7：

咨询师1："什么时候你觉得和妈妈相处得不错，她能听你说话，你可以将你的需要和想法告诉她?"

咨询师2："什么时候或在什么地方你和妈妈的争吵会少一些呢?"

（四）奇迹询问

奇迹询问是依照来访者的参照架构，想象问题解决了、问题不存在时的景象，引导来访者去看当他们的问题不再是问题时他们的生活景象，它将来访者的焦点从现在和过去的问题导向未来比较满意的生活。其重点在于帮来访者建立他想要的不一样的生活，思考一个他们想要看到的改变目标，找出适合来访者自己的解决方法，而不在于探究问题成因。

例8：奇迹询问

咨询师1："假设有一天，当你睡着的时候，有奇迹出现，你来谈的这个问题解决了。你怎么知道问题解决了？会有什么不一样的地方？"

咨询师2："现在，我想要问你一个奇怪的问题，假设今天夜里奇迹发生了，使你的问题解决了，当你明天早上醒来时，会有什么不一样呢？是什么情形会让你知道奇迹发生了，而且使你来这里的问题解决了？"

例9：水晶球问句

咨询师："如果在你面前有一个水晶球，可以看到未来，想象一下，当你的问题解决了，你会看到你的生活有什么不一样？"

例10：拟人化问句

咨询师："当你的问题解决了，如果我是你寝室桌上的台灯，我在寝室看着你，我会看到你和你的室友在寝室里做什么？你们的互动方式会有什么不一样？"

例11：结局式问句

咨询师："如果这是最后一次的晤谈，当你离开这个晤谈室的时候，你会希望看到自己变成怎么样？"

陈述奇迹问句的原则：讲慢一点、逐渐的，用比较柔软的声音，让来访者有足够的时间从问题焦点转换到解决焦点；当进一步提出相关问句时，为了强调转移到谈论解决方法，可重复"一个奇迹发生，使你来这里的问题解决了"；如果来访者退回谈论问题，逐渐地重新聚焦他们的注意力在当奇迹发生时他们的生活会有什么不一样；奇迹询问是激活想象，来访者通常给的答案不见得符合良好形式的目标特征，咨询师的任务是持续提出一系列相关的询问，以协助来访者表达他们期待的更好、更满意，符合良好形式目标特征的未来景象。

（五）最先出现的改变迹象

引导来访者从最先出现的改变迹象入手，展开解决行动的步骤。对小的、明确的行为表现和行动的描述，可以带动来访者解决行动的信心与动机，以后行动起来将更容易。这也是焦点解决短期咨询基本假设"小改变可以引发大改变"精神的体现。

例12：

咨询师1："奇迹开始发生之后，你会注意到第一件，或最先出现小小的改变迹象是什么？还有什么别的不一样？"

咨询师2："上述所描述的迹象，过去是否曾经发生过？"

咨询师3："谁会是第一个看到奇迹发生的人？他会看到什么小小的改变？"

咨询师4："如果奇迹发生了，你会做的第一件小的事情是什么？你会做的第一件小的事情，可能会有怎样的帮助？"

五、对焦点解决短期咨询的评价

（一）贡献

SFBT的理念和技术有其独特之处，主要表现在：（1）在后现代旗帜下的焦点解决短期治疗，充分体现了后现代主义的理念和建构主义的特征。它抛弃了传统咨询与治疗理论的庞杂繁复，一改以往心理咨询与治疗中回溯过去、探究原因的做法，而强调实践性和可操作性，以正向的、朝向未来的、朝向目标的积极态度，寻找来访者的成功经验，从小步的改变做起以促使来访者的困扰逐步减轻。（2）SFBT的过程简洁，目标明确，强调语言在建构现实中的核心作用，提出要重建积极的语言表达方式与技巧，实施有效的信息回馈，把语言作为揭示问题和解决问题的一条重要途径。（3）强调来访者的主动角色。夏德（Shazer）等人通过对传统咨询和治疗理论的全面反思和对咨询师专家身份的广泛质疑后指出，来访者是自己问题的专家，具有解决问题的能力及潜质，咨询师应以来访者为中心，尊重他们的价值观和个体差异，反对所谓真理的灌输和专家的唯一指导。（4）提供咨询师和来访者一个正向思考的选择，远离过去病理学的问题思考取向，不去探究坏的、不良的所在，而是以合作的姿态邀请来访者共同寻找好的、有资源的、有用的例外，以形成问题的解决之道。因此，SFBT这种限时导向的风格，将使咨询师优先开发与激励来访者的力量与才能，而使咨询变得更有效能。

（二）局限

SFBT也存在一定的局限性。首先，SFBT缺乏丰厚的心理学理论基础，咨询过程显得有些较简单化和手段化，加之它不对问题原因探讨与解释，使得咨询缺乏深度。第二，有研究表明对于较严重的心理障碍，短期咨询即使到25次以上也不能比长期咨询更有效。第三，一部分来访者也许能在不探讨过去经验的情况下有所改善，但有的来访者却不能。

可见，SFBT有其长处和缺陷，在使用过程中要注意扬长避短，这样才能发挥出它的实用价值。

第三节 叙事疗法

叙事疗法（narrative therapy）中的叙事又称为叙说、叙述或故事。叙事疗法是透过个人对生命故事的叙述，发掘个人所忽略掉的生命题材中的细节，以唤起个人改变的内在力量的过程。其咨询目标是协助个人能够重新叙述生命的故事，即以故事的观点来叙述自己的现在和过去，从中寻找未来的可能性，使可能性成为事实，使故事有新的发展。本节从叙事疗法的产生、基本假设与概念、方法和技术等方面进行探讨。

一、叙事疗法的产生

叙事疗法是澳大利亚临床心理学家麦克·怀特（Michael White）及新西兰的大卫·爱普斯顿（David Epston）于20世纪80年代晚期在家庭治疗的基础上提出的新兴咨询理论，在其代表作《故事、知识、权力——叙事疗法的力量》一书中，系统阐述了他们有关叙事心理疗法的观点和方法。90年代他们的书籍得以在北美发行，自此叙事疗法开始大为流行。

叙事疗法是叙事理论和后现代主义思潮与临床心理学结合的产物。

最早提出比较完整的叙事理论的是古希腊时期的大哲学家柏拉图。但"叙事学"一词则直到1969年才由托多罗夫（T. Todorov）正式提出。1979年心理学家萨宾（Sarbin）在美国心理学会的年会上首次发布了"经验和叙事结构"的观点，阐述了叙事对意义的建构、人格形成的作用。1983年他发表了《作为心理学的一个扎根隐喻的叙事》，进一步阐述了其观点。1986年他主编了《叙事心理学：人类行为的故事性》一书，自此叙事心理学作为一个正式的领域开始从心理学家族中显现出来。

20世纪80年代中期，由于后现代主义的影响迅速扩展到心理学领域，从而引发了许多临床心理学工作者对现代心理咨询理论与方法技术进行批评与解构，建构更具有时代精神的心理咨询和治疗的理论与方法，社会建构主义、质性研究和心理咨询的实践本身都在支持和推动着作为"叙事疗法"的心理咨询。在这样的背景里，怀特等人认识到现代的心理咨询与治疗学派所持的科学决定论、因果论的论断与咨询方式都不能非常有效地解决来访者的问题，他们在长期的家庭治疗实践中发现，来访者症状背后的原因是复杂的，而且往往是由来访者自己主观建构的，并且经常是不同角度的人看问题的真相也不一致，同一个来访者的问题，不同流派的咨询师的解释是不一样的，因此，各种心理学流派用语言建构出来的心理咨询假说，只能是冰山一角的反映，充其量只能如同盲人摸象般得出片面的认识。他们认为，个人的经验从根本上来说是模糊的，也就是说它的意义不是天生的或是显在的，而是要通过多重的解释才能够显现出来的。因此，他们认为问题是被保持在语言中的，所以问题也可以通过叙事在谈话中溶解，于是，一种富有后现代主义精神且真正"以人为本"的咨询方法——叙事疗法就诞生了。

二、叙事疗法的基本理念

（一）对现实所持的态度——后现代主义的世界观

叙事疗法是以后现代主义的世界观来看待人及其问题的，认为现代主义者所强调的真理与客观事实，并非是不变和唯一的标准。叙事疗法认为知识的来源就是透过认知者彼此的沟通所建立的，真实是透过协商确立的，也就是说我们身处的现实就是彼此协调所产生的现实。主要表现为：（1）现实是社会建构出来的。叙事疗法关注的焦点就是，人类行为如何通过故事而组织起来并且赋予意义。其实，在我们的社会里，信仰、法律、社会习俗、衣食习惯等所交织成的心理现实，是长时间的社会互动形成的，换句话说，人们一起构建他们的现实，并在其中生活。（2）现实是由语言构成的。在现代主义的世界观下，语言文字代表"真实世界"中表达物体和事件的方式，语言组成了我们的信念和世界，社会在语言中得到建构。因而，在咨询和治疗过程中，无论是信念、关系、感受或自我概念的改变，实际上都涉及语言的变化。语言的可变性为我们改变来访者的问题故事提供了发展新语言的机会，获得新的意义，借此发展出许多新的可能性。（3）现实是以故事来组成的，并得以维持。每一个人的现实世界都是个体在某一时间段内主要故事建构的。正是由于语言作用，才使得故事及其构成的现实得以保持生机、得以传承。人与人之间的交流，很大程度上是故事的交流。

（二）叙事与个人生命故事的关系

人类是天生最佳的故事叙说者（story teller），人们无时无刻都在说故事，并在说故事中赋予生命经验意义，故事也提供了一个人经验的凝结与连续。在故事底下，人可以很隐晦而无须过分袒露自我，让故事中的主角与情境的发展有无限多种结果的可能性。来访者通常会借助故事来述说个人对生活环境所发生事件的理解和诠释，因此可说是个人经验的重述。

每个社群、文化有其普遍的通则与规范，形成个人对于所谓现实的"叙事"，并形成有意义的生活。不论我们属于什么文化，其叙事都会影响我们认为生命中特别的事件具有某种意义，而认为其他事件较不具意义。每个留在记忆中的事件都组成一个故事，各个故事组合起来就是生活的叙事，而从经验上来说，我们的生活叙事就是我们的生活。

使用语言表达与建构事实媒介，又称之为"故事叙说"，我们把生活的经验用说故事的方式，说出来给别人听，我们还会把不同的生命经验，按照发生的时间顺序，加以组织，发展成为一个有主题的生命故事，使我们在其中得到自我的延续感、生命意义感，以及较完整的自我意识。我们也透过一个人的生命故事了解到社会文化的脉络是如何交织在其中的。因此，个人在叙事时，会有偏好性地选择故事为其主要的题材并透过对故事进行时间的顺序和空间的铺陈来形成对个人的意义，由此可知，个人对生命所作的叙事不仅是反应了个人生命中的体验与经历，并且会依照个人所叙述的故事继续来进行个人生命的发展。

（三）人之所以会产生困扰是受主流故事的压迫

个人能够叙述着自己生命中所发生的种种故事，主动建构起其经验并赋予意义,并且也让所叙述的故事深深地影响着个人生命的发展。而人之所以会产生困扰,是因为人们所依循的生命故事中涵盖和交织着社会脉络中的种种意义,而这些意义的出现通常是每个社会中存在的普遍性规范与通则,它会成为人们的生命故事的框架,人们可能会视这些框架为生活的一定准则,也可能会依此为主形成所谓个人生命中的主流故事(dominant story)。所谓的主流故事是在任何文化中,都会有些叙事比其他叙事更占优势,这些主流故事会详细说明他们喜欢和习惯的信念方式,并表现在其特殊的文化中。人们会将主流的故事视为评判事物的一个标准,因为这样的故事中包含着个人应该如何、必须如何等框架,当人们不能符合这个框架来进行生活时,便会觉得自己是不好的、是不应该的,从而产生了困扰和问题。因此,个人带到咨询中的问题,经常是因为受到主流故事的压迫而忽略掉故事中的其他题材的可选择性与多样化。

(四) 咨询目标——重新述说个人的生命故事

许多咨询中来访者谈论到自己的生活,经常是充满问题的(problem-saturated),对问题存在无力感,其主流故事的内容常充斥着悲惨、痛苦的负向语言和隐喻。叙事疗法的目标之一,即要探索个人如何透过语言来建构和维持其问题,并努力地去发现一些不同于主流故事,但却尚未被叙事的替代故事,透过寻找独特结果的事件及其意义,引入更多的新语言、新景象来丰富经验及意义,以重新编写个人故事。这种咨询方法的关键就在于任何生命中,没有"成为故事"的事件比"成为故事"的事件要多出许多,即使是最长最复杂的自传,都还留下许多没有包括进来的事件。这意味着,当生活叙事带来有害的意义时,或看起来是不快乐时,都可以强调以前没有形成故事的不同事件,组成新的故事。因此,咨询的目标就是要协助来访者去找寻不被问题故事所支配时遗漏和忽略掉的其他面对问题的可能性和经验的故事题材。而当来访者发现这些不被问题困扰的例外经验或独特结果(unique outcome),看到自己有能力和资源时,就会重新注入对生命的希望,再度成为自己生命的主人。所以,咨询的目标则是要打开来访者的眼光,不再局限在困难中,让他看到自己是有资源的、生命经验是丰富的。当来访者开始用不同的眼光来看待自己,并找到原来属于个人建构经验的自主力量时,便会重新诠释自己的生命故事,活出新的自我意象。

三、叙事治疗的方法和操作技术

(一) 叙事治疗的主要方法

1. 打开个人与问题的空间——问题外化(externalizing)的问话

"外化"是一种咨询方法,这种咨询方法鼓励人将压迫他们的问题客观化,有时候则拟人化。在这样的过程中,问题变成和人分开的实体,因而变得比较容易改变、比较不束缚人。

叙事疗法强调人会因为对自己生命故事的叙事而影响人对于问题的观感。通常一个面临困扰的人，他无法看见自己能够作用于问题的施力点，因为问题就是代表了自己，形成了所谓的"问题人"；因为问题是黏附在自己的身上，让个人无法看见自己的能力，并且无力、无奈地受问题的阻碍和困扰。因此，打开个人与问题的空间，就是让人看到问题并不等于自己，问题本身才是真正的问题，一旦这样的空间被开启之后，人的力量才得以展现，对问题的观感也会随之改变，此时问题像是个人所要面对和处理的另一号人物，个人可以用各种方式去和对方进行对抗，而非一味地只是受问题的摆布和影响。

在实际运用问题外化的技巧时，可以用下列问句：

那个"问题"长得像什么？它今年多大了？

"忧郁"是如何向你进攻的？你又是如何反击回去的？

"愤怒"的任务是什么？它如何控制你去完成这项任务？

"自卑大王"对你的要求是什么？当你迎合它的要求时，你做了什么？

你是如何制服这个强而有力的"愤怒巨人"而使其成为你的仆人的？

你是如何打败"羞耻感"这个家伙的？

因此，在叙事治疗过程中，咨询师会鼓励来访者将问题与自己作分离，所采用的方法即是将问题进行客观化和具体化，去建构和想象问题是一个人或一个物等并且为其命名，在将问题外化出来之后，赋予问题生命，因此问题有时强有时弱，而非完完全全控制来访者，相反地，来访者可以发现自己在问题较弱时的掌控感和施力点。

2. 人与问题之间的关系——相关影响力（relative influence）的问话

相关影响力的问话包含两组问话。第一组问话鼓励人找出问题对他们生活与关系的影响。第二组问话鼓励人找出自己对问题的一生的"生命"的影响。相关影响力的问话邀请人检视问题对他们生活与关系的影响，因此可以帮助人觉察并且描述自己与问题的关系。这种过程使他们脱离固定的、静态的世界（在这个世界，问题在人和关系的内部）而进入经验的、动态的世界。在这个动态的世界中，人会发现采取积极行动的新可能性，以及采取弹性行动的新机会。

叙事疗法中经常会运用提问的技巧协助来访者由叙事的过程中重新经历并寻找自己对问题不同的观感，而朝向令自己生活更为满意的新故事版本前进。为了协助来访者评估问题对自己生活所造成的影响程度及自己对问题可以影响和控制的程度，在运用问题外化的技巧时，可用类似以下问句：

"忧郁"让你的生活过得如何？它什么时候影响大，什么时候影响小？

在什么情况下你可以把"厌食症"变小？

"愤怒"害得你和父母的相处有多困难？

"自卑"对你影响多大？相反地，你对它的影响力又有多大？

你对"愤怒"的影响力、控制力有多大？你是怎么反击"沮丧"的？

"地震"会用什么方法来偷偷吓你？你又如何不被吓着？

何时它无法进入你们的婚姻生活？你用了什么方法？

因此，使用相关影响的问句可以协助来访者描绘出问题与自己之间的蓝图，可以观看到自己被问题所占领的领土，以及自己不被问题攻占时的空白之处，这也是来访者的力量所在。

3. 发现例外的经验——独特结果（unique outcome）的问句

叙事疗法相信来访者有不被问题所困扰的时刻，只是来访者在主流故事的叙事之下，忽略掉这些对自己生活更为有利的细节和题材，因此协助来访者去发掘不同于问题时刻下的例外经验，是来访者能够对问题造成影响而获致能力感和掌控感的经验。因此在实际咨询中，咨询师会透过问话来协助来访者去寻找过去、现在或对未来的假设，问题所没有发生时的例外经验，而这些经验就是新故事版本的重要题材。在运用时可以采用类似下例的问法：

是否曾经有过一次，"自杀"想占据你，而你成功的抗拒？那时，你是怎么做到的？

什么时候你没有被"地震"吓着？

为了对抗"懒散"，过去你曾经采取什么态度或行动？

这个不同过去的成功情况确实发生了，那时你有什么不一样？

未来假若你又中了"自卑"的诡计，你猜你会用什么招式对付它？

4. 重写生命故事——替代（alternative）故事的发展

弗里曼（Freeman）和康布斯（Combs）认为要发展对抗充满问题故事的替代故事，便是要发展丰富、详细而有意义的故事。细节的描述创造景象让人神游其中，其间的情绪、想法、表情、行动都能丰富故事，使之成为真实的存在。因此，每个故事都有不同的主题、发展的时间线、空间点等，当来访者发现自己对问题有能力感的例外经验时，则需要去增强来访者的力量，并协助来访者去发现这些例外经验中，哪些是为自己所喜好的并发展新的故事，让新故事更为真实、更为扩大，因而取代旧有的问题故事，能够与主流故事进行对抗。

在重写故事的过程中，咨询师的兴趣在于建构人"主动进取的自我"，问话的角度则由加强故事中支持"个人力量"的观点切入。为了引导来访者说出具个人力量的故事，特别有用的方法便是提出"如何"或隐含"如何"的问话。有关问法的例句如下：

现在你的生活已经走到这个地步，有哪些人应该知道你的情况？

可能有些人对你依然抱持老旧的观点，你有哪些方法可以使他们耳目一新？

你有几个要好的朋友，她们知道你是如何走过来的吗？

如果未来我遇到有相同困扰的人前来寻求咨询，我可以将你所作的重要突破跟他们分享吗？你觉得我要怎么说比较好？

谁对你的改变最不会感到意外？是哪些改变？

亲戚朋友对你哪些改变最可能感到骄傲？

(二) 叙事疗法的操作技术

叙事疗法虽然不是一个可以清楚界定的咨询体系，也没有一套公认的或者相对固定的技术程序，但很多叙事咨询师也提出了一些在典型的咨询环境中切实可行的操作技术和策略。概括起来主要有这样几种技术：

1. 例外性事件

来访者无论处于何种困境中，总有"例外"的情况，总能在生活中找到个人真心喜欢的经验层面。这些例外事件是与问题故事不同的另外一个"新颖"故事，极有可能成为生活的新意义。例外事件的寻找需要咨询师非常有耐心，才能找到真正有价值的故事。

叙事疗法称这些例外事件为"独特的结果（unique outcome）"，叙事咨询师们认为，应该关注来访者的例外事件或独特的结果，它们是新经验、新知识的新生长点，可能是个人新的生活故事的开端，它们经过不断地构建，像滚雪球一样，越来越大，就如"一个善念可以引发一连串善念"，独特的结果会不断地形成和发展，直到走向完全不同的格局。在这中间，需要我们具有绝对的、超越性的眼光看待来访者某个具体行为的抉择，要超越这种是非、对错两种对立的模式，从根本的原初或本然的立场做超然的观察，以欣赏、赞叹、接纳、通情的心态感受来访者故事的流动，促进来访者身上出现生生不息的巨大的创造力。

2. 解构

心理问题的实质就是"叙事结构僵化了"，那些支配故事深入到个人自我意识的基本结构之中，其他的各种不符合的故事都被过滤掉，叙事空间越来越狭窄。到达一定的程度时，就会对"我"形成严重的困扰，形成心理困境。运用叙事疗法需要对来访者的问题故事进行"解构"，问题故事本身具有一定的结构，新的生活的可能性逐渐积累，僵化的结构就被打破了，这就是解构，也就是要去了解它的主题、人物、情节，把这个故事放到它的背景中来看。在咨询的过程中，就是通过对话，询问出什么时候，什么事件，怎样看待等。在实践的层面上，解构可以理解为"倾听那些没有被说出的声音"（李明、杨广学，2005）。

3. 丰富新故事

对抗问题故事就要发展新颖的故事，发展丰富、详细而有意义的故事。"通过对细节的描述创造一种景象，让人神游其中，其间的情绪、想法、表情、行为都能丰富故事，使之成为真实的存在"（林杏足，2002）。来访者发现自己可以有能力去感受"独特的结果"时，便会发现自己有力量改变自身。咨询师的工作就在于建构"主动进去的自我"，从支持来访者力量增长的观点切入，协助来访者从不同的时间线索、空间点发展故事，让故事更加真实，更加丰富。

但是在发展、丰富新故事的同时，要注意两个方面：一是个人经验的束缚。对于来访者的问题故事，咨询师只是追随者，紧随来访者进入他的故事情境中。因而不能有个人的喜好夹杂在里面，不能单纯地作出对与错的二元判断。尤其是来访者刚开始进行咨询活动的时候，避免在言语、行为表现上，将"问题"泛化到人身上，"人不是问题，问题才是问题"。二是不能推进得太快。如果推进得太快，来访者可能来不及反思"独特的结果"以及自己力量的新增长点。同时，也没法进行建构新的意义。

4. 见证

见证，实际上就是紧随来访者的故事，协助来访者发展新的意义。咨询的过程也就是见证的过程。见证能够为来访者提供积极描述自我和发展新的意义的资源，让本来觉得不太真实的事情变得真实。在见证的过程中，咨询师聆听的姿态是来访者创造新故事的媒介，在咨询过程中，与咨询师互相交流而实现新的建构。在叙事疗法重要的转折时刻，特别是在来访者将问题与自身实现分离的时候，可以召集或者假想一些观众，如有重要影响的家人、邻居、朋友或其他重要的人士，这些观众会增强来访者发展新故事的力量。

5. 仪式和庆祝

仪式是在见证过程中出现的，它的作用同见证一样，将事情真实化。一般会在三种情况下出现：一是在界定问题的时候；二是取得阶段性成果的时候；三是咨询结束的时候。不同阶段的仪式，意义和作用不一样。

在界定问题的时候举行的仪式，首先就是让问题清晰化，澄清问题，起到明确方向的作用；其次，具有凝聚力量和建立合作关系的作用，让参与的所有人员意识到解决问题不是咨询师一个人的事情，也不是来访者一个人的事情，是大家共同的事情；再次，问题的界定实际能够增强来访者和来访家庭的力量。问题的界定明确了方向、目标，而且进一步明确问题不是人，而是问题本身，是个体建构的结果，非个体本身能力的问题。

在取得阶段性成果的时候举行的仪式，主要的功用在于奖励，增强来访者获得的成就感，引发相应的积极情感，同时进一步增强发展新故事的能力。

在咨询结束的时候举行仪式，一方面是对前一阶段的成果进行总结，另一方面让来访者领悟今后如何增强生命的意义。从生涯的角度理解，明白探讨新的更有意义的生活叙事是毕生的事情。

四、对叙事疗法的评价

（一）贡献

叙事疗法作为一种新兴的后现代主义心理咨询理论与技术，并不与各种经典的现代主义咨询方法唱对台戏，而是吸纳各家之所长，力避各家之所短，有其自身的优势。首先，它摆脱了传统上将人看做问题的咨询观念，通过"故事叙说"、"问题外化"等方法，使人变得更自主、更有动力。其次，叙事疗法极大地扩展了心理咨询的范围，使得心理咨询不再将自己的视野局限于精神病，而是将人类生活本身放在后现代的语境下进行重新审视和重新规划。再次，叙事疗法真正体现了心理咨询与治疗"助人自助"、"以人为本"的基本精神。叙事疗法强调来访者自我改变、自我发展的能力及潜质，尊重其价值观及生活的模糊性，通过引导来访者将已有的对生活经验或问题的说法，转换为新的有助于问题解决的新叙说，从而改变了原先有问题叙说的负面意义，进而有助于问题解决。

（二）局限

叙事疗法把问题作为需要解构的故事来对待，却忽视了这样一个事实：来访者的真正心理冲突并不因为把问题外化而消失，因而叙事疗法还需要更多严格的研究来证明它是否真正有效，以及在什么情况下、对什么样的人群更有效，以便可以科学地具体运用。

第四节 阴阳辩证疗法

阴阳辩证疗法亦称阴阳辩证辅导，是由北京师范大学心理学院郑日昌教授创立的。郑日昌从事心理辅导、心理咨询工作几十年，目睹许多人为形形色色的问题而苦恼，甚至为一点小事耿耿于怀，或行凶报复危害社会，或自寻短见走向绝路，或抑郁成疾痛苦不堪。人们常常劝人遇事想开点，但有心理障碍的人恰恰喜欢钻牛角尖，不懂得如何想开点。郑日昌经过多年实践探索，将现代西方心理学中的认知疗法与中国古代阴阳辩证思想结合，于20世纪90年代创立了具有中国本土特色的阴阳辩证辅导的理论与方法，在临床工作中取得了很好的效果，使无数焦虑抑郁、悲观绝望者摆脱困扰和痛苦，重现阳光心态。

一、阴阳辩证疗法的理论缘起

阴阳辩证疗法的理论既借鉴了西方的认知疗法、人本疗法和后现代建构主义哲学，又整合了中国古代太极图中的阴阳理论及当代中国一分为二与合二为一的辩证法思想。

（一）认知疗法

认知疗法兴起于20世纪50年代，以埃利斯（Ellis）的理性情绪疗法（rational emotive therapy，RET）为标志。

认知疗法的起源可以追溯到公元一世纪哲学家埃皮克提图（Epictetus）"人并不是被某个事件所困扰，而是被自己对于这个事件的看法所困扰"的著名论断，这是当代理性情绪疗法的哲学基础。其基本假设是，我们的情绪主要来自于我们的信念、评价、解释，通过咨询过程，来访者学到一些驳斥非理性信念的方法，用有效的、理性的认知来取代无效的、非理性的认知，从而促成不良情绪和行为反应的改变。1962年埃利斯总结了通常会导致神经症症状的11种信念，20世纪70年代后又进一步把这些不合理信念归并为对自己、对他人、对环境及事物的绝对化要求。但此种归纳并未对不合理信念的特点作出完整准确的概括。

理性情绪疗法主要强调与不合理信念辩论，咨询师会质问来访者一些问题，帮助来访者改变不合理的信念。至于这些信念为什么不合理，怎样才能做到合理，却很难给予完满解答。

除上述局限外，埃利斯认为通情、咨询师的关怀等并不是有效咨询的必要因素，但是我们很难想象在没有通情和关怀的情况下会产生有效的咨询。

（二）人本疗法

人本疗法的倡导者罗杰斯（Carl Ransom Rogers）认为，只要给来访者提供一种最佳的心理环境或心理氛围，他们就会动员起自身的资源去进行自我理解，产生自我指导行为，并最终达到心理健康的水平。他提出真诚、通情、无条件积极关注是心理咨询有效的必要条件。

真诚（genuineness）指咨询师表里如一，言行一致。只有咨询师的认识、情感、行为三者统一，才会导致和谐融洽的咨询关系。

通情（empathy）又称做共情、同感、同理心，是指咨询师深入理解并能设身处地、感同身受地体会来访者的内心世界。

无条件积极关注（unconditional positive regard）是指咨询师要无条件地接纳和尊重每位来访者，多关注积极因素，正向地看待其一切。

（三）建构主义

自20世纪70年代以来，建构主义（constructionism）哲学成为西方后现代思潮的主要流派。建构主义认为我们的知识并不是对真实世界原状的准确反映，而是我们自己或社会用语言建构出来的，真理存在于我们的语言和文化之中。既然知识和真理都是人创造出来的，因此必然是主观的、相对的，不存在绝对的、超时空的永恒真理。

在建构主义思潮影响下，心理治疗完全被看做是一种语言的艺术。一个人的问题是自己在用语言解释经验的过程中建构出来的，经由不断重复，对问题的叙说逐渐稳固为"真实"，于是陷入了自己所构造出来的现实里。这就是说，问题只存在于求治者有问题的叙说或语言中，咨询师的任务不是将自己的所谓理性或正确认知强加给来访者，而是引导来访者将目前对生命经验或问题的说法，转变为另一种有助于问题解决的说法。

（四）太极阴阳理论

中国古代的太极图（见图10-1）看似简单，其内涵博大精深，是对宇宙、物质、生命和精神世界本质的高度概括。

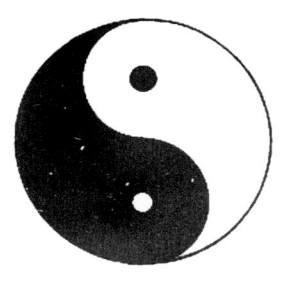 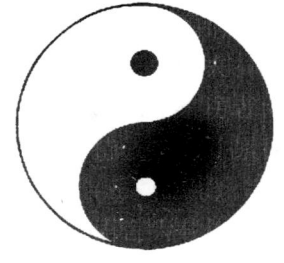

左-正面　　　　　　　　右-反面

图 10-1　太极图

图中黑色代表阴，白色代表阳，寓意世界上任何事物都是个复杂的系统。小至基本粒子，大至宇宙天体，从微观到宏观，从物质到精神，均是由无数方位和无限层次的阴阳组成的对立统一体。

图中白里有黑，黑里有白，寓意无论阴还是阳，都不是纯粹的单一成分，而是你中有我，我中有你。世界上的人和事，无不好中有坏，坏中有好，得中有失，失中有得，假中有真，真中有假。

图中黑白两部分，酷似两条游动的鱼，寓意阴阳在相互矛盾冲突的运动中此长彼消，而其中的两个小圆，则代表与外部条件相呼应、作为变化依据的内因。图中黑白交界的 S 线代表阴阳的交互作用和动态平衡。

概而言之，万事万物，皆有阴阳；阳中有阴，阴中有阳；阴阳互动，相反相成。阴阳图的这三点寓意，恰与辩证法思想完全吻合。

（五）一分为二哲学

20 世纪 50—60 年代，中国人民的伟大领袖毛泽东用"事物都是一分为二的"名言对辩证法作了精辟概括，不久著名哲学家杨献珍又用"事物都是合二为一的"论断作了重要补充。两种观点针锋相对，由此引出一段公案，在山雨欲来风满楼的文化大革命前夕，全国开展了一场声势浩大的学习一分为二批判合二为一的政治运动。其实两句话都不错，合起来则更加完整准确。事物既是一分为二的，又是合二为一的，这就是辩证法的核心对立统一规律。

一个人既有优点又有缺点，这是一分为二；优点缺点合二为一，才是一个完整的人。世界上有无产阶级和资产阶级、有社会主义和资本主义，这是一分为二；两个阶级、两个主义合二为一才构成了当代人类社会，必须和平共处、共同发展。

"一分为二"与"合二为一"是对阴阳辩证理论的高度概括和形象表述，既方便记忆又通俗易懂，十分有利于在广大群众中普及辩证法思想。

二、阴阳辩证疗法的基本原理

阴阳辩证辅导的基本原理是将上述几种理论整合起来，以人本为前提，与来访者建立良好关系，在此基础上辅导来访者学习掌握阴阳辩证的思维方式，逐步养成阴阳辩证的思维习惯，既一分为二又合二为一地看待一切事物，对人、对己、对事多看积极方面，往好处去想，往好处去说，改变认知结构，重建积极人生经验，从而摆脱心理困扰。

（一）太极三论

阴阳辩证辅导的核心理论是太极图三点寓意提示给我们的三论，即全面论、相对论、发展论。

1. 全面论

太极图的寓意之一是万事万物，皆有阴阳，提示我们看待任何问题一定要全面。遇事不能以点代面、以偏概全，只见树木、不见森林；对人不能攻其一点、不及其余，全盘否定或全盘肯定。要学会多角度、多层次地看待事物。要看到尺有所短，寸有所长；凡事有利有弊。在大好形势下要看到阴暗面，在困难的时候要看到成绩和光明。瞎子摸象的故事很富哲理。无论自然科学还是社会科学，无论对宏观世界还是微观世界，人类的认识都仅仅是九牛一毛，沧海一粟，充其量是管中窥豹的一孔之见。每个人、每个团体都有自己的盲点和局限，意识到这一点，对增强理智、减少无谓争论十分必要。

2. 相对论

太极图的寓意之二是阳中有阴，阴中有阳，提示我们真理与谬误都是相对的。任何科学发现都受时间、地点、条件的限制，没有放之四海而皆准、千秋万代永适用的普遍真理。把真理绝对化，追求绝对准确、绝对公平、绝对完美，好就全面好，坏就彻底坏，这种看问题绝对化的人和片面性的人一样容易出现心理障碍。特别是一些所谓有知识的人，常常把知识当做绝对真理，不分场合地乱套乱用，这种教条主义者既害人害己，又误党误国。解决的办法是倡导相对论，废黜绝对化。学会在危险中看到机遇（危机），在痛苦中体验快乐（痛快）。领悟舍即是得（舍得），得即是失（得失）的哲理。认识到和谐社会需要公平，但公平永远是相对的，差别只能减少不能消灭，我们在争取公平的同时，也要学会接受某些不公平。

3. 发展论

太极图的寓意之三是阴阳互动，相反相成，提示我们万事万物皆在发展变化之中。斗转星移，沧海桑田，只有看到变化，接受变化，不断与时俱进，才能永远立于不败之地。那种好就永远好，坏就长久坏的想法，均是鼠目寸光的愚人之见。塞翁失马，焉知非福。好事可以变成坏事，坏事也可以变成好事。取得成功不要得意忘形，遭到失败也不要一蹶不振。要警惕乐极生悲，坚信否极泰来。要牢记外因是变化的条件，内因是变化的依据，外因通过内因起作用。要懂得量变引起质变，小变会带来大变的蝴蝶效应。要不断努力进取，勇于变革创新，促使矛盾转化。要寄希望于未来，"风物长宜放眼量"。

不合理信念或非理性认知的主要特点概括起来无非是片面性、绝对化、静止论，阴阳辩证辅导的主要内容就是辅导来访者在看问题时变片面为全面，变绝对为相对，变静止为发展，并学会阴阳平衡的中庸之道。

（二）两种心理

太极图中隐含了一分为二与合二为一的思想，凡事有利有弊，有得有失，利中有弊，弊中有利，得中有失，失中有得，利与弊、得与失是可以相互转化的。由此衍生出的辅助理论是酸葡萄与甜柠檬两种心理。

1. 酸葡萄心理

伊索寓言中那只吃不到葡萄说葡萄酸的狐狸一直被作为反面教材，用于讽刺那些失败后不求进取而自得其乐的人。但在精神分析理论中却将这种酸葡萄心理看做一种既不积极也不消极的中性心理防御机制。实际上葡萄是一分为二的，既有甜的也有酸的。在无法吃到时，若假定葡萄是甜的心理就会失衡而痛苦，若假定其为酸的内心就会安然。

2. 甜柠檬心理

甜柠檬心理是由酸葡萄心理引申而来。经过努力还得不到的东西就说它不好，这是酸葡萄心理；而自己所有的东西摆脱不掉就说它好，则是甜柠檬心理。

心理学家马斯洛（Maslow）认为，心理健康即了解并接纳现实；泰勒（Taylor）认为，心理健康即正面错觉。而笔者认为，对现实的积极关注和正面认知是心理健康的必要条件。说葡萄酸未必是错觉，因为它可能真的很酸；只要自己感觉好，说柠檬甜又有何妨。这两种心理，看似消极的自我安慰，实际并非自欺欺人的精神胜利法，而是隐含着辩证法的合理内核，运用得当也不失为一种接受现实，取得内心平衡，避免精神崩溃的积极调节方法。

当然，对这两种心理或精神胜利法也要一分为二，如果一个人时时、处处、事事"酸葡萄"、"甜柠檬"，那就真成了没出息的阿Q。

（三）五句箴言

郑日昌将一分为二的哲学观点与无条件积极关注的人本思想结合，把太极三论概括为方便记忆并具有可操作性的三句口诀：全面论的口诀是"这方面不好那方面好"，相对论的口诀是"不好中有好"，发展论的口诀是"现在不好将来好"。

将太极三论和两种心理组合起来，便构成阴阳辩证疗法精髓的五句箴言：

不好中有好。

这方面不好那方面好。

现在不好将来好。

争取不到的就说它不好。

摆脱不掉的就说它好。

古希腊哲学家苏格拉底有句名言:"真正带给我们快乐的是智慧,而不是知识。"何谓智慧?智慧就是辩证的世界观和方法论!这五句箴言就是郑日昌积几十年人生经验悟出的朴实人生智慧。

三、阴阳辩证治疗的方法与应用

(一) 具体方法

阴阳辩证辅导的具体方法技术有很多,简要介绍如下:

1. 悉心倾听。专注倾听来访者的讲述,要有耐心,不随意打断或作出道德评价,要随时给予积极反馈和正面评价。

2. 理论讲解。针对来访者的问题简要讲解相对论、全面论、发展论,以及酸葡萄心理和甜柠檬心理。

3. 举例说明。列举实例解释上述太极三论和两种心理。

4. 故事启发。通过古今中外的故事或寓言,使来访者加深对阴阳辨证思想的理解。

5. 讨论交流。与来访者分享个人经历,或让来访者相互交流人生感悟。

6. 学习名言。向来访者介绍一些名言警句,例如:

"人生是一串无数大大小小的烦恼组成的念珠,乐观的人总是笑着捻完这串念珠。"——大仲马

"世界上的事情永远不是绝对的,结果完全因人而异。苦难对于天才是一块垫脚石,对于能干的人是一笔财富,对于弱者是一个万丈深渊。"——巴尔扎克

"片面的人生观得不到幸福。"——傅雷

7. 熟记口诀。让来访者抄录并背诵五句箴言。

8. 搜集资料。让来访者在媒体和日常生活中搜集有关事例和资料验证阴阳辩证理论。

9. 分析解读。利用五句箴言对来访者的个人经历和生活事件加以分析解读。

10. 太极三问。根据太极三论提出问题,引导来访者化解对人、对己、对事的不满。

11. 学会平衡。结合具体问题辅导来访者掌握阴阳平衡的中庸之道。

12. 及时强化。随时随地通过口头语言和体态语言对来访者的每一点进步和正面认知给予赞赏。

13. 反复练习。要求来访者在日常工作和生活中联系实际,活学活用阴阳太

极理论，养成辩证思维习惯。

14. 辅导他人。鼓励来访者用阴阳辩证辅导的理论和方法帮助亲友、同事，在助人过程中更好地掌握辩证的世界观和人生观。

(二) 实施要领

阴阳辩证辅导既可以个别进行，也可以团体实施。个别辅导针对性强，团体辅导效率高。

首先，在建立了良好关系，来访者有了安全感的情况下，让其说出对人、对己、对事不满意的方面，咨询师悉心倾听，对来访者的心理困扰和痛苦给予接纳和通情。

然后，通过对阴阳辩证思想的理论讲解、举例说明、故事启发、讨论交流、学习名言、熟记口诀等方法逐项加以化解，引导其掌握这方面不好那方面好的全面论（例如，人穷志不穷；工作辛苦收入高；我很丑，但我很温柔），不好中有好的相对论（例如，破财消灾；吃一堑长一智；嫉妒是变相的恭维），现在不好将来好的发展论（例如，否极泰来；没有不散的阴云；车到山前必有路）。

通常，还可用经过努力还得不到的东西就说它不好的"酸葡萄心理"，自己所有的东西摆脱不掉就说它好的"甜柠檬心理"，来对上述"三论"加以补充。例如，仕途不顺，可说"位高压力大，无官一身轻"；受到美女诱惑，可想想"丑妻家中宝，水性杨花不可靠"。

必要时还可布置作业，让来访者注意观察周边的人和事，或从报纸、杂志、电视、网络等媒体上搜集资料，验证太极阴阳理论。

当来访者理解了五句箴言后，可让其联系实际，分析解读个人经历和生活事件，反复练习，逐步学会辩证的思维方式。

让来访者自觉主动运用所学方法帮助周边人摆脱心理困扰，不但使自己掌握得更牢靠，还能增加个人成就感和幸福感。

许多人的心理问题或困扰是来自于看问题偏激，爱走极端。过犹不及，真理超越一步便成谬误。中国传统文化的中庸之道，其合理内核有助于克服阴阳失衡的思维方式。为此，在咨询时可让来访者深刻领会下面一些话的含义，从而学会平衡：

- 严格必须有宽容来平衡。
- 勤奋需要适当休息来平衡。
- 谦让必须要勇敢坚持自我来平衡。
- 慷慨大方必须用敢于说"不"来平衡。
- 认真没有灵活性来平衡就会变成刻板。
- 自由没有责任的限制就会成为洪水猛兽。
- 权利没有义务的制约会带来极大恶果。

- 信任没有必要的自我保护则易受伤。

无论个别辅导还是团体辅导，都可以用下面的太极三问引导来访者深入思考，走出误区，做到阴阳辩证、内心和谐。

对自己不满：
全面看我的优点和优势是什么？
相对看我的缺点有无可取之处？
发展看我的劣势如何改变？

对他人不满：
全面看他有无优点及对我好的地方？
相对看他的缺点有无可爱之处？
发展看他是否也会改变？

对事情或环境不满：
全面看是否有例外和其他可能？
相对看塞翁失马焉知非福？
发展看冬天到了春天还会远吗？

每当来访者的看法符合太极三论时咨询师要给予鼓励赞赏，及时强化其正向思维。

以上便是阴阳辩证疗法的具体操作过程。此疗法有效的关键是要求来访者将五句箴言熟记心中，随时随地结合日常生活反复练习，养成辩证思维习惯。

（三）适用范围

临床实践表明，阴阳辩证疗法最适合解决人际矛盾和一般情绪困扰。对抑郁症和有自杀意念的人效果尤为明显。对有明确对象的焦虑症、恐惧症也很有效，但对病情严重者需要适当配合放松和脱敏训练。强迫症患者大多追求绝对完美，做事过分认真，通过阴阳辩证辅导，有助于改变其绝对化思维方式，因而也可收到意想不到的疗效，倘若辅以注意转移训练则效果更佳。这里提到的放松、脱敏和注意转移训练对于克服上述神经症都是治标之术，而阴阳辩证疗法才是治本之策。

四、对阴阳辩证疗法的评价

（一）贡献

在理论上，阴阳辩证疗法融汇中西文化，有扎实的哲学基础和深厚的文化底蕴而无晦涩术语；在方法上，阴阳辩证疗法兼收并蓄，整合多种技术，简单易学并具有较强的可操作性。这是一种极富东方和本土特色的心理治疗和咨询的理论与方法，不但更符合中国国情，而且有助于打破西方在该领域一家独大的局面。

（二）局限

阴阳辩证辅导在理论和方法上的通俗简明使其失去了神秘感，人们会因该疗法不够深奥而忽视其创新意义与学术价值。

任何一种方法都不能包医百病，阴阳辩证疗法对精神分裂症患者、智力低下者和年龄幼小的儿童均不适用，对性心理变态的治疗效果也有待验证。

【建议参考资料】

1. 戴艳，高翔，郑日昌. 焦点解决短期治疗（SFBT）的理论述评［J］. 心理科学，2004，27（6）：1442-1445.
2. 高翔，戴艳，郑日昌. 焦点解决短期治疗（SFBT）简介［J］. 中国心理卫生杂志，2004，18（5）：321-323.
3. 刘宣文，何伟强. 焦点解决短期心理咨询原理与技术述评［J］. 心理与行为研究，2004，2（2）：451-455.
4. 沈之菲. 叙事心理治疗——一种后现代的心理咨询方法［J］. 中小学心理健康教育，2004（6）：4-7.
5. 施铁如. 后现代思潮与叙事心理学［J］. 南京师范大学学报（社会科学版），2003（2）：88-93.
6. 许维素. 焦点解决短期心理谘商［M］. 台北：张老师文化事业股份有限公司，1998.
7. 李明，杨广学. 叙事心理治疗导论［M］. 济南：山东人民出版社，2005.
8. 尤娜，叶浩生. 叙事心理治疗的后现代视角［J］. 心理学探新，2005，25（3）：6-10.
9. 张智. 叙事治疗及其应用价值［J］. 国外医学：社会医学分册，2004，21（1）.
10. 郑日昌. 心理辅导的新进展［J］. 心理科学，2000，23（5）：599-602.
11. 郑日昌. 后现代旗帜下的心理治疗［J］. 中国心理卫生杂志，2005，19（3）：219-220.
12. 郑日昌. 情绪管理压力应对［M］. 北京：机械工业出版社，2008.

【问题与思考】

1. 简述后现代主义心理咨询的出现。
2. 简述焦点解决短期心理咨询的理念。
3. 简述叙事疗法的的理念。
4. 简述阴阳辩证疗法的基本原理。
5. 你有成功应对困难、挫折的体验吗？这些给你带来了什么？
6. 如果让你用三个形容词形容自己，你写下的三个形容词将会是什么？它们与主流故事有什么关系？
7. 尝试运用阴阳辩证疗法解决自己或亲友的一个心理困扰。

图书在版编目(CIP)数据

心理咨询与治疗 / 郑日昌，傅纳主编．－北京：开明出版社，
2012.10（2020.11 重印）
（新世纪心理与心理健康教育文库）
ISBN 978－7－5131－0236－0

Ⅰ.①心… Ⅱ.①郑… ②傅… Ⅲ.①心理咨询 ②精神疗法
Ⅳ.①R395.6 ②R749.055

中国版本图书馆 CIP 数据核字（2011）第 119659 号

责任编辑：吴晨紫　　岳帅　　支颖　　王桢

书　　名：	心理咨询与治疗
出品人：	焦向英
出　　版：	开明出版社
	（北京海淀区西三环北路 25 号　邮编 100089）
经　　销：	全国新华书店
印　　刷：	天津行知印刷有限公司
开　　本：	700×1000　1/16
印　　张：	14
字　　数：	193 千字
版　　次：	2012 年 10 月 北京第 1 版
印　　次：	2020 年 11 月 第 4 次印刷
定　　价：	36.00 元

印刷、装订质量问题，出版社负责调换货　　联系电话：(010)88817647